Russell Brand

DIE 12 SCHRITTE AUS DER SUCHT

Russell Brand

DIE 12 SCHRITTE AUS DER SUCHT

Wie du dich von deinen Abhängigkeiten befreist

Aus dem Englischen von
Maria Müller-de Haën

NXT LVL VERLAG

Wichtige Hinweise

Die im Buch veröffentlichten Empfehlungen wurden von Verfasser und Verlag sorgfältig erarbeitet und geprüft. Eine Garantie kann dennoch nicht übernommen werden. Ebenso ist die Haftung des Verfassers bzw. des Verlages und seiner Beauftragten für Personen-, Sach- und Vermögensschäden ausgeschlossen.

Die Publikation enthält Links zu externen Webseiten Dritter, auf deren Inhalte wir keinen Einfluss haben; für diese fremden Inhalte können wir keine Gewähr übernehmen. Rechtswidrige Inhalte waren zum Zeitpunkt dieser Veröffentlichung nicht erkennbar.

Auch wenn eine gendergerechte Sprache wünschenswert ist, gibt es aus Sicht des Verlages bisher keine befriedigende, gut lesbare Lösung. Der leichteren Lesbarkeit zuliebe haben wir des Öfteren von der Doppelung männlicher und weiblicher Formen Abstand genommen. Selbstverständlich liegt es uns fern, dadurch einen Teil der Bevölkerung zu diskriminieren.

Wir danken für die Genehmigung zur Wiedergabe der Passage in Kapitel 6 aus »*Serenity: A Companion for Twelve Step Recovery*« von Dr. Robert Hemfelt und Dr. Richard Fowler (© 1990 Thomas Nelson, Inc., www.thomasnelson.com).

Titel der Originalausgabe:
Recovery. Freedom from our Addictions.

First published 2017 by Bluebird,
an imprint of Pan Macmillan, London, UK
www.panmacmillan.com

Deutsche Ausgabe:

ein Imprint der MOMANDA GmbH, Rosenheim
www.next-level-verlag.de

Übersetzung: Maria Müller-de Haën
Lektorat: Gitta Lingen; Layout: Birgit-Inga Weber
Cover: Guter Punkt, München
Gesamtherstellung: Bernhard Keller
Druck: GGP Media GmbH, Pößneck
Printed in Germany
ISBN 978-3-949458-04-0

Gewidmet Laura Kate Brand,
weil sie mich nach Hause gebracht hat

Inhalt

Einleitung 8

Die 12 Schritte 17

1 Geht es dir beschissen? 27

2 Könnte es dir auch nicht beschissen gehen? 45

3 Kannst du selbst dafür sorgen, dass es dir nicht mehr beschissen geht? 59

4 Schreib alles auf, durch was es dir beschissen geht oder jemals beschissen gegangen ist, und lass nichts weg 73

5 Erzähle einer vertrauenswürdigen Person ganz ehrlich, wie beschissen es dir geht 91

6 Gut, das hat eine ganze Menge beschissener Muster offengelegt. Möchtest du damit aufhören? Ganz im Ernst? 108

7 Bist du bereit, ein neues Leben zu führen, bei dem es nicht nur um dich und deine frühere Scheiße geht? Das musst du sein! 126

8 Mach dich bereit, dich bei allen für alles zu entschuldigen, was du mit deiner Scheiße angerichtet hast 142

9 Nun entschuldige dich – außer wenn dadurch alles noch schlimmer würde 152

10 Achte auf beschissene Gedanken und Verhaltensweisen und sei ehrlich, wenn so etwas passiert 176

11 Bleib in Verbindung mit deiner neuen Sichtweise 192

12 Nimm eine weniger selbstsüchtige Sicht auf das Leben ein, sei nett zu allen, hilf anderen Menschen, wenn du kannst 213

13 Wieder:Geburt 244

Zum Abschluss 257
Das 12-Schritte-Programm 265
Danksagung 286
Weitere Informationen 288
Literatur 292
Kommentare zum Buch 293
Über den Autor 296

Einleitung

Hier in unserer glitzernden Zitadelle voller unzähliger spiegelnder Bildschirme leben wir da draußen. Vielleicht wachen wir heute auf und strecken auf der Stelle und ohne nachzudenken die Hand nach dem Smartphone aus, dessen Schein unsere Augen noch vor der Morgendämmerung erreicht, mit Nachrichten, die in unsere Köpfe huschen, noch bevor wir diese unumstößliche und immerwährende Tatsache zur Kenntnis nehmen können: Wir werden sterben.

Du und deine Kinder und alle deine Lieben steuern auf den Friedhof zu, und ich weiß, dass du das weißt. Wir alle wissen es, aber für dieses Wissen werden wir auf Facebook kaum »geliked«, und deshalb machen wir einfach kurzsichtig weiter mit und füllen unsere Tage mit zeitweiligen Lösungen. Hier ein Kaffee, dort ein Einkauf bei eBay, oder es wird halbherzig herumgewichst oder geflirtet. Kurzzeitige glitzernde Lust, wie ein silbriger Stich auf einer Leiche, damit du über die Runden kommst. Und wahrscheinlich bist du zu clever, um »in Gott zu ruhen« oder ein verstaubtes Buch in die Hand zu nehmen, voller Gedichte, die sich hasserfüllt über Frauen oder Schwule oder sonst jemanden auslassen.

Wenn die Quantenphysik eine Kraft oder ein Netz oder einen String oder sonst etwas entdecken würde, was das Mysterium an etwas Festes, Messbares bindet, würdest du vielleicht umdenken, aber bis dahin gibt es nichts als ein leeres Grab und einen leeren Grabstein, und der Meißel ist schon gezückt. Niemand wird es dir also verübeln, wenn du auf einem Karussell aus zerstörerischen Beziehungen und nicht erfüllender Arbeit hockst, dich im Kreis drehst, nie stillstehst, nie wirklich nach innen schaust, nie wirklich heimkehrst.

Weil ich »die Gabe der Verzweiflung« hatte, weil ich mein Leben so königlich versaut hatte, hatte ich keine andere Wahl, als

Hilfe zu suchen und anzunehmen. Seit ich von den offensichtlicheren Manifestationen meiner unaufhörlichen Triebe und Begierden befreit wurde, schritt ich rückwärts wie ein Lakai, der die Königin verlässt, durch eine Reihe von weniger offensichtlichen und nicht tödlichen, aber immer noch verdammt unangenehmen Süchten.

Ich glaube, dass die 12 Schritte und ihre umfassende Philosophie, die ich dir auf diesen Seiten darlegen werde, nichts weniger als eine Lösung für die Unzufriedenheit im Leben und im Sterben bieten – für alle, die den Mut haben, diese Arbeit zu tun. Und es ist Arbeit, ja es ist eine persönliche Wiedergeburt, und auf dieser Reise wirst du auf unangenehme Weise immer wieder damit konfrontiert, wer du wirklich bist.

Ganz ehrlich: Hast du dich jemals hingesetzt und dir all das vor Augen geführt, was dich nervt? Die Auseinandersetzungen in der Kindheit, die Stiche der kochenden väterlichen Wut, deine Wut auf die Regierung oder den Verkehr oder die globale Erwärmung oder Rassismus oder auf Apple, weil sie ständig mit neuen Ladegeräten daherkommen? Wann willst du endlich zu dem Menschen werden, der du von Geburt an werden solltest? Um deine Verbindung zu einem Weg »wiederherzustellen«, der gewollt und beabsichtigt ist. Wann? Im Urlaub? Wenn die Kinder mit der Schule fertig sind? Wenn du eine Gehaltserhöhung bekommst? Ticktack, ticktack, der Meißel ist schon gezückt.

Ich schreibe dieses Buch nicht, weil ich mich für besser halte als dich. Ich weiß, dass ich schlechter bin. Ich bin verkrampft und stotternd durchs Leben gegangen, angetrieben von unbewussten Trieben, bin meine Probleme zeitweise immer wieder auf so grobe und uneffektive Weise angegangen, dass man das Phänomen ganz einfach beobachten kann.

Im Extremfall ist der Zustand gut erkennbar, doch auch die weniger offensichtliche Version der Sucht ist schmerzhaft und wohl noch schlimmer, weil wir uns einfach daran gewöhnen, im Schmerz zu leben und niemals die schöne Wahrheit zuzulassen: Es gibt eine Lösung. Wir passen uns an ein liebloses Zuhause, eine unerfüllende Arbeit mit all ihrem Elend an. An leere Freundschaften und übertünchte Entfremdung.

Das 12-Schritte-Programm, das mein Leben gerettet hat, wird das Leben aller Menschen verändern, die es annehmen.

Ich habe oft gesehen, wie es bei Menschen mit Suchtproblemen jeder Art funktioniert: Drogen, Sex, Beziehungen, Essen, Arbeit, Rauchen, Alkohol, Technologie, Pornografie, Horten, Glücksspiel, einfach alles. Der Instinkt, der hinter dem Zwang steht, ist etwas Universelles – ein Versuch, das Problem der Trennung, der Entfremdung und der lauen Verzweiflung zu lösen, denn das Problem ist letztendlich das »Menschsein« in einer Umgebung, die seltsamerweise schlecht dafür gerüstet ist, mit den damit verbundenen Herausforderungen umzugehen. Wir befinden uns alle an einem Punkt auf der Suchtskala.

Diejenigen von uns, die ganz offensichtlich von Geburt an suchtmittelabhängig sind, sind in vielerlei Hinsicht die Glücklichen. Wir Alkoholiker und Junkies haben unser Geheimnis auf winzige Zyklen minimiert, bestehend aus Sucht und dem Erfüllen dieser Sucht. Unser Muster ist leichter zu erkennen und daher mit entsprechendem Engagement und Hilfe leichter aufzulösen.

Ist dein persönliches Muster dagegen eher so etwas wie das Suchtäquivalent des »Langzeitaustricksens« im Gegensatz zum »schnellen Ergaunern«, dauert es womöglich ewig, bis du weißt, was dein Problem ist. Wenn du süchtig nach schlechten Beziehungen bist, nach schlechtem Essen, dich ausbeutenden Chefs, Konflikten oder Pornografie, dann kann es ein Leben lang dauern, bis du das Problem erkennst, und offenbar haben wir ja nur dieses Leben. In diesem Buch geht es nicht nur um Extremisten wie mich. Nein, es ist ein Buch über dich.

Hast du das Gefühl, dass dir etwas fehlt? Ein Bauchgefühl, dass du nicht gut genug bist? Dass du dich besser fühlst, wenn du irgendetwas abhakst, egal, ob du einen Schokoriegel isst, ein paar Schuhe kaufst, einen Joint rauchst oder einen guten Job bekommst? Wenn ja, ist das kaum verwunderlich, denn ich glaube, dass wir in einem Zeitalter der Sucht leben, in dem das Suchtdenken fast überall Einzug gehalten hat. Es ist der Modus unserer Kultur. Konsumdenken ist ein Lebensentwurf aus Reiz und Reaktion darauf. Die vorherrschende Idee, dass du dein Leben irgendwie in Ordnung bringen kannst, indem du primitive materielle Ziele erreichst – ob es nun darum geht, die ideale Beziehung, den idealen Job, einen schönen Berberteppich oder Heroin für 45 Euro zu bekommen –, die zugrundeliegende Vorstellung »Wenn ich nur X, Y, Z bekommen könnte, wäre ich okay« ist völlig falsch.

Sucht bedeutet, dass natürliche biologische Notwendigkeiten, wie das Bedürfnis nach Essen, Sex, Entspannung oder Status, so stark priorisiert werden, dass sie destruktiv sind. Verschlimmert wird das zusätzlich durch eine Kultur, die diesen Mechanismus verständlicherweise ausnutzt, da das eine verdammt gute Möglichkeit bietet, Mars-Riegel und Toyotas zu verkaufen. In meiner eigenen selig-schrillen Sucht lebte ich mit jedem Verfolgen meiner Sucht die seltsame Überzeugung aus, dass die Aktion ein Problem lösen würde.

In diesem Buch werden wir – bzw. hauptsächlich ich – darüber sprechen, wie wir unsere destruktiven und bedrückenden Gewohnheiten überwinden können, von tyrannischem Denken befreit werden und aus dem unsichtbaren inneren Gefängnis der Sucht in eine neue Freiheit in der Gegenwart gelangen.

Was qualifiziert mich für eine solche Aufgabe? Eine Aufgabe, die in einem anderen Wörterbuch vielleicht Frieden, Achtsamkeit, persönliche Erfüllung oder, noch großartiger, »Erleuchtung«, »Nirwana« oder »Christus-Bewusstsein« genannt wird? Sicherlich nicht eine wie auch immer geartete persönliche, ethische Überlegenheit.

»Wenn du süchtig nach schlechten Beziehungen bist, nach schlechtem Essen, dich ausbeutenden Chefs, Konflikten oder Pornografie, dann kann es ein Leben lang dauern, bis du das Problem erkennst, und offenbar haben wir ja nur dieses Leben. In diesem Buch geht es nicht nur um Extremisten wie mich. Nein, es ist ein Buch über dich.«

Meine Autorität kommt nicht von einem steilen Berggipfel grimmiger Rechtschaffenheit und Gewissheiten. Diese Anleitung zur Selbstverwirklichung kommt nicht von hoch oben, sondern von tief unten, aus dem Dreck. Mensch zu sein ist ein »Ich auch«-Geschäft. Wir stecken alle im Dreck. Meine Qualifikation besteht darin, dass ich süchtiger, narzisstischer, mehr von Lust und dem Bedürfnis nach Macht und Anerkennung getrieben bin. Alles, was Lust und Vergnügen spendet und mir von der Wiege in Grays bis zur Chaiselongue in Hollywood in die Finger kam, wurde gepackt und geschluckt und gestreichelt und gefickt und geraucht und gelutscht – und wofür? Asche.

Fragst du dich manchmal, ob du überhaupt die Wahl bzw. das Recht hast, glücklich zu sein? Das inhaltsleere, blinde Dahinmarschieren im Strudel des Großstadtlebens fühlt sich an wie die dröhnende Bestätigung, dass Freude keine Option ist.

Rolltreppen wie Förderbänder hin zu einem Massengrab, graue Straßen wie ein Hof. Gott sei Dank war ich (noch!) nicht im Gefängnis; wenn ich jedoch über die Stufen der Kategorisierung vom Schlimmsten zum am wenigsten Schrecklichen nachdenke, denke ich über Freiheit im Allgemeinen nach. Das Schlimmste – allein in einer Einzelzelle in einem Hochsicherheitsgefängnis der Kategorie A eingesperrt zu sein – über weniger Schreckliches, mit zunehmenden Leckerbissen an Freiheit durch die Kategorien B und C, mit Privilegien wie einem Küchenjob oder einem Bibliotheksjob (wenn man dem Film *»Die Verurteilten«* Glauben schenken darf), bis hin zu einem offenen Gefängnisvollzug, in dem die Insassen für ein paar Stunden in die Stadt radeln dürfen. Wie viel weiter auf dieser Skala der Freiheit ist das Leben eines Mannes oder einer Frau in einer tristen Wohnung, die in ihrer Drogensucht gefangen sind und von Sozialhilfe leben, oder eines Menschen, der an einen Job gefesselt ist, den er hasst, oder eines Kindes in einer Schule, aus der es am liebsten ausbrechen würde – all diese Menschen mit Angst und einem Knoten im Bauch? Oder mein Leben? Oder dein Leben?

Ich sage nicht, dass es schlimmer ist, einen Job in London zu haben, den man hasst, als ein Häftling der Kategorie C zu sein, der fröhlich mit einem Schraubenschlüssel in die Werkstatt springt;

ich sage nur, dass wir alle in Gefängnissen verschiedener Kategorien sitzen.

Halte deinen Hut fest, nimm deine Zynismus-Pistole in die Hand und knall mich auf der Stelle ab, denn ich werde gleich darauf anspielen, wie mir kürzlich eine Erfahrung in meinem verwöhnten Leben das Gefühl gab, in einem erstklassigen Gefängnis gelandet zu sein.

Auf Tournee in Australien fuhr ich hermetisch abgeriegelt vom Flugzeug zum Auto, zum entzückenden Hotelzimmer, zur Arena, als ich von einem Fluchtverlangen gepackt wurde, das ich nicht ignorieren konnte. Ich kam in Brisbane in einem hoch aufragenden geschmacklosen Hotel an und wurde in ein Zimmer gebracht, das makellosen Komfort ausstrahlte; aber als sich die Tür hinter dem vollkommen freundlichen Wachmann schloss und ich allein war, konnte ich kein Fenster öffnen, denn du weißt ja, diese Gebäude sind hoch und es ist gefährlich. Vermutlich wegen der Suizidgefahr. Du kommst nicht an die Luft, die Luft, die du atmest, ist verpackt und eine der wenigen Waren unseres verschwenderischen Zeitalters, die penibel recycelt wird.

Ich hoffe, ich versuche jetzt nicht, einen Wutanfall als Offenbarung zu verkleiden, aber ich fühlte mich wie in einer Falle, aus der es keinen Weg zurück zur Natur gab, Natur wie der Himmel, Natur wie der innere Himmel; es gab keine Möglichkeit, zu atmen, ein Mensch zu sein.

Plötzlich fühlte ich, dass ich darum kämpfen musste, Zugang zu natürlichen Bedingungen zu haben, in einem aufrüttelnden Moment fühlte ich die Fliehkraft der schnellen Reise vom Jäger und Sammler zum Gejagten und Gesammelten. Kein Wunder, dass sich die Menschen nach dem Tierischen und dem rohen Nervenkitzel sehnen. Kein Wunder, dass die Leute Sex auf öffentlichen Plätzen haben, heißer Atem auf der Windschutzscheibe, Taschenlampen und Scheinwerfer auf der Suche, zusammengekauerte Fremde, die in der Dunkelheit, aneinandergeklammert, die durchdringende Erleichterung des Orgasmus suchen. Kein Wunder, dass Menschen Pornos benutzen, über einen Laptop gekauert, selbst Hand anlegend und atemlos, ernsthaft und pflichtbewusst wie ein eifriger Bediensteter bei einer nutzlosen Aufgabe.

Von dieser Form der Flucht bin ich nicht lange befreit. Meistens lache ich danach. Sobald das biologische Ziel erreicht ist, werde ich aus dem geistlosen Bann herausgeschleudert. Ich schaue an mir herab und frage manchmal laut: »Was sollte das denn?«, wie ein Affenmensch, der zu Bewusstsein kommt, und ich werfe einen transzendenten Blick zurück: »War das wirklich deine beste Idee, um deine Gefühle zu lösen? Jetzt hol mir ein paar Taschentücher und eine Bibel.«

Was tun wir, wenn wir masturbieren? Oder geistloses Essen schlucken? Oder alberne Getränke hinunterkippen? Wem dienen wir da? Was ist der Plan?

Das Gefühl, das ich im Hotel hatte, ist real. Das Bedürfnis nach Verbindung. Das Gefühl, das ich hatte, als ich Drogen nahm, war real. Das Gefühl, das Bedürfnis, ist real. Dein Gefühl, »dass da noch etwas anderes ist«, ist real.

Was passiert, wenn du dem Zwang nicht folgst? Was ist auf der anderen Seite meines Bedürfnisses, zu fressen und dann zu kotzen? Die einzige Möglichkeit, das herauszufinden, besteht darin, es nicht zu tun, und das ist ein ganz neuer Glaubensakt.

Das »Problem« habe ich übrigens folgendermaßen tatsächlich gelöst: Ich verließ das Hotel bei Tagesanbruch. Ich wünschte, ich könnte sagen, dass ich in eine »Gemeinschaft indigener Völker unten am Fluss« zog, wo wir unser eigenes Gemüse anbauten und Lieder über unsere Vorfahren sangen und ein Ältester mir ein Tattoo eines Hasengottes auf die Leiste tätowierte und mir sagte, dass ich echten Spirit hätte, und mir einen Stammesnamen gab, und da wusste ich meine Bestimmung – »mich mit dem Großen Unbekannten zu verbinden«, das Bewusstsein des Menschen und das Bewusstsein der Natur in einen perfekten Wandteppich zu weben, die Geschichte der Einheit mit einer solchen Klarheit zu erzählen, dass die Göttin selbst dem Guten zu Hilfe kommen und die Natur sich durch Sturzbäche und Äste, Flammen und Federn und Flut erheben und uns in den Himmel bringen würde. In den stillen und allgegenwärtigen Himmel im Inneren. Aber in Wirklichkeit bin ich einfach in ein besseres Hotel mit Balkon gezogen.

Der Nihilismus machte sich auf leisen Sohlen breit, eine pessimistische Akzeptanz der Sinnlosigkeit regiert in jedem und jeder

Süchtigen, Lust als Defibrillator, der uns zuckend wieder auf die Sprünge hilft.

Inzwischen bin ich Gott sei Dank seit vierzehneinhalb Jahren drogenfrei, identifiziere mich aber immer noch stark, wenn ich von jemandem höre, der einfach nicht clean bleiben kann. Ich verstehe das. Ich erinnere mich, ja ich durchlebe es gelegentlich erneut. »Ich weiß, dass es nicht funktioniert, dieser Schuss, dieser Drink, dieser zerstörerische und lieblose Akt, aber er wird mir Ablenkung verschaffen vom Jetzt, für den jetzigen Moment. Und das reicht.«

Hier ist eine gute Nachricht für die Gefallenen, für diejenigen unter euch, die dies voller Verzweiflung lesen, die Junkies, die Alkies, die Crack-Süchtigen, die Magersüchtigen, die Co-Abhängigen, die Bulimiker, die Dyspeptiker, die Perversen, die Liebessüchtigen, die hoffnungslosen Fälle: Ich glaube inzwischen, dass die Sucht eine Berufung ist. Ein Segen. Ich höre inzwischen einen Rhythmus hinter dem Beat, hinter dem kratzenden, disharmonischen Sound meines ständigen Denkens. Einen echten Pulsschlag hinter dem bombastischen Paukenschlag des Ego. Dort, in der Stille, die Offbeat-Präsenz von etwas anderem. Was könnte das sein, dieses andere Bewusstsein? Nur die sublime Begleitung zu meinen wachsenden Nägeln, dem pumpenden Herzen und dem rauschenden Blut? Diese physischen und wahrnehmbaren körperlichen Phänomene – haben sie ein Gegenstück in einer weniger augenfälligen Welt? Sind wir Süchtige wie die Tiere, die offensichtlich präventiv vor dem herannahenden Tsunami flohen, weil sie eine Vorahnung verspürten? Sind wir auf kribbelnde Signale eingestimmt, die nach Betäubung verlangen? Was ist der Schmerz? Was ist er? Was will er?

Nun, wir wollen bei all der Aufregung nicht vergessen, dass dies ein Selbsthilfebuch ist, ein Leitfaden zur Bekämpfung der Sucht in all ihren Formen, ein Führer mit bestimmten Prinzipien, die dich, sofern sie befolgt werden, von dem Elend deines Zustandes, wie ruhig oder verzehrend auch immer es sein mag, befreien werden.

Ein integraler, unvermeidlicher und in der Tat einer der besten Teile dieses Prozesses ist die Entwicklung eines Glaubens an eine höhere Macht. Du musst keineswegs zu so etwas wie einem religiösen Verrückten werden. Na ja, eigentlich bist du bereits ein religiöser Verrückter, wenn du darunter verstehst, dass du dein Leben entsprechend diversen Glaubenssätzen und Prinzipien und Verhaltensregeln lebst. Die meisten Menschen im Westen gehören einem populären Kult des Individualismus und Materialismus an, wo das Streben nach der Erfüllung unserer trivialen, unbedeutenden Wünsche ein tägliches Ritual ist. Wenn du dies gerade liest, weil du Suchtprobleme hast, sei es nun die Sucht nach Drogen oder Verhaltensweisen, bist du in einer hoch entwickelten Sekte mit sehr speziellen und hingebungsvollen Praktiken, die manchmal so tief verwurzelt sind, dass sie nicht einmal explizit »gedacht« werden müssen, sondern intensiv und unreflektiert geglaubt werden. »Wenn ich meine Traumfrau finde, wird alles gut.« »Wenn ich es schaffe, mir einen runterzuholen oder gähnend ein Eis zu verschlingen, wird alles gut.«

Dieses Programm fordert uns dazu auf, die Möglichkeit der Hoffnung in Betracht zu ziehen. Hoffnung darauf, dass eine andere Perspektive möglich ist. Hoffnung darauf, dass es einen anderen Weg gibt.

Um diesen Prozess, das Streben nach Glück, Zufriedenheit, Präsentsein oder Freiheit, in Angriff zu nehmen, müssen wir glauben, dass so etwas erreichbar ist.

Durch diese eher düstere und manchmal, seien wir ehrlich, verdammt glamouröse Erforschung meines Lebens bin ich ganz unbeabsichtigt auf einige unglaubliche Menschen und Ideen gestoßen, die mich einen Tag lang, manchmal auch nur einen Moment lang, aus dem glitzernden Dreck emporheben, in die Präsenz von etwas Uraltem und Zeitlosem bringen, das, wie ich glaube, Zugang zu *DER* Lösung gewährt, egal, welches Problem du hast.

DIE 12 SCHRITTE

Du kennst mich ja, oder nicht? Du weißt, ich hasse Systeme, insbesondere »das System« – ein Schwindelsystem, bestehend aus Anweisungen für uns, das Volk, denen wir folgen sollen, während sich die wahrhaft Freien in Privilegien suhlen. Stell dir also meinen anfänglichen Widerstand gegen dieses System, die 12 Schritte, vor: »Sag mir nicht, was ich zu tun habe, ich bin ein Individuum, ich bin ein Außenseiter, ich bin ein Stricher, ich bin ein Dichter, der durch die windgepeitschte Wildnis wandert und sein Lied in die grimmige und verurteilende Welt schreit.«

Zumal die 12 Schritte in ihrer ursprünglichen Form das Wort »Gott« so frei und so häufig aussprechen wie jemand mit einem kirchlichen Tourette-Syndrom. Ich saß in kühlen Zimmern in England auf dem Land, gezüchtigt und verzweifelt, schaute auf diese trostlosen Edikte an der Wand und dachte: »Vielleicht für dich, aber nicht für mich.« Doch wie die spätere Erforschung dieser Prinzipien ergab, ist interessanterweise ein egozentrisches, egoistisches Denken das bestimmende Attribut des süchtigen Zustands.

Egozentrik ist eine verzwickte Sache; sie geht über bloße Eitelkeit hinaus. Das ist nicht nur Fonzie (aus der amerikanischen Fernsehserie *»Happy Days«*), der sich in selbstzufriedenem Staunen betrachtet und mit seinem kleinen Hintern wackelt, nein. Hier ist ein etwas weniger offensichtliches Beispiel für Egozentrik: Wenn dein Partner bzw. deine Partnerin ein wenig launisch ist, du weißt schon, egoistisch oder schwierig, und du dich selbst als die unterdrückte Bezugsperson darstellst, die hinter ihm oder ihr auf und ab geht und sagt: »Ich weiß nicht, was er/sie ohne mich tun würde«, dann ist das eine andere Form der Ichbezogenheit. Du machst dich selbst und deine Gefühle bezüglich der Situation zum ontologischen (festen!) Mittelpunkt der Welt. Könntest du auf andere Weise du selbst sein? Schließlich wissen wir doch alle, dass das Du, das du bist, und das Ich, das ich bin, das absolute Alpha und Omega der heutigen Welt ist. Du brauchst bloß den Fernseher einzuschalten, deinen Feed anzuschauen – es geht immer um mich, mich, mich, das perfekte Produkt, den Urlaub, das Haarwasser, den Telefonanbieter für mein einzigartiges Ich. Nun, das ist ja schön und gut, aber ich weiß nicht wirklich, was »ich« ist oder was »ich« will, und inzwischen frage ich mich, ob es »mir« guttut, den ganzen Tag über »mich« nachzudenken.

Als ich die 12 Schritte das erste Mal sah, dachte ich: »Hm, ein bisschen religiös, ein bisschen fromm, ein bisschen ambitioniert.« Es fühlte sich so »christlich« an. Schau dir den dritten Schritt an: »… unseren Willen und unser Leben der Sorge Gottes anzuvertrauen.« Ganz ruhig, alter Junge, das klingt wie eine Kuschelversion vom ISIS.

Aber inzwischen weiß ich, dass du ein gläubiger Muslim mit einem Zuckerproblem sein könntest, ein atheistischer Jude, der zu viele Pornos schaut, ein Hindu, der nicht treu bleiben kann, oder ein Humanist, der mehr einkauft, als er sich leisten kann, und dieses Programm wird sich mühelos um deine Schwächen und Eigenschaften herum formen und dich auf den Weg bringen, den du schon immer gehen solltest, und dich ganz einfach zur bestmöglichen Version deiner selbst machen. Wie du sehen wirst, umfasst das in meinem Fall eine ganze Reihe von Schwächen, etliche seltsame Gedanken und gelegentliche Verhaltensausbrüche.

DIE 12 SCHRITTE

Wenn du dir die Schritte zum ersten Mal ansiehst,
schreibe auf, was du darüber denkst.

1 Wir gaben zu, dass wir unserer Sucht gegenüber machtlos sind und unser Leben nicht mehr meistern konnten.

2 Wir kamen zu dem Glauben, dass eine Macht, größer als wir selbst, uns unsere geistige Gesundheit wiedergeben kann.

3 Wir fassten den Entschluss, unseren Willen und unser Leben der Sorge Gottes, *wie wir ihn verstanden,* anzuvertrauen.

4 Wir machten eine gründliche und furchtlose Inventur in unserem Inneren.

5 Wir gaben Gott, uns selbst und einem anderen Menschen gegenüber unverhüllt unsere Fehler zu.

6 Wir waren völlig bereit, all diese Charakterfehler von Gott beseitigen zu lassen.

7 Demütig baten wir Gott, unsere Mängel von uns zu nehmen.

8 Wir machten eine Liste aller Personen, denen wir Schaden zugefügt hatten, und wurden willig, ihn bei allen wiedergutzumachen.

9 Wir machten bei diesen Menschen alles wieder gut, wo immer es möglich war – es sei denn, wir hätten dadurch sie oder andere verletzt.

10 Wir setzten die Inventur bei uns fort, und wenn wir Unrecht hatten, gaben wir es sofort zu.

11 Wir suchten durch Gebet und Besinnung die bewusste Verbindung zu Gott – *wie wir ihn verstanden* – zu vertiefen. Wir baten ihn nur, uns seinen Willen erkennbar werden zu lassen und uns die Kraft zu geben, ihn auszuführen.

12 Nachdem wir durch diese Schritte ein spirituelles Erwachen erlebt hatten, versuchten wir, diese Botschaft an Süchtige weiterzugeben und unser tägliches Leben nach diesen Grundsätzen auszurichten.

Meine Betrachtung der Schritte sieht folgendermaßen aus, und so lade ich dich ein, sie ebenso zu betrachten. Damit werden sie ganz bestimmt entmystifiziert. Wahrscheinlich habe ich das »Sch«-Wort gar zu oft benutzt [in der englischen Originalausgabe: das »F«-Wort, nämlich »fucked« (Anm. d. Übers.)], aber damit möchte ich einfach aussagen, dass dieses System praxisorientiert ist, sodass es jede und jeder nutzen kann.

1 Geht es dir beschissen?

2 Könnte es dir auch nicht beschissen gehen?

3 Kannst du selbst dafür sorgen, dass es dir nicht mehr beschissen geht?

4 Schreib alles auf, durch was es dir beschissen geht oder jemals beschissen gegangen ist, und lass nichts weg.

5 Erzähle einer vertrauenswürdigen Person ganz ehrlich, wie beschissen es dir geht.

6 Gut, das hat eine ganze Menge beschissener Muster offengelegt. Möchtest du damit aufhören? Ganz im Ernst?

7 Bist du bereit, ein neues Leben zu führen, bei dem es nicht nur um dich und deine frühere Scheiße geht? Das musst du sein!

8 Mach dich bereit, dich bei allen für alles zu entschuldigen, was du mit deiner Scheiße angerichtet hast.

9 Nun entschuldige dich – außer wenn dadurch alles noch schlimmer würde.

10 Achte auf beschissene Gedanken und Verhaltensweisen und sei ehrlich, wenn so etwas passiert.

11 Bleib in Verbindung mit deiner neuen Sichtweise.

12 Nimm eine weniger selbstsüchtige Sicht auf das Leben ein, sei nett zu allen, hilf anderen Menschen, wenn du kannst.

Doch wie sieht es mit meiner ach so kostbaren Individualität aus? Ich kann meinen einzigartigen, individuellen Geist doch nicht einem System unterwerfen; »das philosophische Gefängnis, das mich einsperren kann, ist noch nicht gebaut worden, Baby!«. Das mag ja sein, und sich den Autoritäten zu widersetzen ist gut und schön, aber dabei geht es doch wohl darum, sich der Unterdrückung und Ausbeutung durch diese Autoritäten zu widersetzen? Hier gibt es aber keine Unterdrückung und auch keine Ausbeutung. Und außerdem – bitte jetzt Licht dimmen und die Musik aus *»Twilight Zone«* abspielen: »Wer ist dieses Ich, das ich da schützen will?« Diese Frage werden wir im Lauf dieser Kapitel durchleuchten und vielleicht sogar beantworten. Obwohl ich ehrlicherweise sagen muss, das Rätsel um das Verständnis der wahren Natur des Selbst hat schon seit Menschengedenken die besten Köpfe beschäftigt. Aber ich mag ja Herausforderungen.

So wie ich das Wort »Sucht« durch »Drogen« ersetzen muss, musst vielleicht auch du dein Ersatzwort finden: Essen, Technik, Spielen, obsessive Beziehungen, Porno – was immer du eben verändern möchtest. Stell dir vor, du bist ein Computer mit einem Virus, und dies hier ist der Code, der dich bereinigt. Folgst du diesem Weg und den Empfehlungen aus diesem Buch, wird das in dir eine Veränderung bewirken.

Hast du ganz offensichtlich ein Suchtproblem, dann hast du Glück: Es gibt nämlich bereits eine unglaublich effektive Methode, dagegen anzugehen und die destruktive Energie dieses Zustands in eine neue Seinsweise, eine neue Verfassung umzulenken. Du wirst dich mit vielem in diesem Buch identifizieren können; es ist ein nützlicher Begleiter, wenn du dich mit weiteren verfügbaren Informationen und Unterstützungsgruppen beschäftigst. Ist dein Leiden eher heimtückischer Natur – eine gewisse Traurigkeit, eine Unzufriedenheit, ein Verlangen, das du nicht wirklich effektiv angehst –, dann verspreche ich dir: Wendest du dieses Programm ernsthaft auf dein Leben an, wird sich deine Wahrnehmung verändern und damit auch deine Welt.

Inzwischen zielen Hunderte von 12-Schritte-Bewegungen auf Dinge ab, die ganz ungewollt fetischisiert werden: Drogen, Spielen, Essen, Sex, Horten. Genügend Organisationen setzen diese

Methode so erfolgreich ein, dass man ein allen gemeinsames Verlangen geltend machen kann, das den Suchtzyklus einleitet und antreibt.

Als ich das erste Mal mit den 12 Schritten in Berührung kam, musste ich damit gegen Drogen und Alkohol ankämpfen. Es funktionierte. Dann ging es um Sex, Essen und Arbeit. Auch das funktionierte. Heute wende ich sie auf alle meine Gedanken und Gefühle an in dem Wissen, dass sie mir helfen, meine Erfahrungen der Außenwelt und meinen Platz in dieser Welt auszuhandeln. Mein Berufsleben, mein häusliches Leben, mein spirituelles Leben und mein neues Leben als Vater – alles spielt sich entsprechend einem Plan ab, der auf Basis dieser Prinzipien erstellt wurde.

Jeder Mensch wendet die 12 Schritte auf seine individuelle Weise an; sie umfassen viele verschiedene Sätze, die sich unendlich vielfältig und individuell abwandeln lassen.

Ich fand dieses Programm insofern besonders lohnend, aber auch herausfordernd, als es meine unbestrittene Überzeugung offengelegt hat, ich sei das Zentrum des Universums und der Sinn meines Lebens bestehe darin, meine Triebe zu befriedigen bzw., wenn das nicht möglich war, deswegen auf bunte und kreative Weise darunter zu leiden.

Dieses Programm funktioniert für dich also ganz unabhängig von deinem jeweiligen Glauben und auch, wenn du an gar nichts glaubst; es klärt dich aber auch über deine bewusste sowie unbewusste Vorstellung auf, du und deine Triebe würden dein Leben bestimmen.

Ich selbst arbeitete mit den 12 Schritten, weil ich verzweifelt war. Und ich arbeite nach wie vor damit, weil sie mir klargemacht haben, dass ich auf Basis meiner früheren Weltsicht unmöglich glücklich werden kann; sie besagte, dass ich das Zentrum der Welt sei und dass das, was ich wollte, wichtig sei.

Ich kann persönlich bezeugen, dass die 12 Schritte bei schlimmen Suchtproblemen funktionieren. Falls du mit solchen Problemen kämpfst, solltest du dich an die geeignete 12-Schritte-Unterstützungsgruppe wenden. Wo auch immer du auf der Suchtskala stehst – chronisch krank, im Stillen besorgt oder einfach auf der Suche nach Veränderung: Ich hoffe, dank dieses Buches kannst du von diesen Schritten genauso profitieren wie ich – ehrlich, aufgeschlossen und bereit dafür.

Wenn du so bist wie ich, gehst du die Dinge gerne halb an. Ich kaufe ein Buch über gesunde Ernährung oder Meditation, und damit ist es gut. Ich befriedige ein Bedürfnis durch das soziale Instrument der Konsumkultur und belasse es dabei. Ein Buch über gesunde Ernährung, das ungelesen im Bücherregal steht, wird meinen Body-Mass-Index nicht verbessern, was auch immer das überhaupt ist. Ein Buch über Meditation, das zur Seite gelegt wird, wird weder mein Bewusstsein erhöhen noch mich auf die »große Einheit« hinter meinen Gedanken und Gefühlen einstimmen.

Wenn du die Empfehlungen in diesem Buch nicht befolgst, kannst du das Geld genauso gut für Kuchen ausgeben oder es zum Fenster rausschmeißen.

Und obwohl ich es nicht gerne sage: Es ist nicht leicht. Es ist kein »Wie du dein Leben in zehn Minuten verändern kannst, indem du auf deinem Arsch sitzen bleibst und Botschaften an das Universum schreibst und sie unter dein Kissen steckst«. Es ist verdammt schwierig, das Schwierigste, was ich je gemacht habe. Nein, eigentlich war das Schwierigste überhaupt, mich unter der irrtümlichen Vorstellung abzumühen, dass ich der materiellen Welt Lust und Freude abringen könne, sei es durch Ruhm, Geld, Drogen oder Sex, und stattdessen immer wieder niedergeschlagen und in bedrückender Unzufriedenheit am Boden landete.

Deshalb besagt der erste Schritt: »Mir geht's beschissen, es wird nicht besser, ich will mich verändern.« Du hast bis hierher gelesen, und damit hast du diesen Schritt bereits stillschweigend gemacht.

1

Geht es dir beschissen?

Schritt 1: Wir gaben zu, dass wir unserer Sucht gegenüber machtlos sind und unser Leben nicht mehr meistern konnten.

Dies ist eine Einladung, dich zu verändern. Kompliziert wird das eigentlich nur, weil die meisten von uns in sich gespalten sind; ein Teil von uns will ein negatives und strafendes Verhalten verändern, ein anderer Teil will daran festhalten. Für mich ist Genesung eine Reise von der Unbewusstheit zur Bewusstheit. Ich möchte dir das anhand meiner eigenen, völlig langweiligen und konventionellen Erfahrung als 08/15-Drogensüchtiger und Alkoholiker erklären.

Ich hatte immer das Gefühl, ich sei viel zu clever für so ein »Lebensprogramm«, schon gleich gar eines mit religiösen Beiklängen. Ich hielt Religion nicht für »das Opium der Massen«; wenn dem so wäre, hätte ich mir das bestimmt reingezogen, ich liebte Opium. Ich hielt das vielmehr für dämlich. Trist, trocken, doof, reißerisch, hysterisch, doof. Doof wie die Hinterwäldler und doof wie alles Fremde, Ausländische. Das Christentum zum Beispiel: Entweder es ist so mittelalterlich und in Prunk verpackt, dass es lächerlich herumtönt, oder man versucht es zu modernisieren und macht es dadurch kitschig. Nein, danke. Nicht für mich.

Bei mir kamen zwei glückliche Fügungen zusammen: Erstens wurden mir die 12 Schritte von einem echten Atheisten vorgestellt, und zweitens war ich persönlich verzweifelt. Ich war bankrott. Ich hatte keine Ideen und keine Kraft mehr, und mich trieb nur noch die Trägheit der Masse voran. Ich dachte nicht mehr darüber nach, warum ich traurig oder hoffnungslos war oder mich anders fühlte. Ich wusste nur, dass es so war, und parkte dieses Wissen auf einer Seite meines Geistes, wo es nicht mehr genutzt, sondern ignoriert wurde und verrottete.

Zu der Zeit trank ich und hielt mich mithilfe von Drogen am Funktionieren, damit ich nicht von der Traurigkeit überrollt wurde. Hätte man mir auf die Schulter geklopft und mich gefragt: »Hey, Russell, was für einen Plan hast du denn?«, hätte ich vielleicht reflexartig und augenzwinkernd etwas Optimistisches ausgespuckt wie: »Ich warte auf meinen Durchbruch«, oder: »Nächstes Jahr um diese Zeit werde ich jemand sein«, aber eigentlich wusste ich tief drinnen, dass ich keinen Plan hatte.

Jetzt frage ich dich: Hast du einen Plan? Du musst mir diese Frage nicht gleich beantworten, zumal es nur sehr wenig Sinn ergibt, mir überhaupt zu antworten, schließlich bin ich nicht bei dir (du liest diese Zeilen ja allein). Aber kannst du dir im Refugium deines Geistes sagen: »Ich habe einen Plan. Ich weiß, wohin ich unterwegs bin!«?

Ich ging gegen die stille Angst der Ungewissheit mit Ablenkungen und Vergnügungen an. Ich kam nie zur Ruhe. Ich dachte nur selten nach. Ich hielt mich mit Ablenkungen aufrecht und am Leben.

Nachfolgend wird der Suchtzyklus in fünf klinisch anerkannte Phasen heruntergebrochen. Falls dieses Modell den Aspekt deines Lebens widerspiegelt, den du verändern möchtest, sollte das auch auf die 12 Schritte zutreffen:

SUCHTZYKLUS

Der Fünf-Punkte-Leitfaden des Suchtzyklus

1 Schmerzen
2 Nutzung von Suchtmitteln wie Alkohol, Essen, Sex, Arbeit, abhängige Beziehungen, um die Schmerzen zu lindern und sich abzulenken
3 Zeitweilige Betäubung bzw. Ablenkung
4 Konsequenzen
5 Scham- und Schuldgefühle, die Schmerzen bzw. ein schlechtes Selbstwertgefühl erzeugen

Und schon geht es von vorne los. Ich erzähle dir, wie das bei mir ist, und du kannst es geistig auf dein Problem übertragen. Und lass dich nicht vom Haken, nur weil ich scheinbar noch verrückter bin als du; das qualifiziert mich ja eben dazu, dieses Buch zu schreiben.

Ich litt Schmerzen. Solange ich zurückdenken kann, hatte ich nie das Gefühl, gut genug zu sein. Jetzt bin ich ein bisschen älter und denke: »Was heißt das: gut genug?« Im Vergleich wozu, wann, wo, wie? Aber damals, in meiner glucksenden, verängstigten Kindheit und meinen unbesonnenen und hektischen Teenagerjahren hatte ich einfach das Gefühl, nicht zu genügen und unvollständig zu sein. Nicht gut genug. Und das tat weh. Ich betrachtete die Welt wie aus einem Aquarium heraus und war einsam. Ich hatte auch keine Technik zur Hand, um dieses Gefühl anzugehen, also musste ich etwas erfinden. Das entspricht Punkt 2 des Fünf-Punkte-Leitfadens. Ich behalf mir mit einem Suchtmittel: In der ersten Inkarnation meines Suchtverhaltens war es der ach so harmlose Giftstoff Zucker. Schokolade. Essen. Ich stopfte mir etwas in den Mund, und es ging mir besser – was ist denn daran falsch? Bitte entschuldige, wenn das etwas herablassend klingt; ich möchte einfach, dass du ein paar wirklich wichtige Punkte verstehst.

Ich bekam meine Gefühle mit äußeren Mitteln in den Griff, und das ist an und für sich nichts Schlechtes. Man muss nicht die Schokokekse verteufeln, sie sind nicht das eigentliche Problem. Sie werden nicht aus eigenem Willen deine Vordertür eintreten, dir mit einer Taschenlampe ins Gesicht leuchten, während du schläfst, dich aus dem Bett zerren und sich in deinen Hals zwängen. Das Bewusstsein muss daran beteiligt sein. Für manche Leute ist ein Schokokeks ein harmloser Genuss, für andere ist ein Schlückchen Rum oder ein bisschen Heroin ein Tonikum. Mit Heroin wird die Krise schneller erreicht als mit einem Schokokeks, doch das Wichtige dabei ist, welchen Zweck dieses externe Suchtmittel in deinem Leben erfüllt. Beim Punkt Nummer 3 geht es um zeitweilige Betäubung, den Augenblick des dankbaren Ausatmens und der Erleichterung nach dem Keks, nach dem Koitus, nach der erfreulichen Nachricht vom Objekt deiner Begierde, nach dem eben, womit du deine Sucht befriedigst. Punkt 4, die »Konsequenzen«, dreht sich um den Preis, den du dafür bezahlst.

Ich fühlte mich als Kind schrecklich, wenn ich auf einen Schlag völlig geistesabwesend eine Wochenration Kekse vertilgt hatte. Ich glaube, es gibt wirklich keinen Menschen, der sich nach einem einsamen Orgasmus nicht für einen Moment Vorwürfe macht. Und erst als ich mir Drogen einwarf, als ich am Ende meines Drogenmissbrauchs angekommen war, konnte ich mich dazu bringen, damit aufzuhören. Punkt Nummer 5 sind die »Schmerzen«, und damit sind wir wieder am Anfang des Zyklus.

Eckhard Tolle sagt: »Sucht beginnt mit Schmerz und endet mit Schmerz.« Hier ist das in Punkte heruntergebrochen. Der Zyklus der Sucht verläuft immer wieder im Kreis und gewinnt an Dynamik wie ein außer Kontrolle geratenes Karussell, wie mein schwindliger Kopf, in dem sich alles dreht, wenn ich betrunken bin. In Großbritannien ist Alkoholkonsum gesetzlich ab achtzehn erlaubt; als ich neunzehn war, hatten Ärzte und die Lehrer an meinem College erkannt, dass ich ein Problem hatte, und sagten mir, ich würde Hilfe benötigen. Rückblickend war das schon viel früher offensichtlich – an meinem Essverhalten, meinen Beziehungen zu anderen Menschen, meinen Gedanken über mich und meine Sexualität.

Ich wünschte, ich hätte diese Muster, diese Tendenz früher erkennen können, sodass ich hätte beginnen können, die in diesem Buch beschriebenen Methoden anzuwenden. Für mich musste es aber noch schlimmer kommen, ich musste dieses Muster zehn Jahre lang wiederholen, mit Konsequenzen, die mit jedem wirbelnden Peitschenschlag schlimmer wurden. Ich wusste nicht, dass es einen anderen Weg gibt. Ich war ein Kind, und dann war ich ein Süchtiger, und als ich mich schließlich mit der Vorstellung beschäftigte, an einem Programm teilzunehmen, das bei Drogen Abstinenz bedeutet und bei Verhaltensweisen und Essen Strukturierung, war ich siebenundzwanzig Jahre alt, heroinabhängig und hatte ernsthafte Probleme.

Schritt 1 ermuntert uns dazu, einzugestehen, dass wir etwas Äußeres, eine Beziehung, eine Droge oder ein Verhalten als »Kraft« benutzen, die unser Leben lebenswert macht, und stellt die Frage, ob diese Technik unser Leben schwierig macht. Indem wir zugeben, dass wir »machtlos« gegenüber diesem äußeren Faktor sind, was auch immer es ist, sagen wir, dass wir eine neue Kraft brauchen, dass diese aktuelle Kraftquelle mehr Ärger bereitet, als sie wert ist.

Ich habe dieses Eingeständnis viele Male gemacht, und ich mache es immer noch jeden Tag. Es begann mit dem Eingeständnis, dass ich über Drogen und Alkohol machtlos war; sie waren die offensichtlichsten und lästigsten Kraftquellen, die ich benutzte. Machtlosigkeit und Unkontrollierbarkeit bedeutete in diesem Fall, dass die negativen Konsequenzen in meinem Leben zunahmen; und was auch wichtig ist: Wenn ich erst einmal mit Alkohol und Drogen anfange, weiß ich nicht, wann oder ob ich damit wieder aufhören werde.

Schon allein mit dem Akt des Trinkens oder des Drogenkonsums schlage ich einen Weg ein, auf dem es vielleicht kein Halten mehr gibt. Auf Pornografie und übermäßiges Essen angewandt, ist das zwar sicherlich subtiler, aber auch dann ist klar, dass ich mein Denken um diese Verhaltensweisen herum strukturieren muss und dass zwanghaftes Verhalten für diese Struktur keine Basis sein kann.

Um auf meinen Punkt mit den »zwei Köpfen«, dem geteilten Selbst, zurückzukommen: Damit habe ich folgende Erfahrung gemacht. Als ich zum ersten Mal von dem Programm hörte und mit der Vorstellung von Abstinenz bekannt gemacht wurde, dachte ich einerseits: »Scheiß drauf«; andererseits spürte ich Resonanz und akzeptierte, dass Abstinenz mein Weg sein würde.

»Ich war ein Kind, und dann war ich ein Süchtiger, und als ich mich schließlich mit der Vorstellung beschäftigte, an einem Programm teilzunehmen, das bei Drogen Abstinenz bedeutet und bei Verhaltensweisen und Essen Strukturierung, war ich siebenundzwanzig Jahre alt, heroinabhängig und hatte ernsthafte Probleme.«

Eines der vielen Paradoxe des spirituellen Lebens, dem ich hier begegnete, liegt in der banalen Maxime »Ein Tag nach dem anderen«, wie in »Versuch einfach, heute nicht zu trinken«, »Versuche, heute nicht ungesund zu essen« und »Versuche, heute keinen Sex zu haben«.

Ich wusste, sie meinten: »Du darfst nie wieder trinken«, »Keine Schokolade mehr, nie wieder«, und: »Du lebst jetzt zölibatär«, »Der Spaß ist vorbei, Baby.« Genau das meinten sie. Wenn du ein echter Alkoholiker bist, darfst du nicht trinken. Wenn du Probleme mit dem Essen hast, wirst du immer eine Struktur rund ums Essen brauchen.

Wir müssen das akzeptieren. Die »Ein Tag nach dem anderen«-Weisheit – danke, Oma! – geht mit der ziemlich Zen-artigen und unumstößlichen Wahrheit Hand in Hand, dass das Leben in der Gegenwart erlebt wird; alles, was über den heutigen Tag hinausgeht, sind deine Konzepte und Projektionen des Lebens. Es geht nicht darum, dass du von heute an zwanzig Jahre lang keinen Alkohol mehr anrührst. Du musst auch nicht auf der Stelle für immer und ewig den Verzehr von Weißbrot aufgeben. Und wenn du den heutigen Tag überstehst und morgen aufwachst, was spielt es dann für eine Rolle, dass du gestern nicht gehandelt hast? Ich meine, du sammelst keine Marken für strafbare Lust an. Das Klischee »Immer eins nach dem anderen« ist eigentlich nicht weniger profund als jegliche östliche Weisheit vom »Im Moment sein«, auf die ich inzwischen gestoßen bin. Das Heute ist alles, was ich habe.

Inzwischen bin ich seit vierzehneinhalb Jahren clean und spiele mit diesem Konzept gerne herum, als wäre ich Charlie Parker oder Foucault. Wenn ich das Gefühl habe, dass ich mich sexuell ausleben will, dann lasse ich es sein, ich tue es nicht. Am nächsten Tag oder auch eine Stunde später denke ich dann: »Und wenn ich es getan hätte? Dann wäre es jetzt sowieso vorbei und ich hätte meine Familie gesprengt.«

Schritt 1 bedeutet, dass du dich ändern kannst, dass du die Landschaft deines Lebens, deine familiären Beziehungen, dein Arbeitsleben, dein Sexualverhalten, dein Essen, deinen Gebrauch von Telefon, Drogen und Alkohol, die Art und Weise, wie du dein Geld ausgibst, unter die Lupe nimmst und dich fragst: »Bin ich damit glücklich? Möchte ich so leben?« Wenn ein Verhalten oder ein Problem deutlich hervorsticht bzw. deine Überprüfung eine drohende Katastrophe offenbart, kannst du an diesem Punkt Schritt 1 anwenden: Ich bin »machtlos« dagegen, und ich habe mein Leben nicht mehr im Griff, ich kann es nicht mehr meistern.

Dieses Konzept der Unkontrollierbarkeit ist ebenfalls interessant, und neben der offensichtlicheren Interpretation von Chaos und Unordnung gibt es eine tiefere, erschreckendere Bedeutung.

Der erste Aspekt war in meinem Fall deutlich zu beobachten: unbezahlte Schulden, Krankenhausaufenthalte, verlorene Jobs, verlorene Beziehungen, Freunde, die nichts mehr mit mir zu tun haben wollten und sich aus meinem Leben zurückzogen. Ich erzeugte Chaos. Ich war einem anderen bekannten Klischee der 12 Schritte gefolgt: »Zuerst hatte ich Spaß beim Konsum meiner Droge, dann Spaß und Probleme, dann nur noch Probleme.« Die positiven Seiten meines Charakters zählten nicht mehr; es spielte keine Rolle, dass ich klug, freundlich oder talentiert war; diese Eigenschaften wurden durch die alles durchdringende Negativität meiner Sucht so verwässert, dass sie nichts mehr bedeuteten. Die Unkontrollierbarkeit geht jedoch mit einer beunruhigenden und in meinem Fall nachweisbaren Bedingung einher: Wenn ich diesem Teil von mir die Kontrolle überlasse, wenn ich trinke oder Drogen nehme oder bei jedem destruktiven Verhalten »Scheiß drauf« sage, weiß ich nicht, wann ich mein Leben zurückbekomme oder in welchem Zustand es dann sein wird.

»Es geht nicht darum, dass du von heute an zwanzig Jahre lang keinen Alkohol mehr anrührst. Du musst auch nicht auf der Stelle für immer und ewig den Verzehr von Weißbrot aufgeben. Das Klischee ›Immer eins nach dem anderen‹ ist eigentlich nicht weniger profund als jegliche östliche Weisheit vom ›Im Moment sein‹, auf die ich inzwischen gestoßen bin. Das Heute ist alles, was ich habe.«

Die Unkontrollierbarkeit bedeutet im Wesentlichen, dass in mir eine Bestie lebt, und zwar nach wie vor. Ich lebe in Verhandlung mit einer Schattenseite, die es zu respektieren gilt. Da ist eine Wunde. Ich glaube, dass dies mehr als ein Merkmal der Sucht ist. Ich denke, es gehört zum Menschsein, eine Wunde, einen Makel in sich zu tragen, und wir können paradoxerweise nur vorankommen, indem wir diese Wunde annehmen.

Ich unternahm Schritt 1, als ich eingestand, dass ich meiner Sucht machtlos gegenüberstand und mein Leben nicht mehr meisterte. Dass ich keine Kontrolle hatte, ganz egal, was ich mir selbst und anderen einredete, und dass es immer schlimmer wurde. Ich wusste, es gab keinen Ausweg; ich wollte mich nicht mit meinen Ängsten und meiner Scham konfrontieren, ich hoffte, das müsste ich nie tun und ich könnte mit Willenskraft die Welt so hinbiegen, dass es mir irgendwie gut gehen würde.

Chip Somers – ich weiß, ein echt lächerlicher Name –, der Leiter des Behandlungszentrums, in dem ich mich von meiner Sucht befreite, war das erste Mitglied des 12-Schritte-Programms, mit dem ich mich unterhielt. Er sprach nie von »Gott« oder einer »höheren Macht«; er ist sozusagen ein Hardcore-Atheist, und neben ihm sieht Richard Dawkins wie Uri Geller aus. Er sagte mir ganz direkt: »Du bist am Arsch, dir geht's beschissen. Wenn du so weitermachst, bist du in sechs Monaten im Gefängnis, im Irrenhaus oder unter der Erde.« Das schockierte mich ein bisschen, aber ich wusste auch, dass er recht hatte.

Du bist vielleicht nicht crack- oder heroinsüchtig, wie ich es war, und das oben Gesagte klingt für dich womöglich tröstlich fremd, deshalb möchte ich dir Folgendes sagen: Seitdem habe ich Schritt 1 viele Male durchlaufen. Mit Essen zum Beispiel; ich bin Essen gegenüber machtlos. Wenn ich anfange, Schokolade zu essen, weiß ich nicht, wann ich damit aufhöre. Und Sex. Wenn ich Sex zum Allheilmittel, zur Salbe gegen diesen Schmerz mache, von dem die Rede war, verliere ich schnell die Kontrolle über mein Sexualverhalten und erleide am Ende noch mehr Schmerzen. Oder die Arbeit. Oder meine Beziehung.

Ich wende dieses Programm inzwischen tatsächlich rundum an. Ich habe keinerlei Macht über Menschen, Orte und Dinge, und wenn ich jemals auch nur für einen Augenblick dem Irrglauben anhänge, ich hätte die Kontrolle – und mich so verhalte, als wäre das der Fall –, lässt der Schmerz nicht lange auf sich warten.

Gibt es etwas in deinem Leben, das dir Probleme beschert, und dir ist das bewusst? Dann hast du bestimmt versucht, mit Willenskraft, Kristallen, Hypnose und Pillen dagegen anzugehen. Ich habe den Verdacht, dass das nicht funktioniert hat, und nach meiner Erfahrung wird es auch nie funktionieren. Seltsamerweise und entgegen unserer Intuition können wir in unserer individualistisch geprägten Kultur mit ihrem egozentrischen Heldenmut dann Erfolg damit haben, wenn wir uns ergeben und kapitulieren. Wenn wir »eingestehen, dass wir keine Macht haben«, können wir damit beginnen, auf alle Macht und Kraft zuzugreifen, die wir jemals brauchen.

Ich kenne den Spruch, wir hätten den »-ismus« noch vor der Sucht, und kann inzwischen bestätigen, dass die Voraussetzungen für den Brand bereits gegeben sind und man nur noch auf die Droge wartet, die das Feuer entfacht. Inzwischen habe ich mich seit vierzehneinhalb Jahren von Drogen und Alkohol losgesagt und kann immer noch nicht genau sagen, ob meine Sucht sich im Sex oder in den Drogen am wahrhaftigsten geäußert hat. Drogen und Alkohol haben sicherlich die Macht, dein Leben effizienter zu schwächen. Doch hinter meiner eskalierenden Sucht von sogenannten Partydrogen zu harten Drogen stand derselbe Schmerz.

Viele der mit der Sucht verbundenen Probleme werden durch ihren kriminellen Status und die damit verbundene Armut verursacht. Was sich nicht ändert, unabhängig von den wirtschaftlichen Umständen der Betroffenen und der Art von Sucht, ist der immer und überall gegenwärtige Schmerz.

Schmerz ist ein Signal, ein Aspekt von uns, der jenseits unserer etwas engen Vorstellung von »Selbst« liegt und etwas kommuniziert. Ein Schmerz im Bein bedeutet: »Übe keinen Druck auf dieses Bein aus.« Geistige Schmerzen wollen uns signalisieren: »Ändere deine Lebensweise.«

Derselbe Zustand hatte sich bereits früher manifestiert, aber die Signale waren nicht einfach zu lesen.

Der Impuls, der mich als Kind dazu brachte, zu viel Schokolade zu essen, war derselbe, der mich zur Heroinsucht führte, nur in einer kinderfreundlichen, gesellschaftlich akzeptablen »Verkleidung«. Oder wenn ich schon damals, als kleiner Junge, zu viel fernsah, nutzte ich äußere Mittel sozusagen als Medizin, weil ich mich innerlich unwohl fühlte. Dazu haben wohl auch meine persönlichen Umstände beigetragen; meine Mutter war oft krank, und ich hatte ein angespanntes Verhältnis zu meinem Stiefvater, aber diese biografischen Details sind weniger wichtig als mein Gefühl, dass etwas fehlte.

Wenn ich als Kind nach der Schule – und bevor die Mama nach Hause kam – vor dem Fernseher kniete, glaubte ich, mit jedem Schokoriegel, den ich in mich reinstopfte, eine Lösung für das Problem zu haben, ich zu sein. Die Ablenkung durch den Geschmack, das rituelle Auswickeln bzw. Häuten, wie es der Serienmörder Buffalo Bill im Film *»Das Schweigen der Lämmer«* mit seinen Opfern tat, das Herauskratzen der braunen Puddingfüllung – das genügte, um mich zu beschäftigen und zu füllen. So wurde der »Genuss« eines durchaus genießbaren Schokoriegels, eingewickelt in Folie, zu einem emotionalen Bedürfnis, einem Überlebenswerkzeug. Wenn ich allein zu Hause war, kippten sie wie eine Reihe kalorienreicher Dominosteine in die hungrige Leere. Dieses Verhalten ging schon mit Scham- und Einsamkeitsgefühlen einher; es ging bereits um etwas anderes als einfach nur das Verspeisen eines Schokoriegels.

Als ich dann in der Pubertät mit ihren stürmischen Gefühlen beim Porno landete – in diesen charmanten, sepiafarbenen, zusammengeklebten Seiten der damaligen Zeit –, war das, wie ich jetzt weiß, derselbe Impuls, der mich dazu brachte, in der »Kapelle« des Klos durch Masturbieren Ablenkung und vorübergehende Verbindung und Erleichterung zu finden.

Gott stehe den angehenden Perversen von heute bei, wenn sie mit Kleenex in der Hand am Rand eines Niagara-Falls aus allen nur erdenklichen Perversionen stehen, die mit jedem intelligenten Gerät zugänglich sind, das sie in ihren klammen Händen halten können. Porno ist ein klares Beispiel dafür, wie unsere Kultur die Krankheit der Sucht nährt. Der natürliche Impuls, Sex zu haben, wird zu einem Zwang zur Selbstbefriedigung. Die Anziehungskraft, das Verlangen nach Verbundenheit, wird kulturell durch Pornografie in ein gefühlloses und einsames Starren auf kaputte digitale Geister übertragen. Das körperlich Kreativste, was wir haben, wird auf dummes Herumwichsen reduziert, das einem Affen peinlich wäre.

Hätte man mir mit vierzehn gesagt, dass wir nur noch ein Jahrzehnt von einem Porno-Paradies entfernt sind, wäre ich angesichts dieser Aussichten in Krämpfe verfallen und hätte mich lustig gemacht über das frömmlerische Gerede, dass es schädlich sei.

Denn ich hatte keinen Lebenskodex, kein Bewusstsein dafür, dass das, was ich da machte, problematisch war. Tatsächlich war der Porno der damaligen Zeit, mit seinen abgerissenen, befleckten und geteilten Lumpen, die Lösung, die ich für das Problem, ich zu sein, entdeckt hatte. Und es ist eine starke Medizin.

Ich schreibe dies auf einem Notebook, bin inzwischen einundvierzig Jahre alt, und die Versuchung, Pornos anzuschauen, ist immer noch da. Wie kann ich also in diesem Moment, dem Moment, der, wie alle Erleuchteten sagen, der einzige Moment ist, den wir wirklich haben, vermeiden, Pornos anzuschauen? Es geht folgendermaßen:

Ich erkenne an, dass ich mir schon früher Pornos angeschaut habe, und ich weiß, was es damals bewirkt hat. Es hat mich abgelenkt und betäubt, was gut ist, aber es bot keinen wirklichen Trost; wenn ich ehrlich bin, fühlte ich mich danach sogar ein bisschen schlechter. Die 12 Schritte und die Unterstützung von anderen Menschen, die verstehen, wie ich denke und fühle – ob es nun der triviale Drang ist, Pornos anzuschauen, oder ob es um Suizidgedanken geht –, sind die einzige mir bekannte Methode, um schädliche Gewohnheiten zu unterbinden und aufzugeben.

Am Rande sei erwähnt, dass es sich hier nicht um ein moralisches Argument handelt. Wenn du zum Beispiel total gerne Pornos anschaust und kein Problem damit hast, dann habe ich dazu keine Meinung oder einen Rat anzubieten. Falls du mit deinem Wichsen oder Saufen oder Drogenkonsum oder deinem Selbstwertgefühl oder deinen Beziehungen oder deinen Essgewohnheiten zufrieden bist, brauchst du dieses Buch wahrscheinlich nicht. Wenn es kein Problem gibt, dann gibt es auch kein Problem, wie es in den 12-Schritte-Gruppen heißt.

Zum Glück strebe ich heute auf diesem Planeten nach mehr als kurzen Intermezzi der Betäubung durch Essen, Sex und den Erwerb von entzückenden engen Hosen mit unaussprechlichen Namen, zumal ich jetzt weiß, dass das alles Chiffren sind, schlechte Faksimiles von dem, was ich eigentlich suche.

Ich weiß also, dass ich mich nicht besser fühle, wenn ich mir Pornos ansehe; dass ich mich dadurch wider besseren Wissens sinnlos erneut auf einen ausgetretenen Pfad begeben würde. Aber wie bei Heroin, Schokoriegeln oder Beziehungen mit unpassenden Partnern hat mich das Wissen, dass es nicht funktioniert, nicht davon abgehalten, dem Drang nachzugeben. Als würde ich an eine selbstzerstörerische Doktrin glauben, eine negative Überzeugung hegen, dass das Leben nicht besser sein kann, als es jetzt ist, dass ich es nicht besser verdient habe, dass ich wertlos und schmutzig bin; wen sollte es also kümmern, was ich tue, um klarzukommen?

Sobald ich mich im Fall befinde, aktiv werde, mich entschließe, mein auserkorenes Objekt der Sucht zu verfolgen, schalte ich innerlich auf einen Verhaltenskreislauf um, der nicht meiner besseren Natur entspricht.

Die Geschichte von Dr. Jekyll und Mr. Hyde ist eine treffende Allegorie, und die meisten Süchtigen identifizieren sich mit dem radikalen Wandel, der erfolgt, sobald sie getriggert werden.

»Zum Glück strebe ich heute auf diesem Planeten nach mehr als kurzen Intermezzi der Betäubung durch Essen, Sex und den Erwerb von entzückenden engen Hosen mit unaussprechlichen Namen, zumal ich jetzt weiß, dass das alles Chiffren sind, schlechte Faksimiles von dem, was ich eigentlich suche.«

Es hat keinen Sinn, dass du (in diesem Fall in der Rolle eines viktorianischen Blumenmädchens) Mr. Hyde anflehst, deine Begonien nicht zu zertreten und zu verwüsten, und ihm sagst, dass er es »am Morgen bereuen wird«, weil Mr. Hyde sich einen Dreck darum schert. Viel sicherer ist es, Dr. Jekyll, noch bevor er den ersten Drink intus hat, zu bitten, mit seinen alchemistischen Spielchen aufzuhören, wenn er offenkundig nicht dafür qualifiziert ist und dies ein höchst riskantes Spiel ist. Ich weiß nicht, in welchem Fach er seinen Doktor gemacht hat. Ich wette, es ist einer dieser Doktortitel, bei denen ihm die Universität nur einen Umhang und einen Doktorhut gegeben hat, weil er aufgetaucht ist und eine Vorlesung gehalten hat.

Sobald ich weg bin, bin ich wirklich weg. Ich habe in meinem Leben schon oft mitten in dem von mir erzeugten Chaos Rückschau gehalten, noch während das Geschehen im Gange war. Dabei nehme ich oft eine geistige Vogelperspektive ein; ich scheine aus mir hinauszuschweben, einen oder zwei Meter über das Gemetzel, das ich angerichtet habe, schaue auf mein anderes Ich hinunter und denke: »Oh, guck mal, da bin ich, ich halte tatsächlich an diesem Chaos fest. Das ist mit Sicherheit gar nicht gut. Oh, jetzt ist es zu spät, ich kann genauso gut wieder mitmischen und die Scheiße zu Ende bringen.« Das hat nichts mit verminderter Zurechnungsfähigkeit zu tun; ich bin sehr wohl verantwortlich für all das, was ich getan habe. Aber während ich das machte, war ich nicht dieses Ich.

In meinem Leben geht es darum, die Bedingungen aufrechtzuerhalten, unter denen es weniger wahrscheinlich ist, dass ich mich mit einem Quantensprung in diesen anderen Typen verwandle.

Um diese beunruhigende zyklische Mentalität zu überwinden, musste ich daran glauben, dass mein Leben besser sein könnte. Ob das nun heißt: besser als ein Leben als Drogensüchtiger vor vierzehn Jahren oder ein besseres Leben heute, weil ich mir keine Pornografie mehr anschaue.

Die Folgen meiner Sucht waren spürbarer und schwerwiegender, als ich noch Drogen nahm. Auch wie schnell sich mein Zustand verschlechterte, war im Nachhinein betrachtet besorgniserregend. Die meisten Tage waren überschattet von einem flüchtigen emotionalen Vorfall, einer körperlichen Verletzung, einem Konflikt, einer Verhaftung, einer Demütigung oder Gewalt. Ich hatte großes Glück und werde für immer dankbar sein für die Menschen, die meinen weiteren Abstieg verhindert haben, sodass ich nicht in der Gosse gelandet bin.

Bei vielem, was in diesem Buch steht, wirst du vielleicht denken: »Ich bin nicht so schlimm wie er«, oder: »Er ist immer noch ein Spinner«, aber das Wichtige ist die Wandlung, die ich infolge dieser Schritte erlebt habe; sie gibt Anlass zu großer Hoffnung für alle Süchtigen.

Diese Idee der Hoffnung werden wir im nächsten Kapitel erkunden. An dieser Stelle wollen wir zusammenfassen, was wir besprochen haben.

- Hast du ein Problem? Gibt es irgendein Verhalten, das deine Fähigkeit, das Leben zu genießen (und das Leben kann angenehm sein!) beeinträchtigt, gegen das du ankämpfst – sei das nun Trinken, Essen, Geldausgeben, Glücksspiel, Pornos-Anschauen, destruktive Beziehungen, Promiskuität oder sonst etwas?

- Lautet deine Antwort: »Nein«? Gut, dann mach weiter so! In diesem Fall solltest du genug Zeit haben, um anderen, die weniger Glück haben, zu helfen und allgemein dem Planeten und den Menschen zu dienen.

- Wenn du dir nicht sicher bist, nimm dir einen Moment Zeit. Setze dich ruhig an einen Platz, an dem du nicht gestört wirst. Schließe die Augen. Lenke deine Aufmerksamkeit auf deine Atmung, den Rhythmus des Atems; jedes Einatmen ist ein neuer Anfang, jedes Ausatmen ein neues Ende. Bist du verängstigt? Besorgt? Beunruhigt? Kommt dein Geist nicht zur Ruhe und springt ständig von einem Gedanken zum nächsten? Ist es schwierig, einfach nur dazusitzen und nichts zu tun? Machst du das überhaupt ab und zu – oder bist du, so wie ich viele Jahre lang, ständig aktiv und abgelenkt? Was passiert, wenn du alleine dasitzt, nur mit deinem Atem beschäftigt, deinem Atem, der eines Tages aufhören wird?

Für mich ist das selbst jetzt, nach Jahren der Meditation (und mittlerweile wirst du sicher bemerkt haben, dass ich dich zum Meditieren zu überreden versuche), anfangs unangenehm. Ich muss die Stille üben, um mich damit wohlzufühlen, um mich wohlzufühlen, in jedem neuen Moment »neu geboren« zu werden. Zu sehen, dass der einzige Weg ins Himmelreich durch das »Ich«, durch das Selbst, durch die Erfahrung des Denkens, Fühlens, Handelns führt. Der ständige Zeuge.

Eine bekannte Meditation besteht darin, sich den Moment vor dem Tod vorzustellen, zu akzeptieren, dass dieser Ort des Bewusstseins, in dem wir sitzen, das, was wir »Ich« nennen, der Ort ist, von dem aus wir den Tod erfahren werden.

Wiederhole im Kopf ganz sanft, ohne zu drängen, ein Wort, das dir einfällt. Es könnte »Blume« oder »Frieden« oder der Name eines Fußballvereins sein – idealerweise ein Wort, das du mit Gelassenheit oder mit gar nichts assoziierst. Es wird ja wohl nicht hilfreich sein, dazusitzen und innerlich den Namen eines größenwahnsinnigen Diktators oder »Verpiss dich!« zu wiederholen – das wäre die falsche Einstellung.

Mach es dir bequem. Sei entspannt. Löse die Spannung in deinem Gesicht und deinen Schultern und frage dich nach einer Weile, frage die innere Stimme, den Teil von dir, der immer da war, als du ein Kind warst, als dein Herz gebrochen wurde, jedes Mal, wenn du dich ungeliebt, allein oder verloren gefühlt hast, diese Stimme, diese fortwährende Perspektive, die in der Tat das Ding ist, das dich wissen lässt, dass du wirklich du bist und nicht nur ein Bündel von Organen und Gliedmaßen, das Ding, mit dem deine Erinnerungen zusammengefädelt sind, die Glühbirne, die deine Sehnsüchte auf die Leinwand des Wissens leuchtet – frage dieses Ding: »Diene ich dir? … Bin ich glücklich? … Oder habe ich ein Problem?«

Bevor du loslegst: Dir wird die Arbeit mit diesem Programm sehr gefallen, und ich sage dir auch, warum. Es wird von dir für dich gemacht, und zwar anhand einer Formel, die keine deiner derzeitigen Überzeugungen ausschließen oder untergraben wird.

Übungen zu Schritt 1: Geht es dir beschissen?

Stelle dir die folgenden Fragen; sie bieten eine gute Möglichkeit, Klarheit über deine Verfassung, deine Sucht – oder wie immer du das bezeichnen möchtest – zu gewinnen. Hey, es sind nur Wörter!

☒ **W**as möchte ich verändern?
Geht es ums Trinken? Oder meine Unfähigkeit, das Smartphone mal für eine Stunde aus der Hand zu legen? Oder Selbstverletzung? Oder gehe ich mit Männern oder Frauen aus, die nicht zu mir passen? Oder um negative Gedanken über mich selbst? Um Lügen? Heroin? Na los, wie viele Beispiele brauchst du noch? Ich kann das wirklich nicht für dich übernehmen!

☒ **W**elchen Schmerz bzw. welche Angst assoziiere ich mit Veränderungen in diesem Bereich?
Dass ich nicht dazu passe? Dass ich im Leben keine Freude mehr habe? Dass ich damit nicht fertig werde? Dass die Leute mich nicht mögen? Was ist es?

☒ **W**elchen Lustgewinn habe ich, wenn ich mich nicht verändere?
Kuchen ist köstlich? Mich selbst zu ritzen, verschafft mir Erleichterung? Diese Aktivität führt mich aus mir selbst heraus.

☒ **W**as kostet es mich, wenn sich das nicht ändert?
Mein Mann/meine Frau verlässt mich? Ich komme ins Gefängnis? Ich werde fett? Mir geht es weiterhin schlecht?

☒ **W**ie könnte ich davon profitieren, wenn sich das ändert?
Meine Beziehung/Gesundheit/Arbeit wird sich verbessern?

☒ **W**ie hat dieses Problem meine wichtigen Beziehungen gefährdet?
Freunde wollen mich nicht mehr kennen? Mein Partner/meine Partnerin fühlt sich benutzt und nicht respektiert?

☒ **H**abe ich aufgrund dieses Problems meinen guten Ruf bzw. den Respekt anderer Menschen verloren?
Na los, brauchst du die Beispiele wirklich noch?

☒ **H**abe ich wegen dieses Problems ein unglückliches Privatleben?
Das ist doch wohl offensichtlich! Du kannst das wirklich selbst beantworten.

☒ **H**at dieses Problem zu irgendeiner Krankheit geführt?
Benutze auch hier einfach deinen gesunden Menschenverstand.

☒ **W**ende ich mich an die Art von Leuten oder an Kumpel, die es mir ermöglichen, dieses Verhalten zu praktizieren?
Diese Fragen gehen wirklich unter die Haut, stimmt's?

☒ **W**elchen Teil des Problems lehnen die Menschen, denen ich wichtig bin, am meisten ab?

☒ **W**elche Art von Missbrauch habe ich oder haben andere dadurch erlitten?
Habe ich meine Kinder vernachlässigt? Zu sehr an meinem Mann bzw. an meiner Frau herumgenörgelt? Oder habe ich mit jemandem geschlafen, mit dem ich das nicht hätte tun sollen?

☒ **W**as habe ich in der Vergangenheit unternommen, um diesen Bereich meines Lebens in Ordnung zu bringen, in den Griff zu bekommen oder zu verändern?
Diäten? Ziele gesetzt? In ein anderes Haus umgezogen? Einen neuen Hut gekauft?

☒ **W**elche Gefühle, Emotionen und Verfassungen habe ich mit diesem Problem zu verändern bzw. unter Kontrolle zu halten versucht? *Traurigkeit? Einsamkeit? Angst? Sorgen wegen der Arbeit? Bin ich unglücklich mit meinem Partner/meiner Partnerin?*

☒ **W**enn das gerade in meinem Leben so wichtig ist, warum habe ich mich dann nicht verändert?

☒ **B**in ich bereit, alles Notwendige zu unternehmen, um das zu verändern, zu heilen bzw. zu transformieren?

Lautet deine Antwort »Ja«, dann mach weiter, nimm einen Stift und ein Blatt Papier zur Hand (Was soll das heißen, du sitzt gerade im Zug oder liest es auf deinem Smartphone? Lass diese Ausreden sein!) und schreib es auf:

»Ich gebe zu, dass ich keine Macht über … [woran du mithilfe der 12 Schritte arbeitest] habe und dass ich mein Leben in diesem Bereich nicht meistere. Ich schaffe es mit meinem jetzigen Verständnis nicht, dieses Problem auf Dauer in den Griff zu bekommen.«

2

Könnte es dir auch nicht beschissen gehen?

Schritt 2: Wir kamen zu dem Glauben, dass eine Macht, größer als wir selbst, uns unsere geistige Gesundheit wiedergeben kann.

Bei diesem Schritt geht es um Hoffnung. Wir haben gerade zugegeben, dass wir ein Problem haben und dass unser Leben unkontrollierbar geworden ist. Die Erwartung, dass ein solches Eingeständnis dem Ego einen Schlag versetzt, ist ganz normal. Bislang hatte eben dieses Ego das Sagen, und dabei kam ihm das Verhalten bzw. die Droge, die wir gerade als Problem akzeptieren mussten, ein wenig zu Hilfe.

Nachdem ich zugegeben hatte, dass ich ein Problem hatte, fühlte ich mich schwach und erbärmlich. Ich fühlte mich kaputt. Sogar der Gedanke, keine Drogen zu nehmen, machte mich hoffnungslos, und zwar deshalb, weil Drogen mir Trost und die Kraft gaben, die ich zum Überleben brauchte. Bevor ich mit dem Drogenkonsum aufhörte, verstärkte sogar das Eingeständnis, dass mein Drogenkonsum ein Problem war, meine Verzweiflung.

Wir brauchen also Hoffnung: Hoffnung, dass wir uns ändern können, Hoffnung, dass es einen anderen Weg gibt. Und den gibt es, das kann ich dir ganz klar sagen – aus eigener Erfahrung und aufgrund dessen, was ich bei anderen gesehen habe.

Du denkst vielleicht, dass du nicht so schlimm süchtig bist, wie ich es war. Ich habe gesehen, wie Menschen dieses Programm nutzten, um Süchte zu überwinden, die von außen betrachtet nicht so schlimm waren: die Sucht nach Marihuana, Sex, Essen oder Saufgelagen. Vielleicht denkst du auch, deine Sucht sei viel schlimmer als meine. Nun, ich kenne Tausende von Menschen, die meinen Drogenkonsum so eigenwillig erscheinen lassen wie einen Bullen, der beim »Notting Hill Carnival« mit einer Frau im Bikini tanzt.

Chip Somers, der heute so wirkt, als hätte er sein ganzes Leben in einer Bibliothek beim Dominospielen verbracht, war ein richtiger Knastbruder, ein Heroinabhängiger, ein Bankräuber und eine soziale Belastung. Heutzutage trinkt er nicht einmal mehr koffeinhaltige Getränke. In jedem Bereich, in dem du Probleme hast, kann ich dir ein Beispiel für einen strahlenden Gutmenschen nennen, der sein Leben mit diesem Programm umgedreht hat. Von gesellschaftlich akzeptablen Problemen wie Rauchen und beschissenen Beziehungen bis hin zu Geschichten von Verderbtheit, die *»Trainspotting«* als erstrebenswert erscheinen lassen. Die Geschichten und die Art des Konsums sind unendlich variabel, doch die Gefühle dahinter sind immer dieselben, und das Programm, das einen Ausweg bietet, zuverlässig universell einsetzbar. Es gibt einen guten Grund für dich, Hoffnung zu haben.

Und damit meine ich nicht einfach nur Daumen drücken und auf die »kosmische Ordnung« hoffen, sondern eine begründete und empirische Hoffnung, das heißt, basierend auf der Erfahrung anderer, die dem hier beschriebenen Programm gefolgt sind.

Es wird gehandelt, analysiert und gearbeitet, es gibt Katharsis, Opfer und Leiden. Veränderung ist schwierig, deshalb schaffen wir es nicht alleine, und deshalb ist ein Fundament der Hoffnung so wichtig.

Du musst nicht gleich den idiotischen und unbegründeten Optimismus eines Moderators einer morgendlichen Radiosendung übernehmen. Lass einfach sanfte Hoffnung in dein Herz herein. Atme aus, lass die Hoffnung zu und gib dir etwas Zeit. Dieser Prozess der Veränderung erfordert eine gute Portion Selbstmitgefühl, das weder stillsteht noch nachgiebig ist. Wir können einfach anfangen, uns selbst ein wenig freundlicher zu behandeln, und uns der Möglichkeit öffnen, dass das Leben nicht unbedingt verdammt schrecklich sein muss.

Wird das primäre Suchtverhalten infrage gestellt oder eingestellt, kommt oft als Erstes das Gefühl der Hoffnungslosigkeit zum Vorschein. Ich war hoffnungslos, deshalb nahm ich Drogen. Es war das Beste, was mir einfiel, um das Problem anzugehen.

Eine »Macht, größer als wir selbst« ist eine Phrase, die übermäßig kompliziert wird. Wie viele Menschen mit Suchtproblemen schaue ich mir Konzepte an, bin am Grübeln und Nachdenken. Sind wir allein im Universum? Was sind die Kräfte, die die Natur antreiben? Was hat diesen Prozess ausgelöst? Hat irgendetwas diesen Prozess in Gang gesetzt? Ist Zeit überhaupt real? Was zum Teufel ist überhaupt Bewusstsein?

Es ist nicht hilfreich, notwendig oder relevant, in dieser prägenden Phase der Genesung in ein erkenntnistheoretisches Labyrinth abzuschweifen. Praktisch ausgedrückt ist Macht die Fähigkeit, Veränderungen zu bewirken. Aus eigener Kraft hatten wir nicht genug Macht und Kraft, um uns zu verändern, also brauchen wir Zugang zu einer Macht, die größer ist.

Im ersten Schritt haben wir zugegeben, dass wir unserer Sucht »machtlos« ausgeliefert sind, unsere Sucht hat also Macht über uns. Es ist kein Unentschieden oder so etwas wie ein Macht-Patt. Die Sucht ist die dominante Macht. Meine eigene Sucht hat die meiste Zeit meines Lebens meine Entscheidungen bestimmt. Scheinbar gab es keine Möglichkeit, dieses Muster jemals zu verändern. Und doch ist offensichtlich genau das passiert, also kannst du daraus Trost und Hoffnung schöpfen.

Am 12. Dezember 2002 schien mir das allerdings keineswegs offensichtlich zu sein, sondern eine hoffnungslose Sache. Wenn du mich damals gesehen hättest, hättest du nicht gesagt: »Offensichtlich wird dieser Typ wieder gesund, er ist anscheinend vierundzwanzig Stunden davon entfernt, eine Macht zu entdecken, die größer ist als er selbst.« Du hättest zu Recht den Schluss gezogen, dass ich ziemlich am Arsch war und es mir beschissen ging.

Ich hatte den ganzen Tag Drogen eingeworfen. Ich war im Bartok, einer Bar in der Chalk Farm Road im Londoner Stadtteil Camden, gewesen und hatte mir von meinem »Kumpel« Gritty »zwei von jeder Sorte« geholt. Ich hatte mir die Drogen auf dem Klo reingezogen und beschlossen, meine Runden zu drehen, bevor ich in die Behandlung bei Focus, einem 12-Schritte-Behandlungszentrum für Drogenabhängige und Alkoholiker, ging. Ich war genau die Person, die den ersten Schritt gehen musste. Ich war krank und verängstigt, konnte mit den Drogen nicht aufhören, mein Leben ging den Bach runter und wurde jeden Tag schlimmer, und ich sah keinen Ausweg.

Welche Macht und Kraft ich auch immer hatte, sie reichte nicht, um mich vom Drogenkonsum zum Aufgeben der Drogen zu bewegen. Ich kam zu der Überzeugung, dass »eine Macht, die größer ist als ich selbst«, mich wieder zur Vernunft bringen könnte, und das tat sie auch. Sie brachte mich von jenem Punkt dahin, wo ich jetzt stehe.

Diese Macht umfasst die folgenden Schritte: Ich ließ mich darauf ein. Ich wendete diese Schritte auf mein Denken und Handeln an. Ich suchte die Hilfe von anderen. Ich half anderen. Ich entwickelte eine neue Perspektive.

Auf dem Papier oder auf deinem Gerät betrachtet, scheint das nicht funktionieren zu können:

Gestehe ein, dass es ein Problem gibt, habe Hoffnung, dass sich dein Leben verbessern kann.

Bis jetzt ist das alles, was von dir verlangt wird. Die Wiederherstellung der Vernunft bzw. der »geistigen Gesundheit« können wir so verstehen, dass es in uns eine Version von uns gibt, die darauf wartet, verwirklicht zu werden. Eine bessere Version. Während meiner gesamten pikaresken Wanderung (wie in einem Schelmenroman), auf der ich innerlichen und äußerlichen Schaden anrichtete, gab es eine andere Version von mir, die nur darauf wartete, verwirklicht zu werden. Wir sind schließlich ein organisches Wesen, wie ein Baum, mit einem Code, der in unserer embryonalen Form gespeichert ist und der darauf wartet, zu wachsen und sich zur Vollendung zu entwickeln.

Ein Baum ist nicht mit solchen Hindernissen konfrontiert wie ein hoch sozialisiertes Säugetier, er wird vielleicht gefällt, aggressiv beschnitten oder mit Draht umwickelt, aber niemand wird sagen, dass er zu dick ist oder dass er nie zu etwas taugen wird. Du dagegen bist in deinem Leben mit inneren wie äußeren Hindernissen konfrontiert worden, die dich davon abgehalten haben, die Person zu werden, die du »sein sollst« oder »sein kannst«, und das ist es, was wir zurückgewinnen werden. Das ist der Grund, warum wir diesen Prozess »Recovery« nennen, also Genesung, aber auch Zurückgewinnung oder Wiederherstellung; wir gewinnen das »Ich« zurück, das jeder Einzelne von uns eigentlich sein soll.

Ich benutze Schritt 2 nach wie vor, sooft ich Zweifel habe, wann immer ich Hoffnung brauche: Ich komme zu der Überzeugung, dass eine Macht, die größer ist als ich selbst, meine geistige Gesundheit wiederherstellen wird.

In diesem Moment, im Lake District, da meine Freundin, eine frischgebackene Mutter, gerade deprimiert, fix und fertig von einem Ausflug in die Ladengeschäfte von Coniston nach Hause kommt, mit Tränen in den Augen und unserer Tochter auf dem Arm, bietet sich mir die Chance, mein Programm anzuwenden.

Wenn ein Problem auftaucht, könnte ich die Kontrolle über mein Leben verlieren. Ich könnte dann zum Beispiel sagen: »Hör mal, ich muss schreiben, kümmere dich doch selbst um dich.« Ich weiß, das klingt verrückt, aber das ist eben genau das, was ich unter Umständen sagen könnte, das ist die Art von egoistischen Impulsen, die ich habe. Stattdessen schätze ich schnell meine Rolle in der Situation ein, sobald dieser Impuls hochkommt: »Partner«, »Vater« … Sagt ein Partner oder Vater: »Ich bin beschäftigt«, oder ist das eher ein Satz, den der Junge aus Camden um 2002 von sich gegeben hätte?

»Du bist in deinem Leben mit inneren wie äußeren Hindernissen konfrontiert worden, die dich davon abgehalten haben, die Person zu werden, die du ›sein sollst‹ oder ›sein kannst‹, und das ist es, was wir zurückgewinnen werden.«

Ich akzeptiere, dass es ein Problem gibt: Meine Freundin braucht Zeit für sich.

»Ich komme zu dem Glauben, dass eine Macht, größer als ich selbst, mir meine geistige Gesundheit wiedergeben kann.« Das tut sie; das Programm – das eine Macht ist, die größer ist als ich und meine bisherige Denkweise – sagt mir in diesem Moment, dem einzigen Moment, den ich habe, dass ich sofort meine alte Vorstellung aufgeben soll (in diesem Fall ist das nicht »Ich muss Heroin nehmen, um glücklich zu sein«, sondern »Ich bin hier, um zu schreiben«). Diese Vorstellung wird losgelassen. Die Macht ist das Programm; es ist vernünftig, dass ich wieder in meine Rolle als guter Vater und Freund zurückfinde. Und ich fühle mich gut. Ich fühle mich gut, während ich in diesem Bett tippe und dabei (eigentlich ziemlich coole) Schlaflieder auf meinem Smartphone laufen, meine Tochter zufrieden an meiner Seite gluckst und gurrt – das ist ein Wunder – und meine Freundin schläft.

Kannst du dir vorstellen, dass dies sehr leicht anders hätte laufen können? Ich kann mir das verdammt gut vorstellen. Der alte Russell wäre nicht in der Lage gewesen, seinen Egoismus hinter sich zu lassen; er hätte nicht die Hoffnung gehabt, dass es einen anderen Weg geben könnte, und er wusste nicht wirklich, dass so etwas wie Vernunft überhaupt existiert.

Wenn du nicht selbst ein Promi bist, hast du womöglich das Gefühl, dass die Plausibilität dieser Behauptungen durch meine Position als Promi in einer Welt, die Promis verehrt, infrage gestellt wird. »Natürlich geht es dir gut, Russell, du bist ein Promi, du hast ein schönes Haus und kannst in den besten Restaurants essen gehen.« Also, ich kann dir sagen, dass Ruhm, wie all die anderen schimmernden Beruhigungsmittel, die ich gesucht habe, nur begrenzt wirksam ist. Wenn das Baby anfängt zu schreien wie gerade eben (ich wusste, ich habe mich zu früh gefreut!) oder ich in der Nacht ängstlich aufwache oder wenn ich von meiner Todes- und Versagensangst heimgesucht werde, nützt Ruhm nicht viel. Niemand ist berühmt, wenn er auf dem Klo sitzt. Außer vielleicht Elvis.

Um das klarzustellen: Ich war einmal arm, aber jetzt bin ich das nicht mehr. Ich renne nicht zum Arbeitsamt in Kentish Town und brülle: »Hallo, ich bin's mal wieder! Kann ich bitte meinen Hungerlohn und meine Verzweiflung zurückhaben?« Ich sage nur eines: Ich bin berühmt, und ich kenne eine Menge berühmter Leute, und einige von ihnen gehören zu den unzufriedensten und verlorensten Menschen, die ich je getroffen habe. Wie bitte? Ja, genauso ist es; nichts wirkt als Salbe gegen den Schmerz, den wir der Einfachheit halber »Sucht« nennen wollen.

Ich wette, aus dem sumpfigen Sitz deines eigenen Selbstmitleids heraus würdest du annehmen, dass Prince eine tolle Zeit hatte oder dass George Michael es »liebte«.

Meiner Meinung nach war dem sicherlich nicht so. Sie waren auf der anderen Seite ihres Traums angekommen und entdeckten, wie bei allen Illusionen, dass es dort nichts von Bedeutung gab. Entweder Künstler freunden sich mit der Leere von »Erfolg«, »Ruhm«, »Glamour« an – oder, wie wir es immer wieder gesehen haben, sie verabschieden sich in tristem Glanz, Kerzen werden am Ende langer Einfahrten aufgestellt, Mahnwachen werden abgehalten, Fragen werden gestellt.

Hier ist die andere Seite der Hochglanz-Postkarte: Ruhm, Luxus und Glamour sind nicht real und können dich nicht (er-)lösen, weder mit einem Paar Schuhe oder einem Strom von Orgien noch mit einer Filmkarriere und weltweiter Bewunderung. Das sind nur vorüberziehende Wolken imaginären Vergnügens.

Wenn meine Freundin von mir verlangt, dass ich mich wie ein Erwachsener verhalte, denke ich nicht: »Gott sei Dank bin ich berühmt«, sondern wende mein Programm an. Dass ich zu einem guten Partner und Vater wurde, ist viel spektakulärer und überraschender als die Tatsache, dass ich, ein Stammgast von gruselig-kribbelnden Crack-Höhlen, entkam und ein berühmter Comedian wurde.

Meine Desillusionierung hinsichtlich Ruhm und Geld war nicht anders als die Desillusionierung hinsichtlich Drogen und Alkohol. Ich versuchte zunächst, mit grell zur Schau getragener Philanthropie und kämpferischen Proklamationen darüber hinwegzukommen und brachte in meiner Selbstdarstellung meine Unzufriedenheit zum Ausdruck. Dann wendete ich, langsam wie immer, mein Programm an.

So geht das: Erst ist man arm, dann berühmt, dann lästert man über das System, und schließlich schreibt man ein Buch darüber, wie Menschen ohne Bindungen sich verbinden können. So läuft das mit einem Programm. Meine Neigung, meine Sucht, wird sich immer wieder erneut Geltung verschaffen; so ist das nun einmal mit einer Neigung.

In Schritt 4 wirst du sehen, wie dieselben Muster und Glaubenssätze schon immer dein Leben bestimmt haben und dich immer wieder in dieselbe Verzweiflung stürzen. Sooft ich mich von einer schmerzhaften Gewohnheit befreie, nimmt meine sich wandelnde Verfassung wie Quecksilber ein neues Verhalten an. Inzwischen kann ich eingestehen, dass meine Arbeit in Hollywood von dem Glauben getrieben war, es würde mir gut gehen, wenn ich »berühmt genug« wäre. Doch ich konnte nicht genug bekommen, es gibt nicht genug. Ich begann, auf meinem YouTube-Kanal *»The Trews«* über soziale Themen zu reden, und dachte mir: »Hier kann ich etwas bewirken. Ich kann meine Stimme und meinen Humor nutzen, um Heuchelei und Ausbeutung aufzuzeigen.« Aber unmerklich gelangte ich an einen Punkt, an dem mich die Macht, die ich hatte, in Erregung versetzte.

Siehst du, wieder die Macht! Die Macht! Die Vorstellung, dass etwas dafür sorgen kann, dass es mir gut geht! Die Liebe des Ego zur ichbezogenen Macht.

»Auch du denkst vielleicht: ›Ja, ich bin süchtig, ich werde anders trinken oder essen oder denken oder andere sexuelle Beziehungen haben‹, aber das Verlangen wird ganz bestimmt einen neuen Ausdruck finden, wie ein Magnetfeld, das Eisenspäne anordnet. Du kannst die Späne ersetzen, aber die Anziehungskraft bleibt die gleiche.«

Ich kann einer Gruppe von Aktivisten aus der Arbeiterklasse helfen, ihre Häuser aus den Klauen gieriger Konzerne zu retten, und irgendwann werde ich davon angetörnt, wie ich und mein Ego es sich »zu eigen« machen können. Meine besten Bemühungen, meine besten Absichten werden in den Sumpf gezogen, wenn ich nicht wachsam bin.

Auch du denkst vielleicht: »Ja, ich bin süchtig, ich werde anders trinken oder essen oder denken oder andere sexuelle Beziehungen haben«, aber das Verlangen wird ganz bestimmt einen neuen Ausdruck finden, wie ein Magnetfeld, das Eisenspäne anordnet. Du kannst die Späne ersetzen, aber die Anziehungskraft bleibt die gleiche.

Nur wenn du etwas mit einer stärkeren magnetischen Anziehungskraft findest, kannst du die Muster komplett verändern. Das kann zum Beispiel das Programm sein, wenn es gewissenhaft angewendet wird. Oder eine Selbsthilfegruppe aus Gleichgesinnten. Oder eine orthodoxe oder traditionelle Vorstellung von Gott. Es könnte auch die Natur sein, ein vereinheitlichtes Bewusstseinsfeld, das allem zugrunde liegt. Ehrlich gesagt spielt es keine Rolle, und es liegt ganz bei dir, eine Wahl zu treffen – Hauptsache, es ist liebevoll, fürsorglich und mächtiger als du.

Übungen zu Schritt 2: Könnte es dir auch nicht beschissen gehen?

☒ **G**laube ich, dass ich mich ändern muss?
Ja. Schau dir Schritt 1 an: Ich muss mich wirklich ändern. Mein Leben ist inakzeptabel. Meine Beziehungen funktionieren nicht. Ich bin nicht glücklich.

☒ **A**kzeptiere ich, dass Veränderung bedeutet, ich muss anders denken, fühlen, handeln?
Natürlich, sonst wäre ich ja derselbe oder würde nur eine Geste machen.

☒ **K**enne ich Menschen, die ähnlich radikal erscheinende Veränderungen vorgenommen haben?
Ja, ich weiß, dass Russell und Millionen anderer Menschen – manche mit schwerwiegenderen Problemen als ich, manche mit weniger schlimmen Problemen als ich – diese Techniken genutzt haben, um ihr Leben zu verändern.

☒ **W**ird diese Veränderung einfach sein und durch die Vorstellungen, die ich bereits habe, die Techniken, die ich bereits benutze, und die Unterstützungssysteme, zu denen ich bereits Zugang habe, vorangetrieben?
Nein, diese Veränderung wird bedeuten, dass sich all diese Dinge verändern werden, und das ist beängstigend; aber ich weiß bzw. glaube zumindest, dass es möglich ist. Es hat bei Menschen in schlimmeren Situationen als der meinen funktioniert, es wird auch bei mir funktionieren.

☒ **W**ie sieht meine Vorstellung von einer Macht aus, die größer ist als ich? Ist es die Natur? Ist es das Bewusstsein jenseits des Individuums? Ist es die Macht von Menschen, die zusammenkommen, um ein hehres Ziel zu verfolgen?
(Beschreibe dein persönliches Verständnis von einer Macht, die größer ist als du selbst.)

Ich glaube, dass das Mysterium der Schöpfung und die Gesetze des Universums eine große Macht in sich bergen. Ich glaube, dass die angeborene Liebe, die die Menschen füreinander haben, eine Macht ist. Ich glaube, dass die Bereitschaft der Menschen, für eine Sache zu leiden, eine Macht ist. Ich glaube, dass die Heilung einer Verletzung eine Macht ist. Muhammad Alis Aufopferung für das, woran er glaubte, ist eine Macht. Die Musik von Mozart, die Decke der Sixtinischen Kapelle, George Best – all das verweist auf eine Macht, die größer ist als ich. Die Chancen, die ich im Leben gehabt habe, die Menschen, die mich geliebt haben und für mich da waren. Es gibt viele Beispiele für eine Macht, die größer ist als ich selbst, allein mit meiner Sucht und meinen Gedanken.

☒ **H**abe ich Zweifel und Vorurteile gegenüber Spiritualität und der Macht einer neuen Perspektive zur Lösung meines Problems? Wie sehen diese Zweifel und Vorurteile aus?
Ja. Manchmal habe ich das Gefühl, es gibt so viel Leid in meinem eigenen Leben und im Leben anderer, dass es keine höchste Wahrheit oder göttliche Verbundenheit geben kann, die alles andere ersetzt und an seine Stelle tritt.

Mantra

»Grenzenloses Bewusstsein, Quelle allen Lichts und aller Liebe, bitte zerstreue meine Zweifel und Vorurteile und gib mir die Bereitschaft, zu glauben, dass du auch dieses Problem lösen kannst, so wie du andere Probleme gelöst hast.«

☒ **W**ie stelle ich mir eine persönliche höhere Macht vor?
(Beschreibe sie an dieser Stelle.)

Ich fühle, dass ich mich beim Meditieren mit einer schöpferischen und liebevollen Energie verbinde, die in allem Leben vorhanden ist. Man sagt, dass alle Energie, die jemals da war, auch jetzt noch da ist und immer da sein wird. Das bedeutet, es gibt eine Gesamtheit und ich bin ein Teil davon. Wenn ich eine Meinung über das Leiden habe, dann ist es eben nur das: eine Meinung. Ich verstehe den vollen Zusammenhang der Ereignisse, die in einem unendlichen und ewigen Universum stattfinden, nicht und kann ihn nicht verstehen. Es ist, als sähe ich innerhalb meiner endlichen Lebenszeit eine Sekunde eines dreistündigen Films und versuchte, die gesamte Handlung zu begreifen. Ich muss mich lediglich auf diese Idee einlassen: Ich öffne mich der Idee, dass meine Vorstellungen, Überzeugungen und Erfahrungen begrenzt sind. Ich werde offen für neue Überzeugungen und neue Möglichkeiten. Ich werde offen für die Idee, dass ich ein besseres, liebevolleres und nützlicheres Leben führen kann, auch wenn ich nicht ganz verstehe, wie ich es tun werde oder wie das ausschauen wird.

☒ **K**ann ich jetzt akzeptieren, dass in diesem Kosmos eine größere Macht als ich am Werk ist?
Ich muss mich noch nicht mit ihr verbünden, ich muss nur akzeptieren, dass meine Gedanken und ich nicht der Gipfel menschlicher Erfahrung sind. Natürlich kann ich das, das ist doch offensichtlich. In der Natur und in den menschlichen Angelegenheiten gibt es offensichtlich mächtigere Kräfte als mich.

☒ **K**enne ich Menschen, die ihr Leben verändert haben und nach spirituellen Prinzipien leben und die in Verbindung, glücklich und real sind?
Ja, ich kenne viele Menschen, die ein 12-Schritte-Leben führen, die einen langen Weg hinter sich haben und sinnvoll, zielgerichtet und liebevoll leben.

☒ **M**öchte ich so sein wie sie?
Ja.

☒ **K**enne ich Menschen, die sich auf eine neue Macht eingelassen haben, mit diesen Techniken eine revolutionäre Veränderung in ihrer Lebens- und Denkweise herbeigeführt und einen neuen Frieden und eine neue Richtung gefunden haben?

- ☒ **I**st es das, was ich will?
- ☒ **U**nd noch einmal: Ist mein derzeitiges Leben so? Oder kämpfe ich mit Beziehungen? Mit meinen Gefühlen?
- ☒ **F**ehlt es mir an Zielen und Antrieb?
- ☒ **E**rzeuge ich Konflikte und Chaos?
- ☒ **I**st mein Leben schwierig, auch über mein primäres Suchtverhalten hinaus (Trinken/Drogen/Essen/Technologie/finanzielle Ausgaben/Sex)?
- ☒ **W**erde ich depressiv?
- ☒ **H**abe ich Angst?
- ☒ **H**elfe ich anderen?
- ☒ **H**abe ich in anderen Bereichen meines Lebens Verhaltensweisen an den Tag gelegt, die mir jetzt dienen könnten, indem ich sie umfunktioniere? Wie zum Beispiel mein Glaube, dass ich mich mit Drogen oder Sex oder Technik oder der richtigen Beziehung oder dem richtigen Job oder etwas Schokolade besser fühlen kann?
- ☒ **H**abe ich Drogen oder meinem Smartphone oder Sex oder Shopping eine Art Verehrung entgegengebracht?
- ☒ **K**ann ich erkennen, dass dieser Impuls, angewandt auf etwas weniger Alltägliches, Materialistisches und Seichtes, zur Veränderung motivieren kann?
- ☒ **I**n der Tat könnte dieses Problem, das ich habe, als die Fehlleitung eines positiven Impulses gesehen werden, wenn ich es anders betrachte, nicht wahr?
- ☒ **K**ann ich mich mit dieser Liebe in mir verbinden, die ich manchmal fehlgeleitet habe?

☒ **K**ann ich mich mit der Liebe außerhalb von mir verbinden, die ich in anderen sehe?

☒ **K**ann ich mich mit dieser Macht verbinden, die ich anderswo in meinem Leben sehe?

Mantra (formuliere es in deinen eigenen Worten)

»Göttliche Kraft, höchste Wahrheit, Liebe im Inneren und Äußeren, führe mich zu einem neuen Weg des Seins. Hilf mir, alle bisherigen Gedanken und Vorurteile auszuräumen, damit ich offen für einen ›Neuen Weg‹ sein kann. Ich bitte die schöpferische Kraft tief in mir, mich zu dem Menschen zu führen, der ich eigentlich schon immer sein sollte, sodass ich Beziehungen und Erfahrungen suche, die mich dieser Wahrheit näher bringen.«

3

Kannst du selbst dafür sorgen, dass es dir nicht mehr beschissen geht?

Schritt 3: Wir fassten den Entschluss, unseren Willen und unser Leben der Sorge Gottes, *wie wir ihn verstanden,* anzuvertrauen.

Ich habe diesen Schritt mit Hilfe eines Atheisten unternommen, und zu dem Zeitpunkt hätte ich mich selbst wohl ebenfalls als Atheisten bezeichnet. Umgeht man den Verweis auf eine göttliche Macht, lässt sich dieser Schritt so formulieren:

»Du weißt nicht, was du tust – du solltest dich besser entschließen, Hilfe anzunehmen.«

Für viele Süchtige ist das eine große Hürde.

Jetzt wollen wir einmal in die Gegenwart vorspulen bzw. dort bleiben, wo du bereits bist, wenn du kein Zeitreisender bist; ich bin jetzt bei Schritt 12, zu dem es gehört, anderen zu helfen. So verbringe ich eine beträchtliche Menge an Zeit mit Süchtigen in verschiedenen Stadien der Genesung. Wenn ich Süchtigen begegne, die nach wie vor Drogen nehmen, ist es faszinierend, zu beobachten, welcher der ersten drei Schritte das Hindernis für sie sein wird, das sie davon abhält, sich wirklich zu verändern. Ist das Schritt 1, impliziert es, dass sie rundheraus leugnen, ein Problem zu haben: »Mit mir ist alles in Ordnung«, sagen sie, »ich trinke halt gerne tagsüber«, oder: »Durch Kokain bleibe ich schlank.« Ehrlich, sie sagen tatsächlich solche verrückten Sachen. In solchen Fällen kann man nicht viel tun, höchstens die Mauern ihrer Festung aus selbst auferlegtem Ungewahrsein bewundern.

Stellt sich Schritt 2 als das Hindernis heraus, wissen die Betroffenen, dass sie ein Problem haben, und geben es auch zu, aber sie können nicht »glauben«, dass es einen besseren Weg gibt. Sie sagen Dinge wie: »Ich muss trinken, es ist das Einzige, was mir hilft, nicht den Verstand zu verlieren«, oder: »Ein Leben ohne Drogen kann ich mir einfach nicht vorstellen.«

Werde ich damit konfrontiert, kann ich diesen Menschen nur meine eigene Geschichte erzählen; ich kann mich mit ihrem Mangel an Hoffnung identifizieren, sage ihnen aber, dass nach meiner Erfahrung Veränderung möglich ist und dass mein jetziges Leben der Beweis für diese Möglichkeit ist.

Wenn Menschen gegen Schritt 3 in Widerstand gehen, bedeutet das, sie akzeptieren, dass sie ein Problem haben, und glauben auch, dass Veränderung möglich ist, aber sie sind der Meinung, sie könnten diese Veränderung durch ihren eigenen Willen, ihre Entschlossenheit, ihren Mut, ihre Geschicklichkeit, ihre Gerissenheit – was auch immer es ist – selbst bewirken. Sie werden Dinge sagen wie: »Ich weiß, dass ich das kann«, oder: »Ich kann dieses Problem besiegen«, oder: »Ich habe es aus eigener Kraft so weit gebracht und mache einfach so weiter.« In solchen Fällen weise ich darauf hin, dass all das, worauf sie sich verlassen wollen, längst da ist und ihnen bislang wenig genutzt hat.

Ich kämpfte mit jedem dieser Schritte, wie ein Hund, der zum Tierarzt muss. Als ich sie zum ersten Mal schriftlich vor mir sah, ignorierte ich sie erfolgreich und machte mich mit Riesensprüngen in die entgegengesetzte Richtung davon, das heißt natürlich: weiter nach unten. Ich hatte Angst vor Veränderung. Ich hatte mir auf Gedeih und Verderb eine Überlebensstrategie zurechtgelegt, ein Mittel, mit meinen Gefühlen umzugehen, und ich hatte Angst vor dem, was ich entdecken würde, wenn ich das aufgäbe.

Eine Beraterin in dem Behandlungszentrum, in dem ich clean wurde, selbst eine Frau in Genesung, überraschte mich mit folgenden Worten: »Wie klug von dir, zu Drogen zu finden. Gut gemacht, du hast einen Weg gefunden, dich am Leben zu erhalten.« Das hat mich zu Tränen gerührt. Ich nehme an, weil diese Frau, Jackie, mich nicht verurteilte oder mir sagte, dass ich dumm sei, oder mir eine Standpauke hielt dahingehend, dass »Drogen mich umbringen«. Nein, sie sagte mir, ich hätte gut daran getan, etwas zu finden, das mein Dasein erträglich macht.

Süchtige, die miteinander reden, gehen gern über so etwas miteinander in Verbindung. Als eine Person anerkannt zu werden, die Schmerzen hat und auf ihre eigene verworrene und fehlgeleitete Weise ums Überleben kämpft, machte mich optimistisch und gab mir das Gefühl, verstanden zu werden. Das ist ein Beispiel für das Mitgefühl, das Süchtige voneinander brauchen, um sich zu verändern. Wenn ich darüber nachdenke, wurde die frühe Phase meiner Genesung durch Momente der Verbundenheit wie diesen erhellt.

Sucht ist ein einsames Geschäft, egal, in welcher Form sie erlitten wird – eine lähmende Schleife aus unsichtbaren, hypnotischen, negativen Gedanken und destruktivem und schädlichem Verhalten. Der Schwung verhindert, dass du aus dem Karussell aussteigst. Die Krise ist fast so etwas wie ein Segen, denn dadurch tritt eine Art Stillstand ein, was Veränderung möglich macht.

In der Silvesternacht 2002 stand ich, seit siebzehn Tagen clean, in einem kratzigen Anzug vor einer Art Bürgerzentrum in Guildford, Surrey, wo eine Veranstaltung ohne Alkohol und Drogen stattfand. Draußen war es dunkel, und drinnen war es viel zu hell; das Leuchten kam von dem strahlenden Lächeln, wie es nur von Menschen kommen kann, die den Alkohol und die Drogen aufgegeben haben. Ein strahlendes, sauberes, leuchtendes »Alles wird gut«-Lächeln, wie in dem Lied von Bob Marley über die drei kleinen Vögel vor seiner Haustür.

Doch meine Prognose lautete anders: Es würde nicht alles gut werden; alles würde weiterhin beschissen sein. Auch diese Nacht konnte auf den ganzen Haufen an Beweisen geworfen werden, der sich wie der Turm zu Babel in den leeren Himmel erstreckte und niemanden außer mir störte. Beweisstück A zum Quadrat hoch 10: Diese Nacht, diese alkoholfreie, sexfreie, spaßfreie Nacht ohne jegliche Hoffnung ist ein weiterer Beweis dafür, dass ich nicht hierher gehöre, dass das Leben keinen Spaß macht, dass es nichts gibt, wonach man streben oder wovon man träumen kann. Freude ist eine Ablenkung, und Alkohol und Drogen sind die beste Lösung, die ich mir vorstellen kann, um mit diesem Gefühl fertigzuwerden.

Na ja, ich war halt siebenundzwanzig und befand mich in einem schmerzhaften Prozess der Selbstzerstörung. Ich drehte mich zu Lucy um, die mir dankenswerterweise aus dem Freizeitzentrum gefolgt war, in dem sich diese soziale Katastrophe abspielte, und sagte mit einer, wie ich hoffte, unglaublichen Schärfe und Ernsthaftigkeit: »Das ist nichts für mich, Lucy, dieser ganze Scheiß von ›Wir schaffen das‹ und ›Sag einfach Nein‹. Das ist nicht meine Zukunft. Wir werden nicht zurückblicken und sagen: ›Russell war früher drogenabhängig, aber durch die Hilfe anderer, den Glauben an eine höhere Macht und die Verpflichtung zum Dienst an anderen Menschen hat er sein Leben umgekrempelt.‹ Ich mag Drogen, ich mag das Trinken, ich mag diese Menschen nicht, und ich will nicht wie sie sein. Meine Geschichte lautet: Ich bin ein Süchtiger, ich werde ein Süchtiger bleiben, und ich werde tot sein, noch bevor ich dreißig bin.«

Ich meinte es ernst, und auch wenn diese Aussage von meinem damaligen Narzissmus und Selbstmitleid geprägt war, steckte darin doch eine verdrehte Aufrichtigkeit. Dennoch habe ich seit diesem Tag keine Drogen mehr angerührt, aus welchem Grund auch immer. Es lag nicht an meinem Eigensinn oder daran, dass ich Glück hatte, denn beides hatte ich die ganze Zeit. Vielmehr fand ein Bewusstseinswandel statt, ausgelöst durch eine neue Ideologie.

Diese Ideologie wird jedem helfen, der bereit ist, sie zu akzeptieren. Ich fand das ziemlich schwer. Ich habe kein Vertrauen – weder zu Menschen noch in Institutionen.

Ich mag es nicht, wenn man mir sagt, was ich zu tun habe, und ich mag den Gedanken nicht, dass ich nicht für mein eigenes Schicksal verantwortlich bin. Ich gewann eine andere Lebenssicht, weil andere Menschen freundlich zu mir waren, mich unterstützten und mir einen anderen Weg zeigten. Das bedeutet nicht, dass ich dies heute auf einem Himalaja-Notebook tippe, mit Strahlen von bewusster kinetischer Energie, die ich aus meinen Augen aussende. Ich bin immer noch am Kämpfen. Aber das System, das ich hier skizziere, ist so etwas wie ein anderer Kanal in meinem Kopf. Ich kann nach wie vor den Schalter zurück zu *Sky News* oder *Babestation* umlegen, aber ich weiß, dass es eine andere Frequenz des Seins gibt, die ich erfahren kann, und wenn ich das tue, bin ich gütiger und liebevoller und mir geht es besser, wenn ich mich lebendig fühle. Ich muss auch nicht trinken und Drogen nehmen, um mit dem Leben klarzukommen.

Idealerweise dauern die ersten drei Schritte nicht länger, als es dauert, dreimal zu nicken: Ja, ich habe ein Problem, ja, ich sehe, dass es Besserung geben könnte, ja, ich sehe, dass ich Hilfe brauche, und ich werde diese Hilfe annehmen. Wer in dieser Geisteshaltung ist, hat eine Chance. Das ist der Zustand, den du erreichen musst, um zu genesen.

In seiner ursprünglichen Form ist der Schritt so formuliert: »Wir fassten den Entschluss ...« Und zwar aus dem Verständnis heraus, dass es wahrscheinlich Ausflüchte und Zaudern geben wird. Die Entscheidung, dein Leben und deinen Willen zu übergeben, bedeutet, du hast erkannt und anerkannt, dass deine bisherigen Versuche, dich um dein Leben zu kümmern, gescheitert sind. Dass du auf süchtiges Verhalten zurückgreifen musstest, um zurechtzukommen, und dass du jetzt nicht aus eigener Kraft aufhören kannst.

Durch eine Entscheidung räumen wir im Kopf und hoffentlich auch auf spiritueller Ebene ein, dass wir es nicht mehr alleine schaffen. Das war für mich der Beginn der Demut. Zu sagen: »Ich brauche Hilfe«, ist für viele Menschen nicht einfach; wir würden lieber andere Menschen manipulieren, damit sie unsere Bedürfnisse erfüllen, oder uns ohne sie durchschlagen. Schritt 3 hat einen tiefen und dauerhaften philosophischen Wert: Ich bitte jetzt ständig um Hilfe.

Die meisten dieser Schritte werden zunächst in einer Krisensituation angewandt und dann auch weiterhin im Alltag. Für mich ist die Entscheidung, mein Leben und meinen Willen zu übergeben, eine tägliche Praxis.

Jeden Morgen, wenn mein gewohnheitsmäßiges negatives Muster der Selbstverdammung im Kopf aufflammt, unterbreche ich es mental mit meiner Absicht, meinen Tag hinzugeben. Jemand sagte einmal: »Was bedeutet das, mein Leben und meinen Willen Gott anzuvertrauen? Ich könnte es genauso gut in die Mikrowelle stecken.« Ich fand das ziemlich lustig, denn die Vorstellung, dein

Leben und deinen Willen zu einem Ball zusammenzuknäueln und ihn in einen wohlwollenden Äther zu kicken, klingt nicht nach einem intelligenten Umgang mit Verzweiflung. Schritt 3 bedeutet, dass wir um Hilfe bitten.

Wenn ich merke, dass ich aufgewühlt, ängstlich oder verwirrt bin, mache ich nicht mehr wie in der Vergangenheit einfach weiter. Ich halte inne. Ich habe gelernt, besser mit meinen Gefühlen zu kommunizieren. Dieser innere Dialog im Kopf sieht so aus: »Wow, das ist eine wirklich verletzende E-Mail. Ich hasse die Person, die mir das geschickt hat. Ich muss ja wohl ziemlich wertlos sein, wenn jemand so mit mir spricht. Ich denke, ich werde eine Antwort senden, die so voll mit Beschimpfungen und sprachlichen Dolchstichen ist, dass diese Person mich nie wieder belästigen wird.« Ich lese eine E-Mail, die mich beunruhigt. Mein Bauch meldet sich, mein Körper reagiert zuerst…, dann ändert sich mein Denken.

Dies ist ein triviales Beispiel für eine gewöhnliche Weggabelung, die früher eine Kette von Ereignissen in Gang setzte, woraufhin ich trinken oder Drogen nehmen oder mich »abreagieren« musste – die Art von alltäglichen Herausforderungen, für die ich ein Suchtmittel brauchte. Jetzt, wo ich die Entscheidung getroffen habe, nicht so zu leben, muss ich mich jedes Mal wieder darauf besinnen, wenn ein bestimmter Vorfall meine alte Denkweise auslöst. Das passiert öfter, als du vielleicht denkst oder bemerkst; es passiert mir die ganze Zeit.

Ich verlasse mich auf die Unterstützung von anderen Menschen, welche die 12-Schritte-Programme anwenden.

Wenn ich also eine nervige E-Mail erhalte und in mir das entsprechende Gefühl hochkommt, rufe ich jemanden an und bitte um Hilfe. Das ist ein klitzekleiner Einfall, der mein bisheriges Verhaltensmodell aber enorm (!) aufstört – dieses Modell, das aus »Fühlen, Denken (vielleicht!), Handeln« bestand; der Zwang ist tief verwurzelt und kaum bewusst, sodass ich wachsam sein muss, um die Chance auf einen Richtungswechsel zu erkennen.

Mein Leben als aktiver Süchtiger bestand aus nicht weiter von mir untersuchten Grundstörungen, die durch süchtiges Verhalten in Schach gehalten wurden. Die Reiz-Reaktions-Beziehung zwischen mir, mir selbst und der Welt war wie folgt: »Ich bin einsam – hab doch Sex«, »Ich bin traurig – betrinke dich«, »Ich langweile mich – iss ein Stück Kuchen.« Wahrscheinlich war es noch nicht einmal so klar formuliert, sondern bevor ich Schritt 1 anging, eher etwas Unbewusstes.

Sobald ich *zugegeben* hatte, dass ich ein Problem hatte, standen Alkohol und Drogen und der Impuls, sie zu konsumieren, unter Beobachtung. Als ich *zu dem Glauben kam,* dass es einen anderen Weg zu leben gibt, verschaffte mir das eine Pause, einen Moment zum Nachdenken. Als ich *den Entschluss fasste, meinen Willen … anzuvertrauen,* räumte ich ein, dass meinen mentalen Prozessen nicht mehr zu trauen war, wenn mich der Impuls überkam, Drogen zu nehmen. Ich musste um Hilfe bitten.

Das bedeutete, dass ich in den ersten Tagen meiner Genesung ständig mit jemandem telefonierte, der schon länger clean war als ich, und aus tiefstem Gefühl Bitten und Klagen von mir gab, die im Grunde darauf beruhten, dass ich in einer Welt mit anderen Menschen lebte und gerade erst aus der Isolation der aktiven Sucht herausgeholt worden war. Für mich war es nie einfach, mit dem Dasein auf unserem Planeten zurechtzukommen, mit meinen speienden, sich ständig verändernden instinkthaften Strömungen und dem verrückten, unberechenbaren Stachel der menschlichen Beziehungen. Ich lebe in einem unsicheren und flüchtigen Kreislauf. Ich lebe ohne ein Programm. Die Leute sagen immer: »Es gibt keine Anleitung für das Menschsein«, dabei gibt es jede Menge.

»Mein Leben als aktiver Süchtiger bestand aus nicht weiter von mir untersuchten Grundstörungen, die durch süchtiges Verhalten in Schach gehalten wurden. Die Reiz-Reaktions-Beziehung zwischen mir, mir selbst und der Welt war wie folgt: ›Ich bin einsam – hab doch Sex‹, ›Ich bin traurig – betrinke dich‹, ›Ich langweile mich – iss ein Stück Kuchen.‹ Wahrscheinlich war es noch nicht einmal so klar formuliert.«

Ich denke, das Problem liegt in der Übersetzung. Wie bringe ich die komplexen Texte der King-James-Bibel, die Bücher aus der Wüste und die blutrünstigen und schönen Texte Indiens dazu, mir in meiner Einsamkeit ihr Lied zu singen? Wie können wir, die wir daran gewöhnt sind, ein stumpfsinniges, geistloses Leben in Scheibchen von fünf Sekunden zu führen, Jahrtausende zurückgehen, um mit Vishnu Händchen zu halten oder mit dem Buddha in weiser Hinnahme zu sitzen? In der Welt, aus der ich komme, schlug niemand vor, dass irgendetwas anderes als materielle Mittel eine Lösung für mich sein könnte: »Such dir einen Job! Mach ein bisschen Sport! Du brauchst eine nette Freundin! Ein Hobby! Mehr Freunde! Ein Handheld-Gerät! Ein Upgrade! Ein paar Pfunde abnehmen!« Niemand hat gesagt, lass das alles los, schau nach innen, es gibt keine wirkliche Macht in der Welt der Dinge, nur Ablenkung und Vergnügen.

12-Schritte-Selbsthilfegruppen werden manchmal als Sekte bezeichnet, und man könnte argumentieren, dass jede Gruppe mit einem Glaubenssystem eine Sekte ist. Wenn ich ein 12-Schritte-Programm verfolge, habe ich aber nicht das Gefühl, einer Sekte beigetreten, sondern eher, von einer Sekte bzw. einem Kult befreit worden zu sein – dem Kult, der mir einredete, ich sei nicht genug, ich müsse berühmt sein, um einen Wert zu haben, ich müsse Geld haben, um ein lebenswertes Leben zu führen, ich müsse mich entsprechend meiner Hautfarbe und Klasse mit anderen zusammenschließen, assoziieren und identifizieren, meine Rolle im Leben bestehe darin, zu konsumieren, ich sollte in einer Dunkelheit leben, die nur gelegentlich von Werbetafeln und Bildschirmen erhellt wird, als Rahmen für das lächelnde Gesicht von jemandem, der mir etwas verkaufen will – Telefone und Essen und Vorurteile, niedrige Kosten und niedrige Werte, niederfrequentes Denken. Unser Leben findet von vornherein in einer Sekte statt; wir können sie nur nicht sehen, weil ihre Grenzen jenseits unseres Horizonts liegen.

Wenn du so bist wie ich, wirst du nach und nach erkennen, dass du gelernt hast, mit der Unzufriedenheit zu leben, immer vage beleidigt, im Glauben, dass es da draußen nichts Besseres für dich gibt. Das gibt es aber sehr wohl. Ich habe mich an das Elend gewöhnt, und Drogen waren meine Medizin. Alleine fand ich keinen Ausweg; in der Kultur, aus der ich stamme, mit den Überzeugungen, die ich hatte, gab es keine Möglichkeit, mich zu ändern.

Wirklich gar keine. Bis ich die Entscheidung traf, mein Leben und meinen Willen einer anderen Macht zu überlassen – das, was ich manchmal »das Jenseits« nenne, die eine, gleichbleibende Wahrheit inmitten ständiger Veränderungen, oder »die Fürsorge Gottes«, so wie ich »Gott verstehe«.

Im Gegensatz zu den meisten Sekten gesteht dir ein 12-Schritte-Programm dein eigenes Verständnis einer höheren Macht zu. Bevor ich clean wurde, war mein Verständnis von Gott eher abwertend. Gott war für mich eine abstrakte Autoritätsfigur, die dazu diente, die Vielen zu besänftigen, damit die Wenigen ungestraft davonkamen. Oder ein notwendiger Platzhalter für die Mysterien des Seins, solange wir darauf warteten, dass die Wissenschaft alles erklärt. Oder nur ein irrelevanter Versuch, mich dazu zu bringen, moralisch zu sein, wie die Kindersendung *»Blue Peter«* oder eine Aids-Aufklärungsbroschüre.

Als mein dummes kleines Leben zerlumpt und zerfetzt am Boden lag, wurde ich eingeladen, meine Einstellung in Bezug auf transzendente bewusste Phänomene auf den Prüfstand zu stellen – ein sehr zögerlicher und zaghafter Prozess. Ich konnte zwar zugeben, dass mein Leben ein einziges Chaos war, war aber noch nicht bereit, alle meine Theorien aufzugeben. »Ich bin doch wohl immer noch ein schlaues Köpfchen«, dachte ich, »an manchen dieser Glaubenssätze habe ich hart gearbeitet.« *Was ist eigentlich ein Glaube bzw. eine Überzeugung? Ein Gedanke im Kopf, der dir gefällt.*

»Wenn du so bist wie ich, wirst du nach und nach erkennen, dass du gelernt hast, mit der Unzufriedenheit zu leben, immer vage beleidigt, im Glauben, dass es da draußen nichts Besseres für dich gibt. Das gibt es aber sehr wohl.«

Wenn du diesen Gedanken gerne hast, muss er von Nutzen sein, er verbessert entweder dein Leben oder hilft dir, zu rationalisieren bzw. vernunftmäßig zu erklären, wie schlecht dein Leben ist. Ich kann mir keinen anderen Grund für eine Überzeugung vorstellen.

Schritt 3 bietet uns die Chance, zu überprüfen, wie unsere Glaubenssätze für uns funktionieren. Ob die Überzeugungen »ihr Gewicht in die Waagschale werfen«. In Schritt 2 sind wir zu der Überzeugung gekommen, dass die Dinge besser sein könnten. Jetzt werden wir damit konfrontiert, wie wir das wahrscheinlich erreichen können, allerdings – und das trifft uns hart – wahrscheinlich nicht, indem wir das wiederholen, was wir früher gemacht haben.

Wir wollen einmal auf dich persönlich eingehen. Du hast dieses Buch gekauft oder dir die Mühe gemacht, es zu stehlen, und du verdienst ein wenig Aufmerksamkeit.

Du hast zugegeben, dass du ein Problem hast. Du glaubst, dass eine Veränderung möglich ist.

Willst du dich nun an die Idee klammern, dass du es bist, der diese Veränderung herbeiführen wird? Womit? Mit deinem Verstand? Mit deinen Plänen und Einsichten?

Leider muss ich dir sagen, dass dich genau das in diese Klemme gebracht hat. Fühle dich deswegen nicht schlecht, ich wette, du bist nicht so am Arsch, wie ich es war. Ich wollte meinen Plan nur ungern aufgeben, obwohl er ganz offensichtlich keine Wirkung zeigte. »Ich und der Plan brauchen nur ein bisschen mehr Zeit«, dachte ich immer, ein bisschen mehr Zeit und eine Flasche Wein, ein bisschen mehr Zeit und noch ein Pfeifchen, ein bisschen mehr Zeit und ein Stück Kuchen, ein bisschen mehr Zeit und einen flotten Dreier, bis es läuft.

Mein Plan funktionierte auf engem Raum. Mein Plan lief mit schweren Schritten einen tiefen, ausgetretenen Graben entlang, geschaffen durch mein jahrelanges unbewusstes Dahintrotten.

Wie wäre es mit einem anderen Plan?

Auf keinen Fall!

Seufz. Schauen wir uns noch einmal Schritt 1 an.

Okay.

Du siehst also, es geht dir beschissen, du bist am Arsch, schau, du hast es zugegeben.

Ja.

Okay, das ist sehr gut. Jetzt Schritt 2, es könnte besser sein als das, oder?

Ja, darauf haben wir uns doch schon geeinigt, ja.

Ausgezeichnet. Jetzt ganz langsam: Was an deinem Plan, in deinem Kopf, dem Plan, den du mit deinem Gehirn ersonnen hast – dem Gehirn, das du immer hattest –, wird deiner Meinung nach dieses Mal besser funktionieren, besser als all die anderen Male, bei denen es, wie wir in Schritt 1 gesehen haben, niemals funktioniert hat? Was an dir und »deinem Plan« ist so schwer loszulassen?

Na ja, es ist eben mein Plan, ich habe ihn mir ausgedacht.

Und das ist sehr schön. Aber es funktioniert nicht. Wir haben es bewiesen. Ich sag dir was, wie wäre es mit einem Kompromiss?

Oh ja, bitte, ich liebe Kompromisse.

Warum versuchen wir nicht einen neuen Plan, nur für heute, und wenn er dir nicht gefällt, kannst du zu deinem alten Plan zurückkehren?

Oh, na gut.

Ha, jetzt hab ich ihn!

Wärst du bereit, nur für heute, einen anderen Plan in Betracht zu ziehen? Wärst du bereit, der Führung zu folgen, Hilfe anzunehmen? Bist du bereit, zu akzeptieren, dass dein bisheriger Weg dich im Stich gelassen hat? Es ist nicht deine Schuld. Du brauchst dich nicht dafür zu verurteilen, dass du keinen besseren Plan hattest, lass ihn einfach los.

An diesem Punkt entsteht die Möglichkeit für wirkliche Veränderung, wirkliche Freiheit, alles, was du durch unwirksame Kopien zu erreichen versucht hast, wird dir zur Verfügung stehen.

Übungen zu Schritt 3: Kannst du selbst dafür sorgen, dass es dir nicht mehr beschissen geht?

In Schritt 3 geht es darum, Hilfe anzunehmen und unseren Plan aufzugeben. Unser Plan basiert auf unserem »derzeitigen Programm«, das wir in unseren Gedanken und Gefühlen erleben. Es ist eine lebenswichtige Verschiebung der Perspektive, die wir annehmen müssen. Du wirst ausweichen. Ich tue es. Ich fühle die Woge der Willenskraft hochsteigen und fordere die Zügel des hedonistischen Wagens zurück.

Lass uns gemeinsam diese Fragen durchgehen:

☒ **F**ühle ich mich in meinen Beziehungen unzufrieden, eingeschränkt, leer oder ängstlich?
Ja. Ich bin genervt von den Menschen, mit denen ich arbeite. Ich will mehr von meiner Liebespartnerin. Meine Familie versteht mich nicht.

☒ **F**ühren meine Gefühle dazu, dass ich Entscheidungen treffe (oder nicht treffe), Maßnahmen ergreife (oder nicht ergreife) oder Dinge sage (oder nicht sage), die ich dann bereue?
Ja, das passiert immer wieder. Meine Gefühle drängen sich auf und dominieren mich. Ich denke immer: »Ich hätte das nicht tun sollen«, oder: »Hätte ich das doch gesagt.«

☒ **B**in ich bekümmert, depressiv, unglücklich oder leide ich unter einem geringen Selbstwertgefühl?
Ja, all das fühle ich. Ich kann verstehen, warum du die Wirksamkeit meines Plans infrage stellst.

☒ **L**eide ich unter Ängsten, Zweifeln oder Perfektionismus? Projiziere ich imaginäre Zukunftsszenarien und mache mir dann deswegen Sorgen?
Ja. Ich habe die meiste Zeit über Angst. Ich versuche, die Zukunft zu antizipieren, in der Hoffnung, dass ich sie irgendwie bewältigen kann.

☒ **W**ird mir allmählich klar, dass mein Plan nicht funktioniert?
Ja. Wenn ich in so vielen Bereichen unzufrieden bin, muss sich mein Plan ändern.

☒ **I**st mir klar, dass ich einen neuen Plan brauche, der nicht von meinem eigenen Kopf und meinen Trieben ausgeht, wenn ich Erfüllung finden will?
Ja, ich sehe, dass ich einen neuen Weg brauche, einen neuen Pfad. Ich habe meine selbst aufgespürten Methoden erschöpft.

☒ **D**ieser mein Plan ist wie ein Virus der Selbstbesessenheit im Kopf. Kann ich ihn aufgeben? Bin ich offen für einen anderen Plan? Bin ich offen dafür, geführt zu werden?
Ja! Wie viele Male noch? Sag mir, was ich tun soll!

Wir sind gefangen in einer Art des »Seins«, die nicht funktioniert. Hier sind einige Kategorien, die uns helfen werden, eine andere Perspektive einzunehmen. Normalerweise können wir die Wurzel des Schmerzes und des spirituellen Unbehagens in einem dieser Bereiche finden:

1 **Stolz**
(was du, *wie ich denke,* über mich denkst)

2 **Selbstwertgefühl**
(was ich über mich selbst denke)

3 **Persönliche Beziehungen**
(das Drehbuch, das ich anderen an die Hand gebe)

4 **Sexuelle Beziehungen**
(wie oben, in Bezug auf Sex)

5 **Ambitionen**
(was ich im Leben will, meine allgemeine Vision von meinem »perfekten« Selbst)

6 **Sicherheit**
(was ich zum Überleben brauche)

7 **Finanzen**
(Geld und wie es meine Gefühle beeinflusst)

Es ist gut, sich an diese Kategorien zu erinnern, wenn wir Schritt 4 angehen.

4

Schreib alles auf, durch was es dir beschissen geht oder jemals beschissen gegangen ist, und lass nichts weg

Schritt 4: Wir machten eine gründliche und furchtlose Inventur in unserem Inneren.

Ich vermied Schritt 4, als würde ich ihm Geld schulden. Scheiße, Scheiße, auf so vielen Ebenen, vor allem ganz offensichtlich, weil ich einfach keine Lust habe, mich hinzusetzen und jede einzelne verdammte Scheißsache aufzuschreiben, an die ich mich erinnern kann, weil sie mich durcheinandergebracht hat und eine Emotion – Energie in Bewegung – in mir hervorgerufen hat, ein Zucken, eine Störung, einen mentalen emotionalen Krampf, der »die neue Normalität« geformt hat. Jedes Mal, wenn ich nach meinem Gefühl von einem Kind in der Schule beleidigt wurde oder ein Lehrer mich nicht mochte oder meine Großeltern keine Disney-Oma und kein Disney-Opa waren oder wenn Mädchen nicht auf mich standen oder ich in einem Kampf unterlag oder West Ham verlor oder ein anderes Kind auf einem anderen Kontinent eine Rolle in einem Film bekam oder es regnete oder ein Geburtstagskuchen Feuer fing oder meine Mutter auf einer Party zu laut lachte oder ein Zug Verspätung hatte oder ich zu dick bin oder mein Schwanz nicht groß genug ist … Diese Liste geht immer weiter, und es scheint alles so viel Mühe zu sein, bis du dich an Schritt 1, 2 und 3 erinnerst: »Mir geht es beschissen, ich bin am Arsch. Es könnte besser werden. Ich sollte besser tun, was mir gesagt wird.«

Und wie viel Zeit habe ich damit verbracht, fernzusehen, aus dem Fenster zu starren, sinnlosen Beziehungen nachzugehen oder meine Erwähnungen auf Twitter anzuschauen? Diese Stunden summieren sich und werden traurigerweise von der Gesamtsumme des Lebens abgezogen. Sie sind keine Pause vom Leben, diese »harmlosen« Ablenkungen, sie *sind* das Leben. Sie sind das Leben, und sie sind der Tod.

Zeitlich betrachtet habe ich fünf Jahre und zwei Tage für Schritt 4 gebraucht. Fünf Jahre, um diesen Schritt nicht zu tun, und zwei Tage, um ihn endlich zu vollziehen. Das war's, zwei Tage. Zwei Tage lang schrieb ich und schrieb und erinnerte mich und erinnerte mich, und ich war gründlich. Ich schrieb alles, was mir in den Sinn kam, auf diese Liste.

Die meisten Menschen können sich nicht aufraffen, eine persönliche Bestandsaufnahme zu machen.

Ich war fünf Jahre lang clean und nüchtern, das hatte ich auf Basis der ersten drei Schritte und mit Unterstützung von anderen Süchtigen geschafft. Der Sinn dieser Bestandsaufnahme besteht darin, die vielen komplexen, miteinander zusammenhängenden Glaubenssätze, die ich mit mir herumtrage und die meine Verhaltensweisen, Muster und Gewohnheiten untermauern, zu bewerten und zu verstehen.

An diesem Punkt in meinem Programm begann ich klar zu erkennen, dass mein Drogenmissbrauch das Symptom eines tieferen Problems war.

Ich wurde von meinem Mentor (jemand, der bereits die Schritte durchgearbeitet hat) angewiesen, alle Personen aufzuschreiben, die ich im Alter von null bis fünf Jahren kannte, dann zwischen fünf und zehn, zehn und fünfzehn, fünfzehn und zwanzig und so weiter.

Zwischen fünf und zehn waren es ein paar wenige Freunde, Familienangehörige und Nachbarn; das Leben war damals einfach. Als ich älter wurde, traten immer mehr Institutionen und Personen in mein Leben. Und weißt du was? Ich hegte eine Art Groll gegen so ziemlich alle von ihnen.

Als ich mein ganzes Leben durchgegangen war und alles und jeden aufgeschrieben hatte, an den ich mich erinnern konnte, oder jede Institution, jede Sache und jedes Konzept, gegen die ich einen »Groll« hegte bzw. über die ich mich ärgerte, begann die nächste Phase. Ich teilte ein Schulheft in vier Spalten auf, wie folgt:

Ich hege Groll gegen	Weil	Das wirkt sich negativ aus auf	Mein Anteil
....	....	....	....

In die linke Spalte trug ich die Person, den Ort oder die Sache ein, gegen die ich einen Groll hegte. In meinem Fall mit großer Wahrscheinlichkeit meine gute alte Mama. Ja, du hörst richtig, man muss ganz ehrlich sein und am Anfang beginnen, also muss sie herhalten: Mama.

Dann schreibe ich in die zweite Spalte den »Grund« meines Grolls: dass sie Krebs bekommen hat, als ich sieben Jahre alt war. Es spielt keine Rolle, dass meine Mutter an ihrer Krebserkrankung nicht schuld war; in diesem Prozess geht es nicht um Rechtfertigung oder korrekte Schuldzuweisung. Es ist eine Bestandsaufnahme der Gefühle – Gefühle, die verworren und unverstanden sind und ein Grundmuster der Unzufriedenheit bilden, wobei sie in der süchtigen Persönlichkeit zu destruktiven und unbewussten Verhaltensweisen führen. In diesem Schritt geht es darum, unbewusstes Verhalten ans Licht zu bringen.

In die dritten Spalte schreiben wir, was in uns betroffen ist. Wie wir in der letzten Übung gesehen haben, sind dies:

Stolz
(was du, *wie ich denke,* über mich denkst)

Selbstwertgefühl
(was ich über mich selbst denke)

Persönliche Beziehungen
(das Drehbuch, das ich anderen an die Hand gebe)

Sexuelle Beziehungen
(wie oben, in Bezug auf Sex)

Ambitionen
(was ich im Leben will, meine allgemeine Vision von meinem »perfekten« Selbst)

Sicherheit
(was ich zum Überleben brauche)

Finanzen
(Geld und wie es meine Gefühle beeinflusst)

Anhand dieses Grolls gegen meine Mutter, den ich zwanzig Jahre lang unbewusst gehegt hatte, bis ich clean wurde, dann weitere fünf, bis ich diese Bestandsaufnahme machte, schaue ich mir also an, welche Auswirkungen das auf mich hatte:

- *Stolz:* Beeinflusst es die Art, wie andere über mich denken?
  Nicht eindeutig, deshalb schreibe ich in die dritte Spalte kein **S** (wir können es mit der Initiale abkürzen).
- *Selbstwertgefühl:* Fühle ich mich schuldig oder schäme ich mich deswegen?
  Eigentlich ja, denn ein Verwandter hat mir gesagt (und ich habe es geglaubt), es sei meine Schuld, dass meine Mutter krank ist, weil ich schlecht war (was übrigens ein ganz anderer Groll an sich ist, der separat aufgearbeitet werden muss). **SW** kommt also in die dritte Spalte.
- *Persönliche Beziehungen:* Dass meine Mutter an Krebs erkrankte, war nicht das, was ich mir als Drehbuch für meine Beziehung zu ihr vorgestellt hatte.
  Also war dieser Bereich betroffen. Viele nachfolgende Beziehungen mit Frauen waren ebenfalls von dieser Fehlentwick-

lung betroffen. Seitdem bin ich zu sehr auf Frauen angewiesen. Also kommt **PB** in die dritte Spalte.

- Der nächste Bereich sind die *sexuellen Beziehungen:* Nun müssen wir nicht den guten alten Sigmund Freud wieder zum Leben erwecken, um zu folgern, dass meine späteren sexuellen Beziehungen in irgendeiner Weise von der Beziehung zu meiner Mutter beeinflusst wurden und diese Krankheit und mein Groll darüber bestimmende Aspekte dieser Beziehungen sind; also kommt **SB** in die Spalte.
- Dies wiederum beeinflusst meine *Ambitionen,* ein normales und glückliches häusliches Leben zu führen; also kommt **A** ebenfalls hinein.
- Meine *Sicherheit,* mein Grundbedürfnis nach einem erfüllten häuslichen Leben, war auch lange Zeit von diesem Groll betroffen; daher kommt auch **SI** hinein.
- Die *Finanzen,* die letzte Kategorie, waren nicht offensichtlich betroffen, sodass es keinen Grund für ein **F** in der dritten Spalte gibt.

In diesem Stadium würde die Tabelle der Grollgefühle so aussehen:

Ich hege Groll gegen	Weil	Das wirkt sich negativ aus auf	Mein Anteil
Mama	*sie Krebs bekam*	*SW, PB, SB, A, SI*	....

Nun ist meine Analyse von mir selbst und meiner eigenen Psyche und deren verschiedenen Anhaftungen und Konsequenzen natürlich subjektiv. Deshalb wird dieser Prozess unter Anleitung eines erfahrenen Mentors durchgeführt.

Im fünften Schritt geht es letztlich darum, diese Bestandsaufnahme mit mindestens einer anderen Person zu teilen, idealerweise mit derjenigen, die dich durch diese Bestandsaufnahme geführt hat, und genau dieses Bekenntnis hilft, eine neue Perspektive dieser Ereignisse zu gewinnen.

In gewissem Sinne schreiben wir unsere Vergangenheit neu. Wir ändern unser Narrativ. Wir programmieren uns neu. Es gibt keine objektive Geschichte, das wissen wir, nur Geschichten. Unser Charakter ist das Ergebnis dieser Geschichte, die wir uns über uns selbst erzählen, und der Prozess der Bestandsaufnahme bricht die versteckte und destruktive persönliche Grammatik auf, der wir unwissentlich die Kontrolle über unser Verhalten überlassen haben.

An diesem Punkt der Übung werden wir daran erinnert, dass wir unsere Meinung darüber, wie andere Menschen, Orte und Dinge zu sein haben, aufgeben müssen. Meine Mutter, meine Freundin Laura und die Regierung von Nordkorea sind nicht dazu verpflichtet, ihre Realität nach meinen Launen zu gestalten.

Wenn ich mein Glück davon abhängig mache, dass sie sich auf eine bestimmte Art und Weise verhalten, bin ich am Arsch. Ich muss das Universum, mein innerstes Selbst, Gott oder was auch immer es ist, von dem ich glaube, dass es mächtiger ist als ich, darum bitten, meine Sichtweise anzupassen – die Sichtweise, dass meine Gefühle einen bedeutenden Einfluss auf die äußere Welt haben.

Wir beschäftigen uns nicht übermäßig mit Soteriologie, also damit, ob menschliche Opfer oder eine bestimmte Praxis uns Zugang zu übernatürlichen, auf der materiellen Ebene nicht zugänglichen Dimensionen verschaffen – es ist einfach viel zu komplex.

Im Grunde akzeptieren wir, dass die Welt so ist, wie sie ist, aber wir selbst können uns ändern.

»Wir müssen unsere Meinung darüber, wie andere Menschen, Orte und Dinge zu sein haben, aufgeben. Meine Mutter, meine Freundin Laura und die Regierung von Nordkorea sind nicht dazu verpflichtet, ihre Realität nach meinen Launen zu gestalten.«

Das, was wir aus den Informationen in der vierten Spalte lernen, ist am ehesten geeignet, Veränderungen zu ermöglichen. Der anonyme Weise, der die von mir benutzte Version formuliert hat, schlägt vor, dass wir uns in Bezug auf jegliche Ressentiments die folgenden Fragen stellen. Ich werde beispielhaft mein vorheriges Beispiel der Krankheit meiner Mutter verwenden.

1 **Wo habe ich einen Fehler gemacht?**
Bei meiner Mutter und ihrer Krankheit habe ich den Fehler gemacht, mir vorzustellen, sie habe irgendeine Macht über ihren Krebs, und dreißig Jahre lang an diesem Glauben festzuhalten.

2 **Wo war ich ichbezogen?**
Ich habe mich in meiner Selbsterhaltung abgeschottet, aus Angst, meine Mutter zu verlieren.

3 **Wo war ich unehrlich?**
Ich habe ihre Krankheit dazu benutzt, mir Sympathie, Vorteile und Schuldgefühle von anderen einzuholen, in dem Wissen, dass das eine Art Kollateralschaden war.

4 **Wo war ich selbstsüchtig?**
Ich war nicht wirklich auf problematische Weise selbstsüchtig.

5 **Wo war ich ängstlich?**
Dies ist in der Regel die aufschlussreichste Frage, und die Informationen, die wir aus dieser Fragestellung gewinnen, bergen für mich persönlich den Schlüssel zu Freiheit und Veränderung. Hinter unseren beschädigten Wahrnehmungen steckt meist eine Angst, die sich auf einen Kernglauben bezieht. Dieser Kernglaube ist eine Schlüsselzeile im Code unseres persönlichen Elends: Wenn wir ihn aufdecken, ansprechen und verändern, können wir frei sein. So steckt hinter meinem Groll über die Krankheit meiner Mutter meine Angst, alleingelassen zu werden und nicht für mich selbst sorgen zu können. Diese falsche Überzeugung findet sich in vielen meiner destruktivsten Verhaltensweisen, und ich vermute mal, das ist auch bei dir der Fall.

6 Wo bin ich schuld?

In diesem Beispiel bin ich nicht in einer Weise schuld, die nicht bereits durch andere Fragen abgedeckt ist.

7 Wo weise ich einen Mangel auf?

Diese Frage fordert uns auf, unsere »Mängel« anzuschauen, die normalerweise vorhanden sind, wenn wir nachtragend sind und Groll hegen.

Einige Beispiele für solche Mängel oder fehlerhaften Charakterzüge sind:

Anmaßung, Arroganz, Bosheit, Disziplinlosigkeit, Dominanz, Eifersucht, Eitelkeit, Faulheit, Feigheit, Geiz, Gleichgültigkeit, Grausamkeit, Intoleranz, Kampflust, Misstrauen, Neid, Prüderie, Scham (verletzter Stolz), Selbstmitleid, Sentimentalität, Snobismus, Stolz, Überehrgeiz, Überempfindlichkeit, Ungeduld, Ungehorsam, Unnachgiebigkeit, Verachtung, Vergeltungssucht, Verschwendungssucht, Vertrauensbruch, Völlerei, Wollust, Zaghaftigkeit.

Wenn ich verstört, ängstlich oder nicht in Verbindung bin, weise ich einige dieser Charakterzüge auf. In diesem Groll schwingen Selbstmitleid, Sentimentalität, Intoleranz und Faulheit mit.

8 Wo war ich im Unrecht? Wo habe ich Unrecht getan?

Dies überschneidet sich mit Fehlern und Schuld, soll aber vor allem aufdecken, welchen anderen Menschen durch dein Verhalten Unrecht widerfahren ist.

In diesem Fall ist es meine Mutter, denn ich war daraufhin nicht mehr für sie da. Also schreibe ich das auf, denn es wird nachfolgend, in Schritt 8, relevant werden.

Die »furchtlose und gründliche« Betrachtung all dieser Fragen stellt sicher, dass wirklich alle Informationen aufgedeckt werden – wenn wir ehrlich, offen und willig sind. Die ausgefüllte Tabelle für diesen Groll sieht wie folgt aus:

Ich hege Groll gegen	Weil	Das wirkt sich negativ aus auf	Mein Anteil
Mama	*sie Krebs bekam*	*SW, PB, SB, A, SI*	*1 Fehler: J* *2 Ichbezogenheit: J* *3 Unehrlichkeit: J* *4 Selbstsucht: N* *5 Angst: J* *6 Schuld: N* *7 Mangel: J* *8 Unrecht: J*

Die ausgefüllte Tabelle dient als Gedächtnisstütze, wenn du ihren Inhalt mit der Person teilst, die dich durch diesen Prozess führt, oder wenn du ihn aus der Ferne ohne Anleitung (was ich dir nicht raten würde) mit der Person durchgehst, die du für deine Beichte in Schritt 5 auswählst.

Nachdem du diesen Prozess für zwanzig repräsentative Grollgefühle abgeschlossen hast, die ein klares Bild von den Mustern und Gewohnheiten deines Lebens ergeben – wahrscheinlich haben sie mit ein paar Expartnern, Familienmitgliedern, allen, die sich schwer gegen dich vergangen haben, Mobbern in der Schule, Großeltern, Fremden, Weihnachten, Monarchen, Verkehrsteilnehmern und Facebook zu tun –, wirst du ein klareres Verständnis davon haben, an welchen Koordinaten sich dein Weltbild orientiert.

Nun ist es Zeit für unsere spezifische Angst-Bestandsaufnahme. Gehe deine gesamte Liste durch und schaue dir speziell die Ängste in der vierten Spalte an. Mit dieser Methode kannst du eine *Kernangst* anstatt nur eine oberflächliche Angst aufdecken. Du musst die Angst so lange jagen und so lange nachbohren, bis du zu ihrer *tiefsten Essenz* gelangst, so als würdest du eine hartnäckige Mücke jagen. Zum Beispiel könnte ich Angst davor haben, zu einem Vorstellungsgespräch zu gehen. Dahinter steckt die oberflächliche Angst »Ich könnte den Job nicht bekommen«.

Na und?

»Na ja, wenn ich den Job nicht bekomme, habe ich nicht genug Geld.«

Frage erneut: *Was steckt hinter dieser Angst?*

»Wenn ich nicht genug Geld habe, werde ich arm sein, und wenn ich arm bin, kann ich nicht für mich selbst sorgen.«

Also ist die Kernangst in diesem Fall »Ich kann nicht für mich selbst sorgen«.

Oder vielleicht bist du verärgert, weil du jemanden um ein Date gebeten hast und von dieser Person zurückgewiesen wurdest, oder jemand hat deine Freundschaftsanfrage in den sozialen Medien abgelehnt.

»Ich habe Angst, dass diese Person mich nicht attraktiv findet.«

Na und?

»Ich habe Angst, dass mich niemand attraktiv findet.«

Na und?

»Ich habe Angst, dass ich nie jemanden finden werde, der mit mir zusammen sein will.«

Na und?

»Ich habe Angst vor dem Alleinsein.«

Die Kernangst ist hier also, allein zu sein.

Ist es nicht gut, das über sich selbst zu wissen? Dass du durchs Leben gehst, Freunde auf Facebook anmeldest und Leute zu Dates einlädst, getrieben von der existenziellen Angst, dass du immer allein sein wirst?

Wann hattest du vor, das anzugehen? Steht hinter deinem Plan, wie du durch dein (endliches) menschliches Leben gehen willst, eine nicht auf den Prüfstand gestellte Furcht? Ist das dein Plan? Und du fragst dich, warum du so verdammt nervös bist?

Der Kern von so viel Aktivität und Interaktion ist eine tiefe und nicht adressierte Angst. Wir müssen sie entlarven! Wir müssen sie ändern! Wir brauchen Hilfe!

Gott sei Dank liest du dieses Buch, du verrückter Mensch! Offensichtlich kannst du diesen Prozess nicht alleine auf Basis deiner begrenzten und höchst voreingenommenen Weltsicht angehen, um eine Lösung zu finden, besonders da es ja dein Kopf ist, der dich überhaupt erst in dieses Dilemma gebracht hat.

Ich unternahm diesen Schritt mit Männern, die auf ihrem Weg schon weiter fortgeschritten waren als ich. Auch du wirst Hilfe brauchen.

Die ersten drei Schritte haben durchaus etwas Mystisches an sich: der erste Schritt und sein Prinzip der ehrlichen Selbsteinschätzung und Hingabe, der zweite mit seinem Aufruf zur Hoffnung, der dritte mit der ausgefallenen Forderung nach Glauben … Ist das für dich herausfordernd? Nun, der vierte Schritt wird dir zwar eine ontologische Atempause bieten, aber große praktische Anstrengungen erfordern.

In den Schritten 4 und 5 geht es darum, das Programm konkret anzugehen. Bis zu diesem Punkt kannst du damit auskommen, dass du einigen abstrakten Konzepten zustimmst, die besagen: Du hat keine Macht über Menschen, Orte und Dinge; wenn du die Kontrolle ausübst, wird dein Leben bzw. deine Lebenserfahrung unkontrollierbar; es ist möglich, dass es einen anderen Weg gibt; deine Lebensweise ist nicht der einzig mögliche Weg; wenn du Autorität zugestehst, erhältst du Zugang zu neuen Informationen.

Ganz offensichtlich war ich gegenüber dem Heroin machtlos. Es war klar, dass die Leute, die mich dieses Programm lehrten, einen anderen Weg gefunden hatten. Und es war sonnenklar, dass mir neue Fähigkeiten beigebracht werden mussten.

Im Fall von einfachen Süchten bekommst du eine Kindergartenversion dieses Programms an die Hand. Der Zweck, das Symbol, ist klar definiert.

Es ist nicht einfach. Niemand geht gerne durch einen Entzug oder ein Delirium tremens, aber der Vorteil ist, dass es leicht zu erkennen ist. Das Problem mit der Verleugnung ist hoffentlich leichter zu konfrontieren. Wenn du durchs Leben tuckerst, in einem Job, den du irgendwie nicht magst, in einer Beziehung, aus der du dich eigentlich schon gelöst hast, isst, um zurechtzukommen, auf Facebook starrst, rauchst und fruchtlos vor dich hin fantasierst, kannst du mürrisch auf dem Fließband der unbewussten Unzufriedenheit sitzen, bis es dich in dein Grab befördert.

Wir machen eine Bestandsaufnahme all der Überzeugungen und Grollgefühle, die unsere bewusste Erfahrung der Welt bevölkern. Geschieht das gründlich, erkennen wir nach und nach, wo sich unsere expliziten Glaubenssätze mit unseren unbewussten Glaubenssätzen überschneiden.

Ein Beispiel: Meine frühere Überzeugung, ich müsse mit vielen Frauen schlafen, könnte, wenn sie nicht hinterfragt wird, als »kulturell akzeptabel«, »cool«, »vergnüglich«, »ehrgeizig« und »harmlos« dargestellt werden. Bei meiner gründlichen Bestandsaufnahme wurde dieses Verhalten als »verzweifelt«, »erbärmlich«, »giftig« und »einsam« entlarvt; es wurde als Strategie entwickelt bzw. angenommen, um Schmerz zu vermeiden.

Wenn du Facebook checkst oder im Internet herumstöberst, um auf Einkaufstour zu gehen, oder besessen davon bist, auszugehen – welche unbewusste, nicht hinterfragte Motivation lauert da? Offensichtlich weißt du es nicht, schließlich haben wir es mit dem UNBEWUSSTEN zu tun. Wahrscheinlich stützt sich die Architektur deiner Überzeugungen auf Säulen wie »Es ist doch nichts falsch daran«, »Das machen doch alle« und »Ich hab nichts Besseres zu tun«.

Diese Einstellungen werden durch die ersten drei Schritte herausgefordert, möglicherweise sogar bewältigt. In Schritt 4 bekommen wir ein detailliertes Verständnis dafür, wie diese Codes bestimmte Verhaltensweisen zusammenbringen und aufrechterhalten. In Schritt 5 beginnen wir uns über Dinge klarzuwerden, wie das nur durch die Verbindung mit einem anderen möglich ist.

»Wenn du durchs Leben tuckerst, in einem Job, den du irgendwie nicht magst, in einer Beziehung, aus der du dich eigentlich schon gelöst hast, isst, um zurechtzukommen, auf Facebook starrst, rauchst und fruchtlos vor dich hin fantasierst, kannst du mürrisch auf dem Fließband der unbewussten Unzufriedenheit sitzen, bis es dich in dein Grab befördert.«

Für mich stellte dieser Prozess zum ersten Mal viele meiner prägenden, aber nicht hinterfragten Glaubenssätze infrage: »Niemand versteht mich«, »Niemand liebt mich«, »Ich bin allein«, »Ich bin wertlos«, »Ich bin anders als alle anderen«, »Ich kann nicht geliebt werden«. Das ist lästiges persönliches Gepäck. Sooft ich diese Überzeugungen wiederhole, spüre ich im Bauch, wie mächtig sie sind und wie viel Trauer damit einhergeht.

Doch zurück zu dir. Gibt es Dinge über dich, die du noch nie jemandem erzählt hast? Weit zurück auf den knarrenden Böden deiner Kindheit, in deiner Einsamkeit, in den Schatten deines für dich behaltenen Denkens – Dinge, die du getan und gesagt und gedacht hast, die dich zusammenhalten und einschränken: beschämende Dinge, sexuelle Dinge, oft einsame Taten, aber manchmal auch nicht, manchmal quälende Stiche der Grausamkeit, die du geliebten Menschen zugefügt hast, oder die Momente, in denen die Realität selbst zu zerreißen schien, als sie dir in die Augen schauten und dir sagten: »Du bist ein Nichts …«? Und für einen Moment stehst du da und gewöhnst dich an den Schmerz, an den Schmerz, dass jemand so etwas zu dir sagen kann und was das über dich aussagen muss. Oder was es bedeutet, grausam zu sein, jemanden verletzt zu haben, die Stricke der Liebe zu spüren, die dich binden, sie dann zu zerreißen und um dich zu schlagen, sodass du fällst, in dich selbst versinkst, verschlungen, aber absolut allein. Und du tust, was Menschen eben tun: Du akzeptierst und passt dich an. Du baust den Schmerz in die Geschichte deiner Person ein, bis es kein Schmerz mehr ist, sondern nur noch ein weiteres Stück deiner selbst.

Ich wurde als Kind befummelt, und ich fühlte, wie ich mich verzog, wie gebogenes Glas, nicht ganz unangenehm, mir wurde ja immerhin Aufmerksamkeit zuteil, aber ich wusste, es war ein Störimpuls, wie eine Erinnerung, auf die ich wartete, wie ein Stein auf dem Weg, von dem ich wusste, dass ich nicht an ihm vorbeigehen, sondern anhalten würde, um ihn aufzuheben und mit einem unbehaglichen Gefühl in meiner Tasche bei mir zu tragen. Wege zu finden, diese übergriffige Verfehlung in mein Verständnis der

Welt einzubauen, sie in den Stoff meines Verständnisses zu nähen. »Mama ist oft krank«, »Sie sagen, ich sei schlecht«, »Mein Vater mag mich nicht«, »Ich bin nicht in Sicherheit«, »Ich mag die Schule nicht«, »Ich gehöre nicht dazu«, »Die Leute mögen mich nicht«, »Ich habe Mama krank gemacht«, »Ich bin schlecht«. Bis Schokolade und Pornos und Selbstverletzungen wie eine Zuflucht vor dem sanften, unerträglichen Schmerz erscheinen. Und auf unserem Weg sammeln wir Vertrautes an, im Gehen tut sich der Weg vor unseren Füßen auf, und wir entfernen uns immer weiter von Zuhause, bis wir zu weit weg sind, um uns daran zu erinnern, dass wir jemals ein Zuhause hatten.

Der Prozess soll erhellen, und er sollte gründlich und erschöpfend sein, aber er muss nicht repetitiv sein. Ich habe gelernt, dass ich aus einem begrenzten Raster von Verhaltensweisen, Gedanken und Gefühlen die scheinbare Vielfalt meines chaotischen Lebens abbilde und projiziere. Durch Analyse kann ich erkennen, dass dieses scheinbare Chaos meist durch ein einfaches Muster erzeugt wird.

Ich habe das unter Anleitung gemacht. Nachdem du deine Bestandsaufnahme nach bestem Wissen und Gewissen abgeschlossen hast, teilst du sie mit Gott, dir selbst und einem anderen Menschen. Das ist in der Regel deine Mentorin oder dein Guide bzw. auf jeden Fall jemand, dem du vertraust und der auf dem Weg, den du zu gehen hoffst, bereits weiter ist.

Wenn du dich an diesem Punkt des Buches noch nicht ausreichend mit einem der Themen identifiziert hast, für die es eine globale »Gemeinschaft« mit einer starken Online-Präsenz gibt – wie Alkoholismus, Drogensucht, Sexsucht, Essstörungen, Co-Abhängigkeit, Beziehungsprobleme, Rauchen, Verschuldung, Arbeitssucht, Glücksspiel, Kaufsucht, Technologiesucht –, dann wäre mein Vorschlag, jemanden aus einer dieser Bewegungen zu finden, der sich mit deinem speziellen oder eher amorphen Problem identifiziert, und diesen Prozess mit dieser Person zu durchlaufen.

Es besteht auch die Möglichkeit, eine eigene Gruppe zu gründen, basierend auf ähnlichen Umständen der Teilnehmer oder auf räumlicher Nähe. Ich glaube, ja ich bete darum, dass wir Unterstützungsgemeinschaften bilden, die alle Themen überall auf der Welt abdecken. Mögen diese Gemeinschaften die Grundlage für unsere fortschreitende soziale Entwicklung hin zu einer Gesellschaft bilden, die auf einer harmonischen Beziehung zwischen der inneren und äußeren Welt sowie auf Liebe und gegenseitiger Unterstützung basiert, bis soziale Systeme, die auf Ökonomie und veralteten Hierarchien aufbauen, obsolet werden. Ich werfe das einfach mal hier ein.

Übungen zu Schritt 4: Schreib alles auf, durch was es dir beschissen geht oder jemals beschissen gegangen ist, und lass nichts weg.

Sieh dir im Anhang unter »Das 12-Schritte-Programm« (Seite 265 ff.) die (noch unausgefüllte) Tabelle bei Schritt 4 an (Seite 274/275).

In die erste Spalte tragen wir ein, was uns geärgert hat:
Ist es eine Persönlichkeit der Politik oder ein Kind, das dich in der Schule gemobbt hat? (Das könnte sogar ein und dieselbe Person sein, obwohl ich gehört habe, dass Donald Trump in der Schule nett war.)
Was ich meine: Es könnte ein wichtiges geopolitisches Thema sein, aber auch die Tatsache, dass dich ein anderer Verkehrsteilnehmer beim Autofahren geschnitten hat.

In die zweite Spalte schreiben wir, warum wir sauer sind:
»Der Typ hat mich geschnitten«, oder: »Sie leugnen die Energiekrise«, oder: »Sie haben meine Schwester bevorzugt«, oder: »Sie haben mich missbraucht.«
Nichts ist zu groß oder zu klein. Auf meiner Stufe 4 waren beide Extreme vertreten. Eine Möglichkeit, das wirklich gründlich anzugehen, besteht darin, in eine Liste alle Leute einzutragen, an die du dich im Lauf deines Lebens erinnern kannst: im Alter von null bis fünf, von fünf bis zehn, von zehn bis fünfzehn …, bis zum heutigen Tag.
Mir fielen Dinge ein, die mich an Leuten ärgerten, die ich total vergessen hatte; all das floss in die Bestandsaufnahme ein.

In der dritten Spalte schauen wir uns an, welcher Bereich unseres Lebens von dieser wahrgenommenen (oder realen) Verfehlung betroffen ist:
Ist es der Stolz, das Selbstwertgefühl usw.?
Manche Grollgefühle betreffen alle sieben Bereiche, manche nur einen. Wenn keiner betroffen ist – was zum Kuckuck ist dann dein Problem?!

Hier sind noch einmal die sieben Bereiche – trage nur jene, die mit deinem Groll zu tun haben, in die dritte Spalte ein.

1 Stolz
2 Selbstwertgefühl
3 Persönliche Beziehungen
4 Sexuelle Beziehungen
5 Ambitionen
6 Sicherheit
7 Finanzen

In die sehr wirkkräftige, aufschlussreiche vierte Spalte wird eingetragen, inwiefern wir zu diesem Problem beigetragen haben.

1 **Fehler:** Was hätte ich hier anders machen können?

2 **Ichbezogenheit:** Habe ich heimlich egoistisch gehandelt, ohne es zuzugeben?

3 **Unehrlichkeit:** Bin ich hier aufrichtig?

4 **Selbstsucht:** Bin ich hinter einer dummen egoistischen Sache her, die ich vielleicht loslassen muss?

5 **Angst:** Welche Angst untermauert diesen Groll? Dass ich nicht liebenswert bin? Dass ich am Ende allein sein werde?

6 **Schuld:** Bin ich in irgendeiner Weise schuld daran?

7 **Mangel:** Welche »Charakterfehler« bzw. Mängel weise ich auf?

8 **Unrecht:** Habe ich jemanden geschädigt? Werde ich später jemandem Wiedergutmachung, Entschuldigungen und Entschädigungen schulden?

Nochmals, es ist nicht notwendig, zu jeder Frage etwas zu schreiben, aber du wirst feststellen, dass du selbst an dem Schmerz, den du hegst, einen Anteil hast; genau deshalb fühlst du ihn ja auch. Es geht nicht um Schuldzuweisungen (wir sind hier nicht vor Gericht!), sondern darum, eine andere Perspektive einzunehmen, mit der wir in Frieden leben können.

Nachdem du die Liste der Menschen, die du gekannt hast, und der Grollgefühle, an die du dich erinnern kannst, erschöpfend durchgesehen hast, wähle zwanzig aus, von denen du glaubst, dass sie dich definieren: familiäre Beziehungen, Liebesbeziehungen, Jobs, Situationen. Fülle für jeden dieser zwanzig Punkte die vier Spalten aus.

Offensichtlich sollten das die zwanzig Grollgefühle sein, die dir am meisten zu schaffen machen. Die Meilensteine und dominanten Koordinaten deiner Psyche.

Meiner Meinung nach und im Credo dieser 12 Schritte, so wie sie geschrieben sind, ist es entscheidend, diesen Prozess unter der Anleitung von jemandem durchzuführen, der ihn bereits abgeschlossen hat und mit dem du keine konfliktanfällige Beziehung hast, also nicht mit jemandem, in den du verliebt bist oder mit dem du ein langjähriges Geheimnis teilst oder mit dem du eine schwelende Fehde laufen hast.

5

Erzähle einer vertrauenswürdigen Person ganz ehrlich, wie beschissen es dir geht

Schritt 5: Wir gaben Gott, uns selbst und einem anderen Menschen gegenüber unverhüllt unsere Fehler zu.

Das erste Mal machte ich den fünften Schritt mit meinem zweiten Mentor. Ich begriff mich in erster Linie als Drogensüchtiger und er sich als Alkoholiker, aber das war egal – die Gefühle, mit denen wir zu tun hatten, schienen dieselben zu sein. Ich hatte fünfzig oder sechzig DIN-A4-Seiten dicht beschrieben und mit dichten Gefühlen bedeckt.

Einige der Grollgefühle, die ich aufgeschrieben hatte, waren so entsetzlich und beschämend, dass ich dachte, mir könnte nie Erlösung zuteilwerden. Andere wiederum waren so belanglos und unbedeutend, dass es mir peinlich war, mich überhaupt daran zu erinnern. Ich las eines nach dem anderen vor und gestand Gott (dem höchsten Selbst ..., dem reinen Bewusstsein ..., dem unverursachten Gewahrsein?), mir selbst und einem anderen Menschen meine Fehler, mein »Unrecht« ein.

Wir befanden uns in einem wunderschönen Haus in Malibu. Ich hatte gerade mit der Arbeit an dem Film *»Männertrip«* begonnen. Ich war aufgeregt und begeistert, aber irgendwie immer noch unzufrieden, und nach fünf Jahren, in denen ich als Sexsüchtiger vor mich hin trudelte, war ich nun bereit, mich noch mehr hinzugeben. Es war eine herrliche Umgebung, in der ich arbeitete, aber das spielte keine Rolle, denn den Großteil meiner Zeit, ungefähr vierzehn Stunden am Tag, war ich über die Seiten dieser Bestandsaufnahme gebeugt, entwirrte Erinnerungen und brachte sie zu Papier.

Ich hatte meinen Mentor gewählt, weil er ein charmanter und wortgewandter Verrückter war. Ich konnte erkennen, dass die Dunkelheit ihm nicht fremd war, und er hatte zehn Jahre mehr Erfahrung als ich. Er war ein einfühlsamer, freundlicher Mann, aber kein Weiser oder Schamane, kein in Decken gehüllter, weißäugiger, in den Bergen lebender Yogi. Nur ein Trinker, der einen Weg gefunden hatte, nicht zu trinken, einen Tag nach dem anderen. Wie ich, wie du, war er nach wie vor verrückt, aber das Programm ist keineswegs verrückt; es ist ein Plan, der aus dem Wahnsinn herausführt, für jeden, der ihm folgen will.

Ich las die Liste vor. Spalte 1: *Ich hege Groll gegen;* Spalte 2: *Der eigentliche Groll;* Spalte 3: *Wie er sich negativ auf mich ausgewirkt hat.*

Dieses Vorlesen ging für mich über das bloße rationale Verstehen hinaus. Mir selbst zuzuhören, wie ich all diese geheimen Ängste und den Hass, diese Unsicherheiten aussprach, durchbrach die isolierende Schutzhaut, in der ich gelebt hatte. Das Muster der sich wiederholenden Verhaltensweisen zu sehen, die mein Leben beherrschten, war wirklich erhellend. Ich erkannte, dass ich bereits nach einem Programm lebte.

Ein sich wiederholendes Muster ist ein Programm. Aber auch das eigentliche Bekenntnis hat eine tiefgreifende Wirkung, die am besten verstanden werden kann, wenn man zum Wortlaut des Schrittes zurückkehrt: »Wir gaben Gott, uns selbst und einem anderen Menschen gegenüber unverhüllt unsere Fehler zu.« Die Beichte brachte mich zurück zur Ganzheit meines Selbst und zur Ganzheit der Welt. Sie stärkte mich und ließ mich genesen. Die Abschottung und das Getrenntsein lösten sich auf.

Ich hatte nie zuvor erkannt, welche Rolle die Angst in meinem Leben spielte und dass viele meiner Verhaltensweisen unbewusst von Angst gesteuert wurden: Meine Angst vor Ablehnung ließ mich Beziehungen suchen, die echte Intimität ausschlossen; meine Angst vor Unzulänglichkeit und die damit einhergehende unbewusste Vorsicht und Zurückhaltung belastete auch Freundschaften mit anderen Männern; wegen meiner Angst band ich Menschen an mich, die keinen positiven Einfluss auf mein Leben ausübten. Viele der aufschlussreichen Informationen betrafen gar nicht den Drogenmissbrauch, sondern zeigten auf, wie mein Herz und meine Gefühle funktionierten.

Wenn Epiphanie die Offenbarung der Essenz ist, dann induziert dieser Prozess eine Art Epiphanie. Als ich die Codes und Muster, die mich in ständige Konflikte und Verwirrung geführt hatten, in meiner eigenen Handschrift vor mir sah, war ich erstaunt darüber, wie formelhaft das verstanden werden konnte. Ich erfuhr, dass mein Problem nicht Alkohol, Heroin, Crack, Bulimie oder Sex war, sondern ein verdrehtes System von Glaubenssätzen auf Basis von Traumata und Scham – ein System, das zur Grundlage meines unbewussten Lebensprogramms geworden war. Das war eine wirkliche Offenbarung für mich.

Das ist ein schöner Schritt. Für mich bedeutete er das Ende der Einsamkeit und Isolation, die ich immer gespürt habe und die ich immer wieder »behandeln« wollte.

Ging es dir auch so? Ein Gefühl von Wertlosigkeit und Unzulänglichkeit? Angst vor dem Tod und vor dem Alleinsein?

Als ich das erste Mal einem anderen Menschen meine Bestandsaufnahme an Fehlern, Ängsten und Hass vorlas, ließ dieser Mensch sie durch sein Mitgefühl und sein Verständnis dahinschmelzen. Abscheu vor meinem eigenen Körper. Hass auf Menschen, die ich lieben »sollte«. Scham über den Missbrauch in der Kindheit. In jedem Fall reichte er mir über den Graben des toxischen und doch ignorierten Schmerzes und der Isolation hinweg die Hand und sagte mir, es sei in Ordnung, er habe ähnliche Ängste gehabt, und er nannte direkte Beispiele.

Mit dem Durchlaufen dieses Prozesses bekundest du deine Absicht, dich zu ändern. Die Beichte hat ihren Platz in den meisten Religionen und ist natürlich das Fundament der Psychoanalyse. Freud und Jung hörten zu, wenn ihre Patienten etwas loswerden mussten, was sie ihr ganzes Leben lang als Qual empfunden hatten. In den ursprünglichen 12-Schritte-Texten wird vorgeschlagen, die Beichte mit der Person abzulegen, die dich bisher durch das Programm geführt hat, oder mit einem Geistlichen oder einer medizinischen Fachkraft. In erster Linie sollte diese Person jedoch den Geist der Übung verstehen. Ich würde nicht empfehlen, es mit einem Betrunkenen auf einer Parkbank oder einem Kolumnisten der *»Daily Mail«* zu tun; sie beißen womöglich zurück.

Mein Mentor saß da, rauchte und hörte Stunde um Stunde zu, während ich die bedrückende Last ablud. Gelegentlich kamen wir zu einem »großen Thema« – Kindesmissbrauch, die Krankheit meiner Mutter, meine Gefühle des Verlassenseins vonseiten meines Vaters, meine zwanghafte Promiskuität, schmerzhafte Liebesbeziehungen, durch Drogen verlorene Chancen –, und ich wappnete mich. Manchmal überflog ich Seiten mit belanglosen, banalen Grollgefühlen, ohne dort zu verweilen. Dann wieder ließ er mich innehalten und analysierte einen Groll, den ich nicht als besonders bedeutsam angesehen hatte; er wies auf ein Muster hin oder konnte damit etwas anfangen, ließ sich darauf ein. Nichts von dem, was ich sagte, war zu schrecklich oder zu trivial, um ihn zu schockieren oder zu langweilen, und das war die Hauptsache. Er ließ sich durchweg ein, und durch diese praktische Kommunikation geschah etwas Unerwartetes: Der Schleier des Getrenntseins, hinter dem ich mein Leben gelebt hatte, lüftete sich. Die angespannte Bindungslosigkeit, die ich immer gefühlt hatte, verschwand.

Allgemein wird Verbundenheit ja als das Gegenteil von Sucht verstanden, und mit unserem Suchtverhalten versuchen wir, diese Verbindung zu erreichen. Stell dir vor: die Glückseligkeit eines Hits oder eines Drinks oder des Sex oder des Glücksspiels oder des Essens – alles legitime Triebe, die aus dem Ruder gelaufen sind, allesamt ein Versuch, den Abgrund, die Getrenntheit des »Ichs« zu überbrücken, alles ein Versuch, diese Trennung zu überwinden.

In der Beichte liegt Demut, das Anerkennen von Mängeln und Schwächen. Mich selbst diese schändlichen Geheimnisse laut aussprechen zu hören, bedeutete, dass ich meine Mängel anerkannte. Mir wurde auch zum ersten Mal die Möglichkeit gegeben, den Katalog der Überzeugungen und Vorurteile in einen neuen Kontext zu stellen, einfach, indem ich sie einem anderen vortrug und zum ersten Mal die Worte hörte: »Ja, aber hast du das schon mal aus diesem Blickwinkel betrachtet?« Das war ein hilfreicher Schritt, um eine neue Perspektive auf meine Vergangenheit zu gewinnen, und meine Vergangenheit hatte wesentlichen Anteil daran, wer ich meinte zu sein. Es fühlte sich an, als hätte ich mich in meine eigene Vergangenheit gehackt, hätte all die falschen und giftigen Informationen aufgedeckt, mit denen ich unbewusst gelebt hatte, und dank des notwendigen Zeugen, durch die Begleitung eines anderen Mannes, die Glaubenssätze zurückgesetzt, die ich als Kind geformt und wegen meiner unnötigen Ängste nicht überarbeitet und geändert hatte.

Plötzlich konnte ich meine so belastete Kindheit akzeptieren, und sie war nicht mehr so schmerzhaft. »Meine Mutter hat ihr Bestes getan, mein Vater auch.« Ja, Menschen haben Fehler gemacht, aber das ist es, was Menschen tun, und ich muss diese Fehler ja weder horten noch zulassen, dass sie meine Wahrnehmung der Gegenwart vernebeln.

Ja, es war unrecht, dass ich als Kind missbraucht wurde, aber es gibt keinen Grund für mich, dies in der Art und Weise, wie ich meine erwachsenen Beziehungen führe, bewusst oder unbewusst wieder zu erleben. Meine Wahrnehmung der Realität, auch meine eigenen Erinnerungen, sind nicht objektiv oder absolut, sie sind eine verzerrte Darstellung und sie können verändert werden.

Es ist möglich, deinen Geist umzuprogrammieren. Nicht alleine, denn eine Tendenz, eine Gewohnheit, eine Sucht wird sich durch ihre eigene unsichtbare Dynamik immer wieder durchsetzen, wie wenn die Flut hereinrollt.

»Plötzlich konnte ich meine so belastete Kindheit akzeptieren, und sie war nicht mehr so schmerzhaft. ›Meine Mutter hat ihr Bestes getan, mein Vater auch.‹ Ja, Menschen haben Fehler gemacht, aber das ist es, was Menschen tun, und ich muss diese Fehler ja weder horten noch zulassen, dass sie meine Wahrnehmung der Gegenwart vernebeln.«

Mit diesem Programm, mit der Unterstützung von anderen und mit dieser geheimnisvollen Macht, dieser neuen Fähigkeit zur Veränderung, gewinnen wir eine neue Perspektive und ein neues Leben.

Ich lernte, dass ich mich nicht schämen musste, dass ich das Unrecht, das ich angerichtet hatte, wiedergutmachen konnte, dass ich die Angst, vor der ich immer geflohen war, ansprechen konnte, dass ich meine Gefühle der Wertlosigkeit einer Neubewertung unterziehen konnte.

Warum habe ich mich entschieden, so lange in einer strafenden Version der Realität zu leben? Weil ich mir nicht bewusst war, dass es eine Wahl gibt, und ich nicht bereit war, die Arbeit zu erledigen.

Aber wenn du darüber nachdenkst, ist jede Version einer persönlich verfassten Realität höchst verdächtig, weil wir selten die kosmische Weite, in der wir leben, und die mikroskopische Gnade, die uns durch das Leben trägt, in Betracht ziehen. Ich wache nicht morgens auf und denke: »Wow, ich bin auf einem Planeten in der Milchstraße, im unendlichen Raum, beschenkt mit Bewusstsein, das ich mir nicht selbst verliehen habe, mit Sprache, mit einer Lunge, die atmet, und einem Herzen, das schlägt; nichts davon habe ich mir selbst gegeben. Ich verstehe nichts von den Großen Mysterien, weiß nur, dass ich geboren wurde und sterben werde, aber weiß nichts von dem, was auf beiden Seiten dieses kurzen materiellen und individualisierten Ausrutschers in der grenzenlosen Weite der Ewigkeit ist, und ich fühle, ich fühle Liebe und Schmerz, und ich habe Sinne, was für ein herrliches Geschenk! Ich kann in Beziehung treten und etwas erschaffen und anderen dienen, oder ich kann mich in Sinnlichkeit und Lust verlieren. Was für ein phänomenales Mysterium!«

An den meisten Tagen wache ich einfach auf, fühle mich ein wenig ängstlich und schlage einen feierlichen, schmalen Pfad des Überlebens, des Zurechtkommens ein. »Ich werde versuchen, nicht nach meinem Smartphone zu greifen, sobald ich mich rühre, und nicht wie ein unartiger Hund am Tisch um irgendeinen digitalen Leckerbissen betteln, einen Happen der Anerkennung – eine SMS würde schon reichen.«

Durch den Prozess der Bestandsaufnahme habe ich gelernt, dass es möglich ist, in mein Denken einzugreifen, und dass ich eine Wahl habe. In der Vergangenheit führte ein lüsterner Gedanke zu einer lüsternen Handlung. Durch die Bestandsaufnahme und den Austausch habe ich eine Perspektive gewonnen; meine Gedanken sind eigentlich die erste Schicht der »Außenwelt«. Ich bin nicht meine Gedanken. Ich beobachte meine Gedanken. Wenn ich also an einem guten Tag anfange, über Sex nachzudenken, erkenne ich es früh genug, um eine Entscheidung zu treffen. »Will ich wirklich diese Straße entlanggehen? Diesen Boulevard, von Bäumen gesäumt, die voller Äpfel alter Versuchungen hängen? Wird das gut für mich sein? Oder sollte ich meinen Atem beobachten, langsamer werden, zum Telefon greifen und jemandem, dem ich vertraue, mitteilen, dass mein Verstand, mein frecher kleiner Verstand, im Begriff war, mein Leben für fünfzehn Minuten lauen Vergnügens von einer Klippe zu stürzen?«

Die Beichte, so scheint es, ist in den meisten Kulturen ritualisiert und anerkannt. Die Version der Beichte, die in Schritt 4 und Schritt 5 praktiziert wird, ist funktional, modern und verbunden. Die Unvermeidlichkeit des Irrens, das Dilemma, dass alle, die in einem fleischlichen Körper leben, jähzornige Triebe und Verlangen haben … Ich lud alles ab und lernte mich besser kennen. Ich wusste, was ich war und was ich nicht war. Ich wusste, es war in Ordnung, unvollkommen zu sein, und dass ich in meiner Unvollkommenheit liebenswert war, heilig, ganz, vollständig und perfekt, frei von Konflikten und Widersprüchen.

Für ungefähr eine Stunde.

Dann flog mein Mentor zurück nach England, und der Immobilienmakler, der uns das Haus für eine Woche vermietet hatte, rief an und teilte mit, dass ein Paar, welches das Haus für eine Hochzeit nächste Woche gebucht hatte, kommen und sich umsehen wollte. Eigentlich durchaus zumutbar, könnte man meinen, doch sicherlich nicht für jemanden, der gerade in Schritt 5 eine Reinigung der Seele erlebt hatte. Weißt du, was ich dem Makler sagte? »Sie können niemanden hierher bringen. Ich habe das Haus gemietet, um meine Ruhe zu haben, und genau das werde ich haben. Ich werde die Tore verbarrikadieren, und wenn ich den Summer höre, werde ich alle Ziegen und Hühner freilassen (es gab Ziegen und Hühner) und den Platz unter Wasser setzen.« Der Immobilienmakler war so verzweifelt, dass er (ich hoffe, es war ein Er) den Sheriff von Malibu anrief (kann es jemals einen weniger bedrohlichen Gesetzeshüter gegeben haben?), und ich musste vom Grundstück geschmuggelt werden, um mich in einer Strandkabine zu verstecken, bis die ganze verrückte Angelegenheit vorbei war.

Du siehst also, ich bin immer noch ziemlich menschlich, ziemlich fehlerhaft, aber zumindest war ich in der Lage, den Makler in meine nächste Bestandsaufnahme aufzunehmen, und ich konnte klar erkennen, welche »Charakterfehler« aufgeflogen waren und diese ganze unglückliche Angelegenheit verursacht hatten. Ich habe mich immer noch nicht bei den Ziegen und Hühnern entschuldigt.

Das letzte Mal, als ich Schritt 5 machte, war die Sache überschaubarer und kontrollierbarer. Ich bestimmte zwanzig Grollgefühle, die für meine Probleme charakteristisch waren, und las sie drei verschiedenen Personen vor. Da ich seit vierzehneinhalb Jahren am Genesen bin, kenne ich eine Menge Leute, die damit noch mehr und noch länger Erfahrung haben. Im reinsten (und – nach Dutzenden von Übersetzungen und Wiederholungen – wahrscheinlich immer noch besten) *»Blauen Buch«* der Anonymen Alkoholiker wird vorgeschlagen, deinen Schritt 5 mit einem Arzt, einem Geistlichen oder einem Fremden zu machen. Das klingt für mich etwas exzentrisch, und womöglich verschwendest du so einen hart erkämpften Hausarzttermin. Wichtig ist, dass es jemand sein sollte, der den Geist dessen versteht, was du tust, nämlich dein wahres, bisher verborgenes Selbst auf eine Art und Weise freizulegen, die keinen Raum für Selbsttäuschung oder die Täuschung von jemand anderem lässt. Ich würde jemanden empfehlen, der bereits ein 12-Schritte-Programm durchlaufen hat oder sich ernsthaft für eine andere Ideologie engagiert. Wenn ich eine bekannte Person auswählen müsste, wäre es Oprah, Eckhart Tolle oder der Dalai Lama. Aber im Grunde wäre jeder mit einem 12-Schritte-Programm in Ordnung. Gib jedoch keinesfalls deine tiefsten emotionalen Geheimnisse jemandem preis, der dich nicht mag oder zu sehr liebt.

Es gibt drei Punkte der Verbindung. Wir müssen uns mit unserem geerdeten und gewöhnlichen Selbst verbinden, einem grundlegenden Selbstgewahrsein. Wir brauchen ebenso eine Verbindung zu einem höheren Selbst, einem stillen, allgegenwärtigen Gewahrsein im Inneren, das man auch als Gott bezeichnen könnte. Aber wir müssen uns auch mit anderen Menschen verbinden.

Wenn du so bist wie ich, ist das problematisch. Ich habe das Leben unter Menschen nie als einfach empfunden. Lieber liege ich auf dem Bauch wie 1980 und schaue mir *»Krieg der Sterne«* an oder liege auf dem Rücken und nehme Heroin oder verliere mich in einer Wildnis von mir unvertrauten Gliedmaßen und suche Gott in den Gesichtern von Fremden. Dieser Tage habe ich jedoch viele Seitenverbindungen mit Männern und Frauen, anderen Männern und Frauen wie mir, die diesen Zustand teilen. Ich weiß, dass ich alleine nicht in der Lage wäre, clean und mit diesem neuen Weg verbunden zu bleiben. Alleine kehre ich immer wieder in die vertraute Ichbezogenheit und dann in die Selbstzerstörung zurück. Ich muss in Gruppen sein. Ich muss einer von vielen sein, ein Mitglied einer Gemeinschaft. Nichts an meiner äußeren Erscheinung oder meinem bewussten Verhalten zeigt dies, weder mein Haarschnitt noch die Art und Weise, wie ich meinen Lebensunterhalt verdiene: Einsamkeit, Isolation und Individualismus sind mein inneres Credo gewesen.

Obwohl man dieses Programm alleine durchlaufen kann – zum Beispiel, indem man es isoliert, in einer Zelle, durcharbeitet, falls das die einzige Option ist –, erfordert echte Veränderung und Wachstum eine Verbindung mit anderen. Gibt es ein Selbst ohne Dialektik? Wer sind wir, wenn wir allein sind? Wir leben in unseren Beziehungen. Ich muss zu einer Gemeinschaft gehören.

Als ich das erste Mal Schritt 5 machte, fühlte ich, wie das Aquarium der Isolation zerbrach. Wenn ich anderen Männern zuhöre, wie sie ihre Bestandsaufnahmen vorlesen, detaillierte Berichte über ihren Schmerz und ihre Scham, fühle ich meine Liebe zu ihnen fließen. Ich fühle eine warme Verbindung zu ihnen, meine angeborene Neigung zur Selbstbesessenheit lässt nach. In diesen Beziehungen, die auf gegenseitiger Verletzlichkeit und der Bereitschaft zu gegenseitiger Hilfe aufbauen, werde ich eingeladen, unerforschte Aspekte meiner selbst zu erforschen. Wir leben in einer Gesellschaft, in der wir alle, als Individuen und als Nationen, um Ressourcen konkurrieren. Uns wird gesagt, das sei eben das Wesen der Natur. Meine Natur kann das nicht lange aushalten. Ich werde zu einsam, eingeschlossen in meiner Haut.

Ich bin ein anderer Mensch mit den Menschen, die mir kostenlos Rat geben. Ich sage zu ihnen: »Ich komme nicht damit klar, ich zu sein, in einer Beziehung zu sein, bei der Arbeit zu sein, zu sein.« Sie führen mich mit ihrer Erfahrung und diesem Programm aus der Illusion des Getrenntseins und des Elends heraus und zurück in die Verbundenheit. Als meine letzte große Romanze in Flammen aufging und ich vor dem Inferno flüchtete, auf der Suche nach Trost und Frieden, wandte ich mich an diese Gemeinschaft, die sich um die uns allen gemeinsame Wunde versammelt hatte.

Sooft ich mich wieder auf die materielle Welt als potenzielle Quelle des Glücks einlasse, kann ich zu ihnen zurückkehren, wenn sie versagt. Ich glaube zu wissen, was Religionen mit Götzendienst meinen; wenn ich etwas anderes als meine Verbindung zu mir selbst, zur Natur und zu anderen zu meinem »Götzen«, meinem Symbol des Göttlichen mache, gerate ich in Schwierigkeiten. Nimmt man den Bombast weg, das Gefühl, dass diese Erlasse von einer lila Wolke herabgebrüllt werden, klingt »Verstrick dich nicht zu sehr in Beziehungen oder Geld« wie etwas, das von Oma oder Opa kommen könnte. Ich neige dazu, diese Dinge zu meiner Rettung zu machen.

Bevor ich mich diesem Programm anschloss und mich von anderen Menschen leiten ließ, die diese Prinzipien nutzten, bestand mein Modus Operandi darin, entweder in einer schwindelerregenden und alles verzehrenden Romanze zu sein oder durch unaufhörliche Promiskuität abgelenkt zu werden. Das war mein Weg, mit der Intensität der Gefühle umzugehen, die ich erlebe. Das Programm bietet eine Technik, um diese Intensität zu bewältigen, entweder durch mehr Gelassenheit oder indem diese Intensität in eine weniger schädliche Richtung gelenkt wird.

Als die Beziehung nicht mehr erfolgreich mit solch intensiven Gefühlen zurechtkam und sie in eine Art Wahnsinn überschwappte, waren die Menschen da, mit denen ich dieses Programm durcharbeite. Als ich späte nächtliche Anrufe von seltsamen Orten aus tätigte, den Orten, an denen man sich nach einem nächtlichen Konflikt wiederfindet (Lobby eines bizarren Landhotels), war mein Kumpel James da, um mich zu überreden, nicht aus dem Fenster zu springen. Also nicht im wörtlichen Sinne. »Hey, Kumpel, es hört sich nicht so an, als würde diese Beziehung funktionieren. Willst du darüber reden?«

Als ich die Trümmer des Rendezvous Revue passieren ließ, sprach Jimmy mit mir über schwierige Beziehungen, die er erlebt hatte, ließ mich die vorangegangenen Monate aus einem neuen Blickwinkel betrachten und wies mich liebevoll darauf hin, was ich falsch gemacht hatte. Das Wichtige dabei war seine Feststellung, dass die Beziehung auf der Grundlage einer falschen Prämisse begonnen worden war.

Durch die Bestandsaufnahme und das Gespräch konnten wir sehen, wie ich mich gewohnheitsmäßig in Liebesabenteuer stürzte und eskapistischen Trieben nachgab, anstatt eine geerdete, häusliche Beziehung anzustreben. Wie die meisten von uns sah ich früher die romantische Liebe als letztes Refugium einer göttlichen Absicht und Anbetung. Ich dachte, dass eine Frau mich retten könnte: die Traumfrau, die Eine, meine wahre Liebe.

Diese Form der Vergötterung beruht auf jahrhundertelanger Verehrung der romantischen Liebe, aber die Vorstellung, dass ein anderer Mensch uns »ganz machen« kann, baut auf der Annahme auf, wir seien unvollständig, unzulänglich, fehlerbehaftet. Wie ich herausgefunden habe, reitet meine Sehnsucht gerne auf der Welle der romantischen Liebe. Sie ist besser auf eine Vereinigung mit dem höheren Selbst ausgerichtet und auf den ernsthaften Versuch, sich mit allen Menschen liebevoll zu verbinden. Das nähre ich in der Gesellschaft von Süchtigen. Wenn Süchtige sich als Gruppe treffen – egal, welcher Sucht sie anhängen –, kommen sie zusammen, weil sie Hilfe brauchen und davon ausgehen, dass es Hoffnung gibt. Wie ein Stamm, dessen Initiationsritus auf einer gemeinsamen Wunde beruht, kommen die Menschen in diesen Bewegungen zusammen und tragen die gleiche Narbe. Wir müssen mehr Gemeinschaften wie diese auf der Basis unserer gegenseitigen Bedürfnisse aufbauen.

Ich komme oft kämpferisch und mürrisch zu einer 12-Schritte-Selbsthilfegruppe, aber wenn ich anderen Menschen zuhöre, die ehrlich über ihren Schmerz reden, spüre ich, wie die schützenden Mauern fallen. Ich habe diese Gruppen auf der ganzen Welt besucht und mich mit Menschen verbunden, die ich auf den ersten Blick für eine andere Spezies halten würde.

Wenn ich an die Solidarität denke, die ich in diesen Gruppen spüre, habe ich ein anschauliches Bild, das immer wiederkehrt. Stell dir vor, du gehst eine belebte Straße in der Stadt entlang, die übliche Parade von mürrisch starrenden Gesichtern, die anonymen Menschen, an denen wir gerne vorbeigehen. Oder wenn du in öffentlichen Verkehrsmitteln sitzt, und alle Passagiere sind blass, lesen in irgendeinem Käseblättchen oder ziehen sich so ein grässliches Sandwich rein, und nur ein terroristischer Anschlag könnte diese Menschen zusammenbringen. In diesen Gruppen, die Menschen aufgrund gegenseitiger Bedürfnisse besuchen, ist es so, als ob du auf diese anonymen Menschen in der U-Bahn oder auf der Straße zugehen könntest und sie sich dir zuwenden, dich anblicken und offen sagen, was sie auf dem Herzen haben: »Ich fühle mich in meiner Ehe gefangen«, »Ich bin nie darüber hinweggekommen, missbraucht worden zu sein«, »Ich bin einsam.« Wenn diese stillen und allgegenwärtigen Wahrheiten ausgesprochen werden, ist die Welt nicht mit Fremden und grauen Gesichtern bevölkert, denn ich kann nicht anders, ich muss die Menschen, die den Schmerz kennen, den ich fühle, einfach lieben. Auch wenn die Melodie unterschiedlich klingt, wenn ich Menschen ehrlich sprechen höre, weiß ich, dass die Noten, die sie in ihrem Herzen hören, die gleichen sind, die ich in meinem Herzen höre. Dass jenseits der unterschiedlichen Sprache die gemeinsame Wurzel der Sprache ist.

Ich betreue da so ein paar Jungs, bin ihr Mentor. Ich kenne das. Sie rufen mich an, um über ihre Probleme zu sprechen. Ich kenne das. Und losgelöst von der neurologischen Fuge des »Selbst« und geführt vom Plan dieses Programms, kann ich klar sehen, welchen Weg sie einschlagen sollten, und ich kann ihnen helfen. Während ich mir selbst zuhöre, wie ich ihnen sage, dass sie »loslassen« oder »meditieren« oder »ehrlich sein« oder »dankbar sein« sollen, erkenne ich natürlich, dass die universelle Wahrheit der einfachen Weisheit auch für meine Probleme gilt. Ihre Dankbarkeit hilft meinem Selbstwertgefühl: »Ich kann nicht so wertlos sein, wie ich mich manchmal fühle, wenn diese Menschen so viel Vertrauen in mich haben.«

Wenn ich also von den Wechselfällen des gewöhnlichen Lebens durchgerüttelt werde, finde ich mich aufgehoben in den positiven Verbindungen, die ich mit anderen auf der Basis einer geteilten Wunde und freiwilliger Hilfe aufgebaut habe. Wir erwarten voneinander nichts anderes als Wahrheit und Unterstützung. Diese Verbindungen bedeuten, dass ich nicht nur in einer Welt lebe, die durch Wettbewerb und Kommerz geprägt ist. Ich habe Verbindungen, die, in Ermangelung eines besseren Wortes, spirituell sind. Mit der immer größeren Beliebtheit und Bekanntheit dieses Programms und der inzwischen verfügbaren Technologie können wir jeden erreichen.

Mein Freund Kevin Cahill, der jahrelang *Comic Relief* leitete, erzählte mir von einer Selbsthilfegruppe für Frauen in einem indischen Slum, wo über Missbrauch in der Ehe diskutiert wurde und darüber, wie man ihn überleben und sich davon befreien kann. Wie er erzählte, sprach eine Frau davon, wie sie ihren Mann konfrontierte und ihm ihre durch seinen Missbrauch ausgelösten Gefühle mitteilte; er weinte und versprach, sich zu ändern. Ob er das tun wird oder nicht, ist Spekulationen überlassen, aber Kevin sagte, dass die anderen Frauen inspiriert und sehr interessiert waren. »Wie hast du das gemacht? Was hat er gesagt?«, fragten sie. Bei seinen Worten staunte ich darüber, wie für Menschen in extremeren Umständen, als die meisten von uns je kennenlernen werden, die Prinzipien von Gemeinschaft und Unterstützung am Werk waren.

Ich habe das Gefühl, dieses Programm ist eine Alltagsphilosophie, die immer versucht, zur Welt zu kommen – ein einfacher Weg für uns alle, um mit uns selbst und miteinander in Beziehung zu treten, um mit den Bedingungen unseres Lebens und unseres Sterbens zurechtzukommen.

Wenn mich meine Krankheit heimsucht, erscheinen mir die Einsamkeit und Hoffnungslosigkeit real. Eine der ersten Maßnahmen, die ich ergreifen kann, um sie zu lindern, besteht darin, auf einen anderen Süchtigen zuzugehen. Ich besuche weiterhin Selbsthilfegruppen, weil ich ständig daran erinnert werden muss, dass mein Zustand, unbehandelt, zu sehr destruktiven Verhaltensweisen führt, aber noch wichtiger ist, dass meine Gefühle der Verzweiflung eben nicht nur mir allein vorbehalten sind und dass sie vorbeigehen. Dass ich nur ein weiteres menschliches Wesen bin, das mit dem Leben zurechtzukommen versucht.

Wenn wir alle das Gefühl haben, wir seien allein – wie allein sind wir dann eigentlich? Wenn wir uns alle wertlos fühlen – wer ist dann die Währung, an der unser Wert gemessen wird? Vielleicht ist dieses Programm ein persönliches und soziales Werkzeug, das ein Licht auf die Wahrheit wirft, die religiöse Menschen schon lange kennen und Physiker nachgewiesen haben: Alle Energie, die jemals existiert hat, hat immer existiert und wird immer existieren. Form und Getrenntsein sind vergänglich. Wir sind alle eins.

Übungen zu Schritt 5: Erzähle einer vertrauenswürdigen Person ganz ehrlich, wie beschissen es dir geht.

Bevor du diesen Schritt unternimmst, stelle dir die folgenden Fragen:

- ☒ **W**ar ich bei dieser Bestandsaufnahme vollkommen ehrlich?
- ☒ **B**in ich mir über die Motive hinter meinem Verhalten im Klaren?
- ☒ **B**in ich wirklich ganz nach innen gegangen und habe darum gebeten, dass die Wahrheit ans Licht kommen möge?
- ☒ **B**in ich offen für eine neue Wahrheit?
- ☒ **B**in ich bereit, die volle Verantwortung für meine Gefühle, Wahrnehmungen und Verhaltensweisen zu übernehmen?
- ☒ **B**in ich bereit, das innerste und bisher verborgene Wesen meiner selbst einem anderen Menschen vollständig zu offenbaren?

Die von uns gewählte Person sollte selbst diesen Prozess durchlaufen haben und an unserem Leben kein anderes Interesse haben als den Wunsch, uns zu helfen.
Wenn du niemanden kennst, gehe zu einer 12-Schritte-Gruppe, die sich am ehesten mit deinem spezifischen Thema beschäftigt. Besuche diese Selbsthilfegruppe, bis du dich dabei wohlfühlst, jemanden zu fragen.

Es ist gemeinhin akzeptabel, deine Bestandsaufnahme mit einem Geistlichen deiner Wahl, einem medizinischen Fachmann bzw. einer Fachfrau oder sogar einem fremden Menschen zu teilen. Das erscheint mir verrückt.

Ich habe es immer nur mit jemandem gemacht …

☒ **d**er das selbst bereits durchgemacht hat;
☒ **d**em ich Respekt und Vertrauen entgegenbringe (na ja, offensichtlich traue ich eigentlich niemandem, das ist ja eines meiner Probleme, aber ich bin bereit, es zu ändern);
☒ **v**on dem ich nichts weiter erwarte.

Leute, die für mich Meister des fünften Schrittes sind, sagen, es sollte nur zwei Stunden dauern; deshalb werden zwanzig Grollgefühle, wenn sie gründlich durchgearbeitet werden, ein klares Bild unserer Muster und Probleme sowie der Bereiche, die Veränderung benötigen, liefern.

Meine Schritte 4 und 5 zeigten dies auf: Während ich in meiner Sucht stecke, bin ich egoistisch und egozentrisch und denke, alle meine Probleme würden gelöst, wenn mir Ruhm und Ehre, Geld, Macht, Lob und Sex zuteilwerden. In dieser Verfassung halte ich mich für eine Art Gott/Jesus/Dschingis Khan/wahnsinnigen Diktator. Und mir wurde klar, dass ich mit dieser Welt und ihren Bewohnern nicht zurechtkomme, solange ich nicht eine Verbindung zu einer größeren Machtquelle habe, als mein Ego sie bieten kann.

Als ich die Details des Traumas, das ich erlebt hatte, und die Scham, die ich immer noch fühlte, eingestand, als ich die Dinge offenbarte, von denen ich dachte, ich würde sie nie jemandem erzählen, fühlte ich Erleichterung. Auch meine Hoffnungslosigkeit, meine Gebrochenheit und mein Bedürfnis nach tiefer Veränderung musste ich anerkennen.

Durch das Mitgefühl und die Liebe der Menschen, mit denen ich mich austauschte, erfuhr ich die Kraft und Macht dieser Prinzipien sowie reale Vergebung und Erlösung. Ich fühlte mich bereit, nicht nur mein offensichtliches Suchtverhalten zu ändern, sondern auch die Muster, Gedanken und Gefühle, die ihnen so lange zugrunde gelegen hatten.

Frage dich:

☒ **W**arum unternehme ich Schritt 5?

☒ **W**arum führe ich das mit der von mir gewählten Person durch?

☒ **W**as ist die Aufgabe bzw. Funktion von Schritt 5?

6

Gut, das hat eine ganze Menge beschissener Muster offengelegt. Möchtest du damit aufhören? Ganz im Ernst?

Schritt 6: Wir waren völlig bereit, all diese Charakterfehler von Gott beseitigen zu lassen.

Bei diesem Schritt geht es um Heilung. Als ich mir das letzte Mal den Knöchel verstaucht habe, bin ich einfach nur dagesessen und habe mit den Fingern getrommelt, während sich eine unsichtbare Kraft ganz ungebeten um meine Genesung gekümmert hat.

Wäre ich der Einzige, dem so etwas passiert, würde ich nackt im Brunnen von Lourdes tanzen. Aber warum sollte ich mir die Mühe machen, nach Lourdes zu pilgern, wo sich doch mein Knöchel auf wundersame Weise selbst heilt? Ich erwarte eigentlich, dass der Heilungsprozess auf einer anatomischen Ebene stattfindet. Und wie ich weiß, findet er auch auf emotionaler Ebene statt; mein zerbrochenes Herz hat sich schon tausendmal wieder zusammengefügt.

Ich bin mir bewusst, dass die Heilung physiologisch durch bestimmte Maßnahmen noch besser verläuft: Ruhe, gute Ernährung, Medikamente. Das erwähne ich nur, um noch einmal eine Brücke von der Rationalität zur metaphysischen Welt zu schlagen.

Doch eigentlich sollten wir uns auf das fokussieren, was wir kontrollieren können, nämlich unsere vollkommene Bereitschaft; wir sind *völlig bereit* geworden.

Im Lauf der Schritte 4 und 5 haben wir einige unangenehme und schmerzhafte Verhaltensmuster und Gefühlsweisen identifiziert. Schritt 6 erfordert nun unsere Bereitschaft, sie zu verändern und zu akzeptieren, dass sie nicht funktionieren. Im Grunde ist das offensichtlich; doch als mir klar wurde, welche Rolle der Charaktermangel »Wollust« in meinem Leben spielte, war ich eben noch nicht bereit, das aufzugeben, sondern versuchte ihn weiterhin zu rechtfertigen: »Das ist doch etwas ganz Natürliches«, »Es macht Spaß« etc.

Aufschluss gibt in diesem Zusammenhang die Frage »Wo bin ich im Unrecht?« im Rahmen der vierten Spalte von Schritt 4. Worin bestehen unsere Mängel oder »Charakterfehler«? Ich fand das folgende Zitat aus dem Buch *»Serenity – A Companion for Twelve Step Recovery«* sehr hilfreich:

»In der Regel haben die meisten Charakterfehler mit einem Ungleichgewicht im Ausdruck und in der Erfahrung unserer grundlegenden menschlichen Bedürfnisse zu tun. Zum Beispiel sind Sexualität und Ehrgeiz nichts Schlechtes, solange wir mit diesen Trieben keine unausgewogenen oder co-abhängigen Erfahrungen machen.

Wenn wir süchtig nach Sex sind oder vor lauter Ehrgeiz zum Workaholic werden, sind diese Ausdrucksformen zu Schwächen geworden, die wir entsprechend angehen müssen. Unsere Gebete im sechsten Schritt würden nicht lauten: ›Mach mich asexuell‹, oder: ›Nimm meinen Ehrgeiz weg.‹ Vielmehr könnten wir beten: ›Gewähre mir einen gesunden Ausdruck meiner Sexualität‹, oder: ›Lenke den Ehrgeiz so, dass er sowohl mein Privatleben als auch mein Arbeitsleben verbessert.«

Der Einfachheit halber wollen wir dieses Gebet als einen Versuch betrachten, eine Bitte an den höchsten Aspekt deines Seins zu richten, egal, ob du ihn als etwas Persönliches oder etwas Unpersönliches ansiehst. In den Beispielen, die ich verwendet habe, nämlich meinen kindlichen Groll gegen meine Mutter oder einen aktuellen Groll gegen meine Freundin, würden die »Mängel« in der vierten Spalte Folgendes beinhalten:

- Selbstmitleid
  (Ich armer Kerl)
- Ichbezogenheit
  (Meine Gefühle sind das Wichtigste auf der Welt)
- Egoismus
  (Wen kümmert schon die andere Person?)
- Gier
  (Ich will mehr, obwohl ich schon so viel habe)
- Wollust
  (Fehlgeleiteter sexueller Trieb)
- Neid
  (Ich will, was andere haben)
- Eifersucht
  (Ich will nicht, dass andere mir das nehmen, was mir gehört)
- Stolz
  (Ich muss gemäß meinen selbst definierten Vorgaben behandelt werden)
- Intoleranz
  (Ich finde, Menschen sollten besser sein)
- Ungeduld
  (Beeil dich und mach es auf meine Art)
- Faulheit
  (Lass mich bloß in Ruhe damit)
- Arroganz
  (Sei gefälligst mehr so wie ich)
- Unehrlichkeit
  (Mit meinem Narrativ möchte ich für mich Vorteile herausholen)

Nachdem wir diese Schwächen im Rahmen unserer Bestandsaufnahme identifiziert haben, müssen wir eine Entscheidung treffen: Wollen wir weiterhin innerhalb dieser Muster agieren oder über sie hinauswachsen? Niemand will unglücklich sein, aber nur wenige Menschen sind bereit, die nötige Arbeit zu leisten, um eine Veränderung herbeizuführen.

Ich glaube, wir akzeptieren unser Leiden und versuchen einfach, es mit äußeren Mitteln zu bekämpfen. Selbst wenn wir die Wollust als einen »Charakterfehler«, eine negative und problematische Eigenschaft erkannt haben, werfen wir sie nicht automatisch über Bord. »Lust ist etwas ganz Natürliches, ich habe ein Recht auf Lust; wenn sie mehr Sex mit mir hätte, würde ich mir keine Pornos anschauen« – all diese Rechtfertigungen stehen der Veränderung im Weg. Indem wir unser Elend rechtfertigen, binden wir uns erneut daran.

Die Odyssee der Genesung beginnt ernsthaft, wenn wir bereit sind, uns wirklich zu ändern. Wir suchen uns nicht einfach ein neues Objekt für unsere Sucht, sondern werden *vollkommen bereit, Gott all diese Charakterfehler beseitigen zu lassen.*

Gestern hatte ich ein unkompliziertes und, wie viele vielleicht denken, angenehmes Treffen mit einem Theaterregisseur und einer Schauspielerin. Meine Freundin, die mit unserem ersten Kind schwanger ist, brauchte das Auto. Du kannst dir vorstellen, wie sie durch die Bedingung »Schwanger mit unserem ersten Kind« automatisch Anspruch auf das Auto hatte – und du hast Recht, das hat sie, und selbst ich habe das irgendwann eingesehen, und das sogar, ohne dass man es mir erst sagen musste, so wie ein etwas trotteliger König Salomon: »Ich erkläre hiermit, dass du, meine Lebenspartnerin und Mutter meines Babys, in einer Fifty-fifty-Entscheidung das Auto bekommen sollst.«

Ich überlegte erst, ob ich das Auto in zwei Hälften teilen sollte, um zu sehen, wessen Liebe zum Auto heftiger und echter war. Tatsächlich erkannte ich schnell und unaufgefordert, dass ich ihr in dieser Situation das Auto überlassen sollte, und ich kotzte fast vor stiller Selbstaufopferung, als ich kapitulierte.

Nachdem sie weggefahren war, stellte ich fest, dass ich Dinge wie Schuhe und mein Portemonnaie im Auto vergessen hatte.

»All diese Rechtfertigungen stehen der Veränderung im Weg. Indem wir unser Elend rechtfertigen, binden wir uns erneut daran.«

Also nahm ich ein Taxi statt des geplanten Zuges nach London und quatschte den muslimischen Fahrer voll; erst drängelte ich ihn ungeduldig zur Eile, dann wollte ich mich dafür mit einer Unterhaltung über die bevorstehende Elternschaft entschuldigen, wobei ich das Gespräch wie immer auf Gott lenkte. Dies ist ein Aspekt meines Programms und natürlich auch ein Aspekt meiner Krankheit.

Nachdem ich Adnan erst einmal dazu angehalten habe, nicht auf sein Handy zu schauen oder herumzutrödeln, sondern sich zu beeilen, während ich auf dem Rücksitz kalten Haferbrei esse, wird mir nach und nach bewusst, wie sinnlos meine Ungeduld ist: eine Schwäche und eine Konstante meines Charakters, die darauf hinausläuft, dass ich denke, alles sollte schneller gehen, als es der Fall ist – eine seltsame Denkweise, so eine innere Schablone dafür zu haben, wie die Welt sein sollte, und dann zu versuchen, die äußere Welt durch lapidare Kommentare in Adnans Ohrloch damit in Einklang zu bringen; auf jeden Fall ist es eine merkwürdige Philosophie.

Ich vermute mal, ich stehe vor allem unter zu viel Adrenalin und brauche einen Moment, um »runterzukommen«, außerdem habe ich Hunger, und während sich diese Umstände auf der materiellen Ebene ändern, öffne ich mich für die sekundäre, aber wichtigere Realität, nämlich dass Adnan und ich zwei Männer in einem Auto im unendlichen Raum auf der M4 Richtung London sind; dass das Leben ein Lichtblitz in einer scheinbar unendlichen kosmischen Dunkelheit ist; dass das Leben ein Wunder ist, eine Rarität, und wir hier an diesem unfassbaren Mysterium teilhaben.

Schließlich kommen wir – alles in allem auch gar nicht so langsam – am Proberaum im Südosten Londons an. Inzwischen habe ich mich fröhlich mit Adnan unterhalten, ohne jemals direkt zu ihm zu sagen: »Hey, auch wenn ich ein postsäkularer, wohlhabender weißer Mann bin und du ein muslimischer Taxifahrer, der hier in einer Lokomotivkapsel gefangen ist, sind wir in unseren grundlegendsten Trieben und unseren höchsten spirituellen Ambitionen doch vereint«, obwohl das sehr wohl die unterschwellige Botschaft meiner Worte ist. Und ich gehe hinein, ganz auf Geheiß der wirbelnden Bedingungen und der wurzellosen Ablenkung, zu der ich neige, wenn ich telefoniere und pinkeln muss und eine Müslischale und einen Löffel von zu Hause mitbringe, hinein in die Werbeagentur, in die mich die Sirenenfrauen kichernd locken – sobald ich an diesem unfreiwilligen Zielort bin, benutze ich die Toilette und staune über die Jugend. Sie scheinen in dieser idealisierten Version einer Londoner Werbeagentur eher für eine Rolle gecastet als angestellt zu sein. Sie spielen buchstäblich Tischfußball und trinken Flaschenbier in ihrem Büro im Loft-Stil, und in einer Ecke spielen ein paar korrekt pigmentierte Schönheiten an einer Spielekonsole. Was ist ihre eigentliche Arbeit?, frage ich mich.

Es ist eine Kreativagentur für Werbung; diese Leute entwickeln Konzepte für große Marken. Das heißt wohl, sie denken sich attraktive Geschichten und Symbole aus, um Objekte begehrenswert erscheinen zu lassen, auch wenn das rational betrachtet nicht so ist. Attraktiv auf eine Art und Weise, die prickelnd trügerisch ist. Ich bin nur etwa hundert Sekunden da drin und auch nur, weil ich einen Wiedererkennungswert habe, und während ich da drin bin und immer noch mit meinem Kumpel telefoniere, scanne ich die Umgebung nach etwas ab, an dem ich mich festhalten kann, nach etwas, das wirklich einen Sinn hat, nicht wie ein Mensch, der ertrinkt, nur wie ein Mensch, der dahintreibt. Sie sind so schön, denke ich immer wieder. Wir sind in Southwark, also war dieses Gebäude vor hundert Jahren eine stinkende Gerberei. Hast du jemals Leder an irgendeinem Punkt der Verarbeitung gerochen, und nicht erst zum Schluss, wenn du dir das köstliche, kostbare Stück um die Schultern drapierst? Es stinkt furchtbar. Nicht unbedingt nach Tod, sondern nach etwas viel Schrecklicherem. Vielleicht nach nicht gelebtem Leben? Ich weiß es nicht.

Also gehe ich hinaus in dem Wissen, dass es dort nichts für mich gibt, nur junge Frauen, die, wie ich weiß, trotz des äußeren Eindrucks Menschen sind wie ich und ein Innenleben haben, das sich wie ein fadenscheiniger Teppich in schmerzhafte Vergangenheiten und ungewisse Zukünfte ausrollt.

»Wo ist der Proberaum?« Proberaum. Das Leben ist kein Proberaum, sage ich mir, als mich ein Postbote, dessen Akzent mich in die Gegenwart zieht, charmant um ein Foto bittet, nicht für ihn, sondern für seine Gattin. Und irgendwie möchte ich, dass er mich liebt. Die Straßen Südlondons wirken wie eine Kulisse. Seine Echtheit ist sozusagen anomal.

Die Gerberei ist jetzt eine Werbeagentur namens Pink Squid; beim Betreten wirkt sie, als mache sie Werbung für sich selbst. Ich meine, buchstäblich niemand arbeitete, die Leute hingen herum wie, na ja, Leute in einem Werbespot für eine Marke mit einem jugendlichen Zielpublikum, einem Cola-Werbespot vielleicht, und vergnügten sich ganz einfach, mit Kicker, an einer Spielkonsole – woher kommt das Geld und wohin geht das Geld?

Der Postbote weiß nicht, wie er sein Handy bedienen soll, das ein iPhone von vor fünf Jahren ist, also könnte es genauso gut ein Artefakt aus der Gerberei sein. Wir machen ein Foto, halten das Handy verkehrt herum wie in alten Zeiten und schauen nicht auf den Bildschirm. Für seine Gattin. Er ist Postbote, also frage ich, wo der Proberaum ist, und er weiß es. Früher war das natürlich eine Schule. Wo sind die Kinder jetzt? Hm? Frag nicht, wem die Stunde des Spielens schlägt, sie schlägt dir.

Ich überlege, ob ich nicht die Wand an der Rückseite der Schule erklimmen sollte, um mir ein bisschen Leben zurückzuholen, aber stattdessen gehe ich durch ein richtiges Portal. Als ich jünger war, als ich ein Junkie war, ein selbstbewusster und zerbrechlicher Pirat, wäre ich im Nu hinauf und hinüber zu diesem ehemaligen Spielplatz gegangen. Heute aber habe ich eine Müslischale und einen Löffel. In einer blauen Tragetasche, die ich von der Werbeagentur bekommen habe. Ich gehe also in den Proberaum, um die Theaterleute zu treffen.

> »Ich gehe hinaus in dem Wissen, dass es dort nichts für mich gibt, nur junge Frauen, die, wie ich weiß, trotz des äußeren Eindrucks Menschen sind wie ich und ein Innenleben haben, das sich wie ein fadenscheiniger Teppich in schmerzhafte Vergangenheiten und ungewisse Zukünfte ausrollt.«

Man merkt nicht, dass dies einmal eine viktorianische Schule war, inklusive Rohrstock und Haferschleim; der Platz ist lichtdurchflutet, und im lichtdurchfluteten Foyer gibt es eine Art Ausstellung, aber ich schaue sie mir nicht an. Ich marschiere an der ersten Rezeption vorbei, denn dort hängt ein Zettel, auf dem steht: »PROBERAUM-REZEPTION NACH RECHTS.« Ich bleibe stehen, nehme den Zettel und zeige ihn der Person hinter der Rezeption, wohl weil mir das Schild etwas schreierisch vorkam und ich ganz ruhig und unauffällig zum entsprechenden Schalter geleitet werden wollte.

Ich habe kaum Zeit, am Schalter für die Theaterleute nach Ian Rickson zu fragen. (Keine Spur von viktorianischen Schulmeistern oder gar Lehrern aus der Maggie-Thatcher-Zeit – Geister, alle mitgenommen. Eigentlich ist dies noch nicht einmal mehr auf der Geisterebene eine Schule, die Geister wurden vertrieben. Und ich stelle mir vor, wie es wäre, als ein zukünftiges hybrides Ich in einem Jahrhundert diese schnelllebige Straße entlangzuwandern und halb sentimental über die Tage nachzusinnen, in denen dies ein minimalistischer Proberaum war – »so weit das Auge reicht«.) Denn schon taucht Ian hinter mir auf, in sommerlicher Kleidung, obwohl es ziemlich herbstlich, ja definitiv kalt ist; heute Morgen hätte ich fast Lederhosen angezogen, aber das ging nicht, weil ich nicht die richtigen Schuhe dazu hatte – sie waren im Auto, das ich, Heiliger, der ich bin, der werdenden Mama überlassen habe.

Ian führte Regie bei *»Jerusalem«* und jeder Menge anderer Sachen, in denen Filmstars auftraten. Er ist nett zu mir, aber ich kenne ihn noch nicht so lange. Ich gehe in den Proberaum, auf den ich zugesteuert bin, er ist riesig, und der Boden ist so abgeklebt, dass er der Bühne ähnelt, auf der das Stück, das Ian probt, schließlich aufgeführt werden wird. Es ist so, als wäre in diesem Raum ein anderer Raum ermordet worden, mit Möbeln und allem Drum und Dran, und die Polizei hat die Umrisse der zahlreichen leblosen Opfer mit Klebeband umwickelt. Es sind ein paar Leute hier, Schauspieler und Theaterleute – allerdings junge, nicht alte wie im Theater. Einer, ein freundlicher Ire, der mich ein paar Tage zuvor bei einer Stand-up-Comedy gesehen hat, ist interessiert und nett. Außerdem ist da noch eine Frau, die trotz ihrer Jugend eine weiche, pralle, mütterliche Normalität ausstrahlt, und nicht mit meinem gierigen Geist danach zu greifen, fällt mir immer noch schwer. »Sie ist ein Mensch«, sage ich mir, aber dieses mein Ich weiß, es ist diese Menschlichkeit, die meinem Ich gefällt. Es ist keine Objektivierung ohne jegliche Menschlichkeit, sondern die Übertragung der körperlichen Eigenschaften von Frau A auf meine eigenen unterdrückten Vorstellungen.

Manchmal fühle ich mich wie Hannibal Lecter, wenn er auf dem Transportwagen zu einem Mord gebracht wird (an dessen Ausarbeitung er, wie ich glaube, beteiligt war, der Scheißer), ich bin auf eine Trage geschnallt und blass. Ich schaue aus meinen Augen in die Augen von Frau A. Ich will etwas ganz Elementares: Wärme, Weichheit, Licht. Ich muss die Müslischale irgendwo abstellen. Sie ist in der blauen Tasche, und ich bin nicht der Mann im Taxi oder der Mann zu Hause oder der Mann in der Werbeagentur. Ich bin dieser Mann. Herein kommt Zoë Wanamaker.

Ich mag ihren Namen. Ich mag das Zusammenkommen der beiden hinteren Buchstaben des Alphabets – »ZW«. Ich mag ihr lebendiges Haar. Ich mag Schauspielerinnen und ihre gezähmte Hysterie.

Alle anderen verziehen sich; ich und Zoë und Ian knabbern Karottenstäbchen an einem Tisch, der die Rolle eines anderen Tisches in einer anderen Welt spielt.

Wir fangen an mit Smalltalk. Ich konzentriere mich in dieser Zeit stark auf die Karotten, denn wie alle anderen Menschen mochte ich den Anfangsteil, den Smalltalk, noch nie. Mein Kumpel Matt hat mir vor ein paar Tagen erzählt, dass rohe Karotten Magenparasiten abtöten, also stelle ich mir einfach vor, wie die Karotin-Apokalypse auf sie herabregnet, während ich halb zuhöre und halb bereue, dass ich gekommen bin, weil ich weiß, dass ich bald etwas sagen muss, und wie ich mich kenne, werde ich es wahrscheinlich übertreiben. Diese kleinen Parasiten werden nicht wissen, was sie getroffen hat. Sie werden da drin sein … und was tun? Vielleicht bauen sie etwas auf, was sie eine Zivilisation nennen. Ich betrachte sie nicht als böse, wer weiß, vielleicht sind sie sogar nett. Matt sagt, ich habe sie mir wahrscheinlich in Indien zugezogen, und deswegen furze ich so viel, aber es macht mir nichts aus zu furzen. Ich mag es sogar. Ich betrachte diese Parasiten als meine inneren Verbündeten und fühle mich ein bisschen schlecht dabei, sie mit chemisch-biologischer Kriegsführung aus der Existenz zu bomben.

Okay, jetzt bin ich dran. Zoë W. hat erzählt, dass sie eine Cola-Dose gesehen hat, während sie im tiefsten Hinterland von Rangun war, und Ian analysiert gewandt den cleveren Einsatz von afroamerikanischen Stars und Models und die seltsame, misstönende Nähe zu Zuckerrohr und Sklaverei. Mein wahres Ich möchte jetzt dummes Zeug sagen – dummes, schlagfertiges, unanständiges Zeug über Rasse und Konsum –, aber das darf es ja nicht. Stattdessen sage ich was Kluges darüber, dass es vor hundert Jahren seltsam gewesen wäre, irgendwo eine Cola-Dose zu sehen, und dass wir alle Stammesmenschen sind, die aus dem Mutterleib kommen und, als Ersatz, in einer Welt von Werbeagenturen und ehemaligen Schulen aufwachen (ist das ein Madonna-Song? Nein, das ist »Playground«, aber ziemlich nah dran), und dass Osho sagt: »Die Gesellschaft ist nur eine Lichtung im Wald«; das gefällt mir. Eine Lichtung im Wald.

Die Natur, sowohl die innere als auch die äußere, wartet nur auf eine Unterbrechung und überflutet uns dann von Neuem mit einem dornigen, grünen Wunderland. Und auch mein Verstand ist nur eine Lichtung im Wald, Sprachstrukturen und philosophische Strukturen, alle hoch aufgetürmt, aber aus dem Nichts gebaut, wie dieses durchsichtige Plastikgerüst, das die Doozers aus der Kindersendung *»Die Fraggles«* gebaut haben.

Wir gehen raus, um auf dem Spielplatz eine zu rauchen, und gehen vom Smalltalk dazu über, das Pinter-Stück zu besprechen, das wir machen könnten. Es heißt »Die Geburtstagsfeier«. Zoë W. ist sehr sanft, und das mag ich. Ich kann die harten Kanten dieser Welt nicht ertragen, dieser Welt, auf die ich mich nach einundvierzig Jahren und mit einem Baby auf dem Weg immer noch nicht ganz einlassen kann. Zum Glück gibt es ein Windspiel, das in einer verworrenen Melodie vor sich hin bimmelt, gleich hinter mir, wohl in einem als Geste gedachten Gemüsegarten. Und ich weiß, und du weißt, dass tanzende Klänge und tanzendes Licht, zumindest in der Mythologie, Zeichen für die Anwesenheit von etwas Höherem sind. Und wenn es keine Zeichen gibt? Wenn es nichts Höheres gibt? Warum sollten wir dann mit unseren Treffen und unseren Staus und unseren Parasiten weitermachen? Wenn diese Dinge nichts bedeuten und nur vollautomatische Symbole ihrer selbst sind, was ist dann der Sinn von Theater und Gedichten oder Schulen und Werbeagenturen? Es gibt keinen Sinn. Aber ich weiß, und du weißt es auch (nicht wahr?), dass es unter dem Scherbenhaufen der Gedanken und dem aufgebrachten Aufsteigen und reizbaren Sturz der Gefühle einen Code gibt, von dem die Sufis gesungen haben. Auch falls Christus je nicht der Gottessohn war, war er sicherlich kein schwachsinniger Idiot, der sich so ganz nebenbei irgendetwas ausdachte, während er an seinen Nägeln herumzupfte. Ob du nun glaubst, dass Mohammed, Friede sei mit ihm, der letzte Prophet war oder nicht, es gibt offensichtliche Wahrheiten in der Prophezeiung, die kaum als Geschwätz abgetan werden können.

Ich gehe nach Hause, vollgestopft mit Karotten, Arm in Arm mit Wanamaker. Ich schlendere durch kleine Straßen voller Schönheiten, flankiert von gut sichtbaren Zenturios, die mit ihren Schutzhelmen von den Sockeln brüllen, die sie gerade bauen, und ich fühle mich befreit. Die Frau weiß, wie man spielt und wie man im Moment ist und was für eine verdammte Erleichterung das ist. Sooft ich einen Lungenzug aus leichtem Plastik-Crack hinunterwürgte oder den Schwanz des glitschigen braunen Drachens schluckte, betete ich, dass die Drogen mich in den Moment bringen würden. Und hier bin ich im Moment.

Sie ist spielerisch mütterlich, und ich mag das. Schließlich aber setzt sich die Ritterlichkeit durch, sodass ich sie in eine Droschke setze, und die Einsamkeit, die mir einen Schritt vorausging, weht mich fast an, als sich die Droschkentür schließt. Die Welt klafft mit neuer Kraft auf wie eine alte Wunde, und ich bin auf drei Prozent Akkulaufzeit, und das nicht nur auf meinem Handy. Mein Portemonnaie liegt im Auto. Ich bin allein. So wie ich früher allein war. Auf The Cut in Waterloo, einer dieser Straßen, wo Alt und Neu in einem uralten Krieg miteinander wetteifern und man die alten Spuren dessen sehen kann, wer man einmal war und wer wir einmal waren. Und vermummte Menschen gleiten vorbei, und ich tippe schuldbewusst auf das Display, um ein Uber (US-amerikanischer Dienstleister zur Vermittlung von Personenbeförderung) zu bestellen, während schwarze Taxifahrer mir »Oi, oi!« zurufen. Ich schaue gerne auf das Uber-Display, während die infrage kommenden Taxis wie Parasiten um den pulsierenden blauen Punkt herumschwärmen. Das Gesicht meines Fahrers erscheint auf dem Bildschirm, nicht wirklich mit einem Lächeln.

Wie viele beleuchtete Taxis werden mit ihren »Oi, oi« vorbeifahren? Es ist wie eine Parade. Das Uber sagt mir ab. Mein Handy ist jetzt bei einem Prozent.

Ich spüre, dass ich im Stich gelassen werde. Das Handy macht schlapp, und ich bin zurück im Jahr 1999. Damals habe ich hier in der Nähe gewohnt. Über einer Barclays Bank mit Mark und Andy. Kein Telefon, kein Geld. Ich fühle mich wie eine Disney-Figur, als würde ich zu einer Scheinwelt gehören. Es ist nur eine Simulation, eine Übung, denn natürlich melde ich mich nicht an. Ich lebe nicht von Sozialleistungen und bin nicht drogensüchtig. Aber ich bin immer noch »er«, auch wenn sich sein Leben verändert hat; das essenzielle Selbst bricht sich jetzt in einem neuen Prisma, die neuen äußeren Koordinaten, persönliche wie soziale, erinnern mich daran. Ich bin berühmt, er war es nicht. Der Shard, dieser pyramidenförmige Wolkenkratzer, war damals noch nicht gebaut, doch jetzt zerreißt er den Himmel in zackiger Gewissheit, unvollendet. Ich war einmal drin, und es war wie in einem Ridley-Scott-Film: eine düstere Membrane, dicht wie ein Trommelfell über die ängstliche Stadt gespannt. Ich werde bald Vater, und ich nehme keine Drogen, und ich bin nicht mittellos und arm, ja, ich hab sogar ganz gut Knete.

Ich laufe eine Marktstraße entlang, nachdem der Markt größtenteils abgezogen ist, suche mir eine Kneipe, um mein Handy aufzuladen, und denke, es ist wie Punkte-Erzielen. Wie das Erzielen von Macht. Es gibt ein Lokal namens Cubana, und wie zu erwarten, ist es eine Bar mit kubanischem Thema. Zuckrige Cocktails, Ches Gesicht, eine Kalaschnikow an der Wand, und das Personal scheint größtenteils spanischstämmig zu sein. Was eine ironische kommunistische Revolutionsbar in London im Jahr 2016 soll, ist schwer zu ergründen, denn die Notwendigkeit echter Veränderung, das Bedürfnis nach Aufrichtigkeit, das Bedürfnis nach dem Gegenteil einer ironischen kubanischen Bar mit Revolutionsthemen, was auch immer das sein mag, ist spürbar. Niemand dort hat ein Ladegerät für das iPhone 6, das Publikum besteht eher aus Leuten mit Samsung-Smartphones, und wie ich leider feststellen muss, bin ich hier nicht bekannt, also schlurfe ich weiter in der Rolle eines Kerls, der ein Ladegerät braucht, und nicht als höhere Version von mir selbst.

Ein paar Hundert Meter weiter lande ich schließlich in einem auf guten Absichten errichteten Buchladen-Café und lade dort mein Handy auf. »Das machen alle«, sagt Abigail an der Kasse, »wir sind so nah am Waterloo-Bahnhof.« Der Buchladen heißt »Travelling Through« (»Auf der Durchreise«). Ich sitze eine Weile auf dem Boden und beobachte den grünen Balken, der wie das Thermometer bei einem ungeschauten Telethon (einer Fernseh-Spendengala) ansteigt, bis ich genug Saft im Akku habe. Inzwischen habe ich ein Taxi organisiert, und die flüchtige Simulation des normalen Lebens bzw. des mittellosen Lebens ist zu Ende; zehn Minuten haben gereicht, um mich innerlich zusammenzukrümmen.

Im Taxi, das London verlässt, bin ich wütend. Ich habe das Gefühl, ich hätte dort etwas verloren und der Verkehr sei dicht und sinnlos. Ich starre aus dem Fenster und warte darauf, dass etwas einen Sinn ergibt.

Ich habe überall in London gelebt, also wimmelt es in den Straßen von einer tiefen Geologie gequälter Nostalgie. Ich sehe mich als Sechzehnjährigen, der wie Puck kreuz und quer mit der U-Bahn durch die Gegend schwirrt, als hätte er die Drogen erfunden, dahintrippelnd in einem leichten Fandango. Ich sehe mich mit neunzehn, wie ich Apfelwein trinke und mir in der Schauspielschule die Seele aus dem Leib spiele. Ich sehe mich mit zwanzig, wie ich geschnappt wurde und wusste, dass sich alles einrenken würde, dass alles gut war, dass mich etwas über diese Straßen heben und mich oben absetzen würde, und jetzt sitze ich hier innerlich kochend auf dem Rücksitz eines Taxis; ich war alle möglichen Leute, war auf die eine oder andere Art berühmt und glamourös und spüre, dass all das vorbei ist. So wie ich gespürt habe, dass es mit den Drogen vorbei ist.

In diesem Taxi fühle ich mich nicht wie der Heilige, der ich gerne sein möchte. Ich fühle mich nicht wie ein Prophet oder gar ein Priester. Ich fühle mich wie ET bzw. jemand, der zurückgelassen wurde. Ich fühle mich heimatlos, landlos.

Meine Freundin Amie ruft an. Amie, die sich seit ihren frühen Teenagerjahren Heroin spritzt, hat Missbrauch erlitten, der mir die Luft abschnürt, wenn ich davon erzähle. Sie war die meiste Zeit ihres Lebens eine Sexarbeiterin und hat zu viel Zeit im Gefängnis verbracht. »Du hörst dich schrecklich an«, sagt sie. Ich sage, dass es mir gut geht, ich könne aber nicht noch mehr Scheiße vertragen, ich sei genug verarscht worden. Sie lacht darüber und spricht über sich selbst, ihren Ausflug ins Nationaltheater, um sich *»Die Möwe«* anzusehen, erzählt, wie es um ihren fortwährenden Traum, Schauspielerin zu werden, steht. Irgendwann macht sie eine Bemerkung darüber, wie hartnäckig und zäh Süchtige wie ich sind. Wir versuchen es immer weiter. Wir bringen uns nicht um.

Ein süchtiger Freund von mir sagte am Tag zuvor: »Ein Theist ist ein Mensch, der die materielle und mechanische Welt durchschaut hat und keinen Selbstmord begeht.«

Ich mag dieses Zitat. Zu sehen, dass das alles Schwachsinn ist, und nicht abzuhauen, das erfordert Glauben. Das geht nur mit Glauben. Selbst wenn du dir doppelt sicher bist, dass es da draußen nichts als Raum und dumme Moleküle gibt, die in eine symphonische und weit entfernte Zukunft rasseln, wenn du glaubst, dass das alles ist, was es gibt, und dich trotzdem nicht davonmachst, dann bist du hardcore.

»In diesem Taxi fühle ich mich nicht wie der Heilige, der ich gerne sein möchte. Ich fühle mich nicht wie ein Prophet oder gar ein Priester. Ich fühle mich wie ET bzw. jemand, der zurückgelassen wurde. Ich fühle mich heimatlos, landlos.«

Dann liebst du wohl wirklich Fußball oder Ficken oder Geld oder irgendetwas und akzeptierst, dass diese Dinge nur das sind, was sie explizit sind; dass sie keine implizite Macht haben, keine sich aufwickelnde Fahne, die im grenzenlosen Wind hinter ihnen her weht, zurück bis vor einen ungewissen Moment der Schöpfung, als das Herz dieses Universums zum ersten Mal zu schlagen begann.

Seltsamerweise ist es Amie, die mich wieder aufbaut, nachdem ich wegen des Terrors des Gewöhnlichen ganz aufgelöst war. Sie versteht einfach die in mir sitzende Wut, die mich als Geisel nimmt, wenn die Nostalgie mich ins Stolpern gebracht hat, wenn ich auf schrecklichen und vertrauten Straßen verstreut bin; sie versteht, wie schwer es ist, die Verbindung aufrechtzuerhalten, wenn deine Batterie leer ist.

Als ich nach Hause komme, sehe ich, dass alles real ist. Ich habe tatsächlich eine schwangere Freundin. Sie freut sich, mich zu sehen, und wundert sich genau wie ich darüber, dass ich mit einer Müslischale nach Hause gekommen bin.

Übungen zu Schritt 6: Gut, das hat eine ganze Menge beschissener Muster offengelegt. Möchtest du damit aufhören? Ganz im Ernst?

Während der Schritte 4 und 5 haben wir eine Menge über uns selbst gelernt. Was wir für zufällige äußere Ereignisse oder besonderes Pech hielten, entpuppt sich jetzt als Drama, an dem wir unseren Anteil haben. Natürlich gibt es so etwas wie »Pech« und »Leute, die Arschlöcher sind«, und vielleicht wird es das immer geben; aber anhand unserer Bestandsaufnahme können wir erkennen, wie unsere problematischen Einstellungen, Gedanken und Verhaltensweisen unser Leben sehr erschwert haben.

Liste deine Schwächen bzw. »Charakterfehler«, also deine problematischen Einstellungen/Gedanken/Verhaltensmuster, auf; wir können dafür die Liste aus Schritt 4, vierte Spalte (»Mein Anteil«, Punkt 7: »Mangel« bzw. »Wo weise ich einen Mangel auf?«; siehe auch S. 80), hernehmen.

Bei jeder identifizierten Schwäche fragen wir uns:

☒ **W**arum tue ich das? Wie hilft es mir? (Was will ich bzw. was will ich vermeiden?)

☒ **W**as wird passieren, wenn ich mich nicht verändere?

☒ **I**nwiefern könnte mein Leben besser werden, wenn ich bereit bin, mich zu ändern?

☒ **M**öchte ich diese Mängel beseitigen? Bin ich bereit, loszulassen?

☒ **L**autet die Antwort »Nein«, frage dich:
Inwiefern ist mein Leben unkontrollierbar aufgrund meiner Machtlosigkeit, diese Einstellung bzw. dieses Gedanken-/Verhaltensmuster zu ändern?

Fehlerhafte Verhaltensweisen sind oft scheinbar von Nutzen; es handelt sich dabei um Strategien, die anscheinend funktioniert haben, wenn auch zu einem schmerzhaften, allerdings nie diagnostizierten spirituellen Preis.

Zum Beispiel hielt mich meine Promiskuität davon ab, zu merken, dass ich mich einsam, schwach, wertlos und unattraktiv fühlte. Meine Ängste und Sorgen, so sagte ich mir, sind eine Art von Wachsamkeit. Durch die Bestandsaufnahme und den Austausch habe ich die wahren Kosten dieser fehlerhaften Verhaltensweisen erkannt und bin nun bereit, sie »beseitigen zu lassen«.

In Wahrheit verursachen fehlerhafte Verhaltensweisen Schmerz. Wir müssen bereit sein, sie alle loszulassen. Ganz und gar.

Frage dich:

☒ **B**in ich bereit, mein egozentrisches, ichbezogenes Weltbild aufzugeben?

☒ **B**in ich bereit, meinen Plan zu zerreißen?

☒ **B**in ich bereit, anderen nicht mehr die Schuld zu geben, sondern Grollgefühle loszulassen?

☒ **B**in ich bereit, dieses Programm als den neuen Plan für mein Leben zu nutzen?

☒ **B**in ich bereit, zu akzeptieren, dass es im Universum mächtigere Kräfte als mich gibt und dass meine Motive und Vorstellungen in diesem Zusammenhang lächerlich sind?

Ich gebe zu, das klingt alles ziemlich missionarisch. Wenn du dich dagegen sträubst, denkst du wahrscheinlich auf irgendeiner Ebene: »Ich möchte mich ändern, aber nicht so sehr«, oder: »Ich wäre gerne ein bisschen besser, aber ich mag einige meiner negativen Eigenschaften und meine materialistische, individualistische Konditionierung, dadurch bin ich ein guter

Konsument.« Das ist eine weit verbreitete Sichtweise. Jene unter uns, die diese Welt ein wenig schwer erträglich finden, müssen erneut hinterfragen, was uns unser Unbehagen sagt. Manchmal ist der Weg lang, aber wenn wir erst einmal dazu aufgerufen werden, müssen wir ihn irgendwann gehen.

Denke daran: Wir arbeiten mit diesem Programm von einem Tag zum nächsten. Durch diesen überschaubaren Zeitrahmen sind viele der Absolutheiten, die eine egozentrische Konditionierung ausschließen, überhaupt erst vorstellbar. Ich bin immer noch erstaunt über meine Neigung, die Gitterstäbe meines Käfigs zu schmücken und zu bewundern. Nur durch dieses Programm habe ich die Freiheit kennengelernt.

7

Bist du bereit, ein neues Leben zu führen, bei dem es nicht nur um dich und deine frühere Scheiße geht? Das musst du sein!

Schritt 7: Demütig baten wir Gott, unsere Mängel von uns zu nehmen.

Im siebten Schritt geht es um Demut, es geht darum, die Grenzen unseres Realitätsmodells zu akzeptieren. Es geht darum, »anzunehmen, was wir sind, und uns darauf einzulassen, was wir werden könnten«.

Wäre Foucault zugegen und zur Mitarbeit bereit, würde er dir sagen, dass die Vorstellung einer inneren Verbindung mit einem göttlichen Wesen ein soziales und sprachliches Konstrukt ist, das wir aufgeben müssen, und dass wir uns nicht entdecken, sondern selbst erfinden. Ich bin anderer Meinung als Michel, vor allem aufgrund meiner persönlichen Erfahrung mit bestimmten, scheinbar transzendenten Aspekten »meines eigenen« Bewusstseins, und das nicht nur, während ich auf Drogen war. Der Rahmen dieses Buches ist zwar begrenzt, aber ich möchte dich trotzdem einladen, ja anflehen, einmal in Betracht zu ziehen, dass dein Modell der Realität, falls es schmerzhaft ist, verbesserungsbedürftig ist; die Demut und der Glaube, die Bestandteile dieses »Weges« sind, werden dich befreien.

Modern interpretiert könnte ein Gebet »ein ernsthafter Versuch sein, mit dem Aspekt deines Bewusstseins zu kommunizieren, der nicht durch erlernte Denkmuster oder durch biochemisch verursachte Schwankungen verunreinigt ist«.

Können wir in diese Richtung gehen? Die Erfahrung von Eifersucht, die Erfahrung von Neid oder Wut. Können wir durch die Angst hindurch zum Schmelztiegel des Selbst gelangen, das Empfindungen und Gedanken erlebt, und darum bitten, dass wir unsere niederen Wünsche transzendieren? Wir wissen doch, dass durch ständige Ichbezogenheit wenig erreicht wird. Wir wissen auch, dass es objektiv betrachtet lächerlich ist, sich ständig obsessiv mit seinen eigenen Wünschen und Begierden zu befassen.

Demut heißt, wir erkennen unsere relative Bedeutungslosigkeit an – unsere Bedeutungslosigkeit im Vergleich zur Unendlichkeit oder auch im Hinblick auf all die anderen Menschen, die derzeit auf der Welt leben. Nicht, dass wir ohne Wert wären, nein, wir sind unendlich wertvoll, insofern als wir Teil des Unendlichen sind. Unsere persönlichen Triebe und Wünsche sind jedoch entweder automatisiert ablaufende biologische Impulse oder neurotische Ticks und Macken, die wir unbewusst übernommen haben.

Wenn ich glaube, ich könnte nur in einer bestimmten Beziehung glücklich sein, und die andere Person scheint kein Interesse zu haben oder sie entspricht nicht der Art und Weise, wie sie sich meines Erachtens verhalten sollte, dann ist das im umfassenden Gesamtbild unwichtig. Und wenn ich zulasse, dass sich meine Gefühle im Hinblick auf diese Situation auf alle anderen Bereiche meines Lebens – Arbeit, Kindererziehung und Freundschaften – auswirken, ist das ein Zeichen dafür, dass ich egozentrisch bin und meine Demut verloren habe.

Es gibt Traurigkeit in der Welt, es gibt Enttäuschung. Alles in der materiellen Welt wird sich verflüchtigen; die Sonne selbst, ganz zu schweigen von unserem Planeten, wird eines Tages implodieren, und wenn das passiert, wird es ein Tag wie dieser sein, ein Moment, ein Zeitpunkt wie dieser, wenn denn Zeit auf einer galaktischen Ebene überhaupt existiert.

Aus dieser Perspektive betrachtet, sind meine Sorgen über mein Liebesleben also ziemlich klein. Meine Wertschätzung sollte sich aus der Tatsache ergeben, dass ich Teil dieses großen Spiels bin, und wenn ich mich von erworbenen geistigen Gewohnheiten und überflüssigen oder schädlichen biologischen Trieben reinigen und befreien kann, kann ich mein Leben in den Dienst einer positiven und kreativen Kraft stellen.

Angesichts der Tatsache, dass das 12-Schritte-Programm in den 1930er-Jahren in den USA entwickelt wurde, überrascht es nicht, dass das Gebet für den siebten Schritt in einer entsprechend christlichen Sprache formuliert ist:

»Mein Schöpfer,
ich bin nun bereit, mich dir ganz hinzugeben, mit all meinen guten und schlechten Seiten. Ich bitte dich, alle Charakterfehler jetzt von mir zu nehmen, die mich daran hindern, dir und meinen Mitmenschen dienlich zu sein. Gib mir die Kraft, von hier und jetzt an deinen Willen auszuführen.«

»Mein Schöpfer« klingt relativ modern; zumindest ist es kein so bedeutungsschwangeres Wort wie »Meister«. Den Ausdruck »mein Schöpfer« kann man ganz einfach auf jedwedes große Mysterium anwenden, das man persönlich als die hinter der Evolution und universalen Entwicklung stehende treibende Kraft ansieht.

Ich bin nun bereit, mich dir ganz hinzugeben, mit all meinen guten und schlechten Seiten.

Hier ist die Bereitschaft der Schlüssel; wir sagen nicht mehr: »So bin ich nun mal«, oder: »Was ist falsch daran, egozentrisch zu sein?« Nachdem wir unser Inventar überprüft haben, haben wir beschlossen, dass wir unsere Charakterfehler, unsere Muster, die persönliches und generelles Elend erzeugt haben, beseitigen wollen. Wir erkennen hier an, dass wir auch positive Eigenschaften haben, dass wir zu Freundlichkeit und Liebe fähig sind; wir sind keine totalen Scheißkerle. Ich mag die Art und Weise, wie dieses Gebet einen höheren Eigentümer suggeriert, eine Hingabe an einen höheren Weg.

Die hinduistische Gottheit Ganesh ist bekannt als »der Beseitiger von Hindernissen«.

Ich stelle mir oft vor, dass meine Eifersucht oder Selbstgerechtigkeit von dieser Ganesh-Kraft beseitigt werden, damit das klare, unverminderte Licht strahlen kann.

Das Wort »Islam« bedeutet natürlich »Hingabe«; in diesem Zusammenhang geben wir unsere selbstsüchtigen früheren Gewohnheiten im Glauben hin, dass eine höhere Kraft durchkommt, sobald sie aus dem Weg geräumt sind und der Kanal frei ist.

Ich bitte dich, alle Charakterfehler jetzt von mir zu nehmen, die mich daran hindern, dir und meinen Mitmenschen dienlich zu sein.

Hier wird explizit ein höheres Ziel zum Ausdruck gebracht. Wir agieren nicht länger wie Vieh auf der *weltlichen* Ebene der Selbstverwirklichung, sondern verpflichten uns, von Nutzen zu sein. Wir lassen uns von diesem Nützlichkeitsgedanken leiten. Wir bereiten uns darauf vor, zu dienen. Nicht mehr die Erfüllung meiner eigenen läppischen Bedürfnisse ist das einzige Ziel meines Lebens; vielmehr stelle ich mich für eine höhere Aufgabe zur Verfügung. Für diese Kraft, wie ich sie begreife und erlebe, und in der Praxis für andere Menschen.

Wie kann ich für andere Menschen nützlich sein? In dem Jahr, in dem ich dieses Buch schreibe, gilt das Konzept »Anderen helfen«. Etwas tun, das nicht für mich ist, vielleicht nicht einmal für jemanden, den ich kenne. Freundlich zu meiner Freundin zu sein, ist wie Zähneputzen oder das Benutzen der Toilettenspülung: Es ist gut, dass ich es tue, aber wenn ich es nicht tue, leide ich. Meine Partnerschaft ist die Beziehung, in der ich konkret lebe. Wenn ich darüber hinaus freundlich und gütig zu Menschen bin, die ich nicht kenne, aus denen ich keinen Nutzen ziehen kann, dann ist das schon fortgeschritten.

Um es auf die Ebene des schwarzen Gürtels zu bringen: Man versuche, Gutes zu tun und niemandem davon zu erzählen. Vielleicht im nächsten Leben!

Gib mir die Kraft, von hier und jetzt an deinen Willen auszuführen.

An dieser Stelle des Gebets wird um Stärke gebeten, aber nur, damit wir nützlich sein können, nicht, damit wir bei *»X Factor«* gewinnen oder eine Saftbar betreiben können, es sei denn, wir sind uns sicher, dass es das ist, was die höhere Macht für uns will.

Eine gute Möglichkeiten, dies herauszufinden, besteht darin, jemand anderen zu fragen, jemanden, dem du vertraust, der ein Programm hat. Wenn ich dieses Gebet spreche, stelle ich mir bei dem »von hier und jetzt an« vor, dass »hier« mein Herz ist und dass ich versuchen werde, mein Leben und meine Arbeit aus meinem Herzen heraus zu leben.

Schritt 7 ist ein sehr kraftvoller Schritt, an dem ich beständig arbeite. Natürlich mache ich täglich Fehler; ich interagiere gerade mit einem anderen Menschen und denke: »Moment mal, ich bin jetzt hier total egoistisch«, aber das ist mir eben nur deshalb bewusst, weil ich mit diesem Programm arbeite und eine Vorlage habe. Und weil ich Schritt 6 durchgearbeitet habe, bin ich bereit, mich zu ändern; ich habe zugegeben, dass Egoismus und Wollust mir nichts bringen.

Wenn ich mich also dabei ertappe, dass ich lüge, um zu bekommen, was ich will, oder jemanden anstarre, als hätte er keinen anderen Zweck auf dieser Welt, als mir Lust und eine Fluchtmöglichkeit zu verschaffen, kann ich erkennen, dass ich jetzt vom Weg abgekommen bin.

»Natürlich mache ich täglich Fehler; ich interagiere gerade mit einem anderen Menschen und denke: ›Moment mal, ich bin jetzt hier total egoistisch‹, aber das ist mir eben nur deshalb bewusst, weil ich mit diesem Programm arbeite und eine Vorlage habe.«

Das Gebet ist eine Vereinbarung mit dem Selbst, das du gerne sein möchtest. Sooft du merkst, dass du vom Weg abkommst, dich von der Person entfernst, die du sein möchtest, von der Person, die du eigentlich sein solltest, bevor boshaftes Denken, Verhalten und Gewohnheiten die Oberhand gewonnen haben, kannst du mithilfe des Programms diese Formel anwenden, um dir den Weg nach Hause zeigen zu lassen.

Beim Sprechen des Gebets aus Schritt 7 rufe ich mir ins Gedächtnis, was ich über die Evolutionstheorie weiß, die unfassbare Schönheit der Anfänge des Universums, das langsame Heraufdämmern unseres Planeten, die Geburt der Chemie und Biologie, die geheimnisvollen Kräfte, die diesen Prozess entweder vorantreiben, erleichtern oder ermöglichen, die Entstehung des zellulären Lebens, sein Crescendo über Jahrmillionen bis hin zu selbstbewusstem Leben – Leben, das fähig ist, darüber nachzusinnen, wie es entstanden ist.

Das habe ich im Sinn, wenn ich von »meinem Schöpfer« spreche. Ich denke auch an den Teil meines eigenen Wesens, der Zeuge der Ereignisse meines bisherigen Lebens war. Den Teil von mir, der das Chaos und die Sehnsucht irgendwie ungestört beobachtet hat: »mein Schöpfer«. Und auch wenn Beten für dich nicht mehr ist als eine Art »Selbstgespräch«, ist der Rest davon eine schöne Bitte, die du vorbringen kannst.

Ich bin nun bereit, mich dir ganz hinzugeben, mit all meinen guten und schlechten Seiten.

Mir gefällt, dass sowohl das Gute als auch das Schlechte anerkannt wird. Ich mag die Demut, mein Leben in einen Kontext zu stellen, der die Verfolgung meiner eigenen belanglosen, trivialen Wünsche übersteigt. Wie Adam Curtis sagt: *»Man hat uns beigebracht, dass Freiheit die Freiheit sei, unsere belanglosen, trivialen Wünsche zu verfolgen. Wahre Freiheit ist Freiheit von unseren belanglosen, trivialen Wünschen.«*

In Ammas Ashram in Kerala, Südindien, sagte ein Swami zu mir: »Die Welt hat dir jetzt nichts mehr zu geben, Russell. Sie kann dir nur noch etwas wegnehmen.« Da fühlte ich ein Frösteln.

Als ob »das Spiel vorbei« wäre. Und er hatte recht. Ich versuchte zwar weiterhin, die Welt zu meinem Vorteil zu nutzen – Prestige, Macht, Äußerlichkeiten –, aber alles ohne Erfolg, immer mit einem ängstlichen Gefühl des Mangels in meinem Bauch. Ich irre mich nach wie vor tagtäglich, das brauche ich dir eigentlich kaum zu sagen, aber jetzt habe ich wenigstens solide Ideale, die ich anzustreben bereit bin. Was nütze ich diesem allumfassenden Wesen oder den Menschen auf der Erde, wenn ich voller Mängel bin? Nur sehr wenig.

Der zweite Teil dieses wunderschönen »Bewusstseins-Hacks« bittet darum, dass wir für Gott und unsere Mitmenschen von Nutzen sind. Für mich ist dieses Gebet jeden Tag ein nützliches Werkzeug, denn ich bin im Besitz eines Geistes, der gerne auf egoistische Ziele zurückgreift. Mit dem Gedanken »Wie kann ich dem Mann, der mir den Kaffee serviert, von Nutzen sein?« oder jedem anderen Menschen, dem ich im Lauf eines Tages begegne, wird meine Erfahrung der Realität verbessert. Zum Schluss heißt es:

Gib mir die Kraft, von hier und jetzt an deinen Willen auszuführen.

Ich stelle mir immer vor, »aus dem Herzen heraus« liebevoll und freundlich zu sein, und dann zu erleben, ob dieses Versprechen dem Londoner Verkehr standhalten kann. Kurz gesagt, bereit zu sein, ein anderer Mensch zu sein als Russell Modell Nummer 1, der letztlich alles opfern würde, um seine Bedürfnisse erfüllt zu sehen.

Demut bedeutet also, die eigene relative Unbedeutsamkeit anzuerkennen. Nicht Wertlosigkeit, wir sind durchaus wertvoll, aber durch unsere Verbindung zum Ganzen, nicht durch die geistigen und materiellen Errungenschaften, die durch das Wirken des Ego erreicht werden.

Wenn man erkannt wird, gehört deine Privatsphäre allen. Ich bin dem Glamour und dem Brechreiz entflohen, nach denen ich strebte, um nun in bequemer Häuslichkeit zu leben. Nachts auf dem Fluss bin ich frei auf gleißender Stille und sehe meine Freundin in der Dunkelheit, wie sie ist, ein eigenständiges Wesen, das sein Leben mit mir teilt. Tagsüber, während des peinlichen Tages, ist der Fluss weihnachtlich betriebsam. Der Fluss hat Schleusen. Schleusen sind eine Meisterleistung der Ingenieurskunst, sie lenken den Wasserfluss, verhindern Überschwemmungen, aber subtilere Kräfte der Natur entziehen sich ihrer Zeichensetzung. Ich bin schüchtern und dümple in einem Ruderboot herum, mache Smalltalk über die Bogen hinweg und fälle große Urteile in meinem aufgeblasenen Geist. In einem gewöhnlichen Moment erlebe ich ein Melodram mit Berg- und Talfahrten, die Gedanken sind sintflutartig und tyrannisch. Besorgt und urteilend, immer den verletzlichen, nackten Jungen beschützend, der da drin ist, elternlos, grenzenlos.

So schwappen wir mit nassen Seilen und maritimer Inkompetenz in der Schleuse herum, und plötzlich werden wir von einem Paparazzo entdeckt. Laura ist schwanger und exponiert. Am Fluss, nach der Schleuse, findet eine Art Fun-Run statt, und dort schießt der Paparazzo weitere Fotos. Laura, die keineswegs zu der Sorte Freundin zählt, die darauf aus sind, dass Leute ihren Freund verprügeln, drückt in ihrem schwangeren und verletzlichen Zustand dennoch ihren Unmut aus, und wir stacheln uns gegenseitig auf. Ich dümple zum Flussufer, wate hinaus und mache beim »Fun-Run« mit, im Joggingtempo und nicht so, wie es die Organisatoren beabsichtigt haben; ich bin wütend. Für mich ist es ein Wutlauf. Ich achte darauf, nicht außer Atem zu kommen, weil ich nicht keuchend auf den pummeligen Paparazzo zuwatscheln möchte, denn tief drinnen weiß ich, dass ich kurz davor stehe, meinen patentierten und allzu häufigen (auch wenn es nur ein paarmal passiert ist) Konfrontationston im Stil von Ray Winstone anzuschlagen. Ich bremse ab und lege ihm eine wütende Hand auf die Schulter, so wie ein eifriger *»Daily Mail«*-Leser bei der zivilen Festnahme eines Verdächtigen in einem Mordfall. »Hast du ein paar gute Aufnahmen, Kumpel?«, schnurre ich bedrohlich.

Diese offenkundige und theatralische Darstellung unserer zeitgenössischen Arbeiterklassen-Männlichkeit ist ein Versuch, als Vater des verletzlichen, nackten Jungen in der Schleuse zu agieren. Da läuft ein unbewusstes Programm ab. Wir wählen nicht zwischen Programm und keinem Programm, wir wählen zwischen einem bewussten Programm und dem unbewussten Programm, das uns standardmäßig steuert.

Durch das Durcharbeiten von Schritt 4, der »gründlichen und furchtlosen Bestandsaufnahme«, und der anschließenden »Angst-Bestandsaufnahme«, eine spezifischere Auflistung der Ängste, die meine fehlerhaften Handlungen untermauern, habe ich Komponenten des Codes identifiziert, die mein unbewusstes Standardprogramm ausmachen. Dass ich 1. Angst habe zu sterben, 2. Angst habe, nicht selbst auf mich aufpassen zu können, und 3. Angst habe, niemandem trauen zu können.

In diesem Szenario ist die Kernangst Nummer 2 am Werk: Ich habe Angst, dass ich nicht auf mich selbst aufpassen kann, deshalb muss ich dieser Überzeugung mit einer gegensätzlichen Handlung begegnen – in diesem Fall: ganz hart handeln, obwohl es offensichtlich vernünftiger gewesen wäre, die Provokation einfach zu ignorieren. Der äußere Stimulus durch den bedrohlichen Paparazzo geht also eine lebendige Verbindung mit meiner inneren Angst ein, dass ich nicht für mich selbst sorgen kann, und in diesem Moment habe ich keine Strategie, um diesen inneren und äußeren negativen Kreislauf zu überwinden. Ich habe mich selbst verloren. Keiner von uns kann die Meteorologie anderer Menschen adäquat kontrollieren: Sie sind nett, sie sind böse, sie kommen, sie gehen. Wir haben keine andere Wahl, als die innere Koordinate zu adressieren, zu verändern und zu ergänzen, wenn wir ein anderes Modell der Realität haben wollen, wenn wir mehr Wahlmöglichkeiten haben wollen.

Schwitzend und genervt weise ich den Paparazzo an: »Lösch die Fotos!« Mein unausgesprochener Plan ist es, mir seine Kamera zu schnappen und sie in den Fluss zu werfen, auch wenn sie an ihm festgeschnallt ist wie Rambos Gewehr. Ich begnüge mich damit, ihm seine Brille zu entreißen, um sie gegen den Film einzutauschen, oder was auch immer in der postdigitalen Welt als Film durchgeht.

An diesem Punkt ist meine Verbindung zur Quelle weg, ich versuche nicht bewusst, ein guter Mensch zu sein. Im Gegenteil, ich schwelge in meinen boshaften Gefühlen, genieße wie ein Vampir meine kalte Verachtung des schweinischen Voyeurs.

Als einige der fröhlichen vorbeilaufenden Fun-Runner anhalten und mich um ein Selfie bitten, tue ich ihnen den Gefallen, bin zuvorkommend wie eine geschwätzige John-Candy-Figur, mit Umarmungen und Lächeln, um dem alten Schweinchen deutlich zu machen, dass die Ray-Winstone-Nummer nur eine Rolle in meinem Kopf ist.

Es ist extrem wichtig, zu erkennen, dass die ausschlaggebende Aktivität im Kopf stattfand. Aufgrund meiner eigenen negativen Programmierung wurde das äußere Geschehen so gefärbt, gefiltert und beeinflusst, dass dabei unweigerlich etwas Negatives herauskam.

Das 12-Schritte-Programm kann dir eine andere Option bieten. Die Art der Herausforderungen variiert, aber die Anzahl der inneren Koordinaten ist begrenzt, so ähnlich, wie wir alle ja meistens mit denselben Organen ausgestattet sind: Wir alle haben ein Herz, eine Lunge und Nieren. Ich habe das Gefühl, unsere inneren Fähigkeiten, unser emotionaler »Gaumen« sind ähnlich vergleichbar. Ob du ein rauer, lauter Mechaniker-Azubi bist oder ein Uni-Dozent, der von seinem Hightech-Rollstuhl aus Rätsel löst – meistens ist die Innenwelt durchaus vergleichbar.

Wenn nicht ein grundlegendes Binärsystem, dann ein universelles Pantheon von inneren Göttern und Dämonen, die wir in unserem Wettlauf hin zum totalen Rationalismus unklugerweise verworfen haben. Die Griechen wussten, dass diese Götter nicht auf dem Olymp wohnten, sondern auf den Gipfeln, Felsen und Hängen in unserem Inneren.

»Keiner von uns kann die Meteorologie anderer Menschen adäquat kontrollieren: Sie sind nett, sie sind böse, sie kommen, sie gehen. Wir haben keine andere Wahl, als die innere Koordinate zu adressieren, zu verändern und zu ergänzen, wenn wir ein anderes Modell der Realität haben wollen, wenn wir mehr Wahlmöglichkeiten haben wollen.«

Dieses innere Reich hat eine Schnittstelle mit den äußeren Phänomenen, zum Guten oder zum Schlechten. Dieses Programm ist, wie alle Mythologie, eine Methodik, die Dinge in den Griff zu bekommen.

An diesem Tag gab ich mein Programm zugunsten des Programms auf, das weiterläuft, wenn ich nicht präsent bin. Nach ein bisschen Herumgeknurre und Gerangel ließ ich den Paparazzo ohne Brille stehen und ging zurück zu Laura. Schon klärt sich die Fuge. Schon beginne ich zu sehen – vielleicht, weil ich eine Brille ergattert habe –, dass ich mich unklug verhalten habe. »Ich glaube, ich habe gerade was Dummes gemacht, Laura«, sage ich und wate zurück ins Boot.

Der Paparazzo ruft die Polizei an. Die Polizei weiß, wer ich bin und wo ich wohne. Dieses ganze Szenario ist ein Produkt des Ruhms und der Persönlichkeit, die mich dazu gebracht hat, nach diesem Ruhm zu verlangen.

Ich war unterwegs, aber Laura war mit meinen Schwiegereltern zu Hause, die bereits ihre Logik über den Haufen werfen mussten, um mich in ihrem Herzen zu akzeptieren. Wenn also die Polizei an die Tür klopft, muss es schwer für sie sein, mich als den reformierten Russell, den Mann des Friedens, zu sehen, im Gegensatz zu Russell, dem Junkie, Sexsüchtigen, Ärger machenden Narzissten, der Telefonstreiche spielt. Natürlich bin ich beide Charaktere, und die Realität, die ich manifestiere, wird durch die Einhaltung dieser Disziplin enorm verbessert.

Wenn wir uns dafür entscheiden, in einer materialistischen Wahrnehmung dieses Geschehens zu leben, verheddere ich mich im Unkraut von »Wie kommt es, dass sich dieser Paparazzo ein Bild von mir stehlen und von meinem Image profitieren kann, aber ich darf seine Brille nicht nehmen?« Oder: »Woher weiß die Polizei überhaupt, wo ich wohne?« Es bleibt mir nichts anderes übrig, als das Ereignis als ein Symbol in meinem persönlichen Mythos zu sehen und nach den Lektionen zu suchen, die es mir zu vermitteln versucht. Dazu sind ein paar grundlegende Prinzipien erforderlich: Dankbarkeit und Akzeptanz.

Ich bin dankbar für mein Leben, wo ich mich zur Schau stellen und damit meinen Lebensunterhalt verdienen kann, und eine

Folge davon ist, dass ich gelegentlich fotografiert werde. Wäre ich an deiner Stelle und würde das lesen, ohne die Bereitschaft, meine Weltanschauung aufzugeben, würde ich sagen: »Du hast leicht reden, du bist stinkreich und sitzt mit deiner Liebsten in einem Ruderboot auf der Themse, natürlich kannst du ein paar Unannehmlichkeiten in Kauf nehmen!«

Ich würde folgendermaßen dagegenhalten: »Wenn du dein Leben an externen Informationen festmachst, wird es immer etwas geben, worüber du dich beschweren kannst. Es wird immer irgendeine Facette der Realität geben, die nicht so läuft, wie du es gerne hättest. Es gibt immer noch mehr zu konsumieren, Menschen, die reicher und berühmter sind als du. Es ist ja wohl klar: Wenn ich mich nicht sehr irre, liest du das hier nicht in einem Graben in den Slums von Kibera mit dem Lauf einer Waffe in deinem Mund, während dich ein fanatischer Warlord zu seinem Vergnügen verprügelt, oder?«

Und doch ist dieses Schreckensszenario (abgesehen davon, dass du dieses Buch lesen musst, während es passiert) für manche Menschen Realität. Tatsächlich lebt die Hälfte der Menschheit in bitterer Armut, sodass jeder von uns, der diesem Albtraum entkommen ist, seine Freizeit eigentlich nicht damit verbringen sollte, sich darüber zu beklagen, dass wir nicht auf einer Yacht liegen, während eine Kardashian an unserem Gemächt herumnuckelt, denn die Weisen haben recht: Die materielle Welt ist eine Illusion und ihre Schätze sind allzu vergänglich.

Das heißt nicht, man muss als Mönch leben, obwohl das ein Ausweg ist; vielmehr geht es darum, dass man sein spirituelles Verlangen niemals mit materiellen Mitteln stillen kann. Dankbarkeit dafür, wo du bist und was du hast, ist eine wichtige Koordinate für eine neue bewusste Einstellung, ebenso die Akzeptanz. Wir sind da, wo wir sein sollen. Aus dieser Position heraus können wir wachsen; durch inneren Widerstand gerätst du in Aufruhr. Ich würde niemals dazu raten, Ungerechtigkeiten zu akzeptieren oder etwas anderes zu sein als all das, was du sein kannst. Dieser Schritt befähigt uns durch die demütige Bitte an ein höheres Selbst, tiefen Frieden und eine Kraft zu erfahren, die bereits da ist und nur darauf wartet, freigesetzt zu werden. Das hat nichts mit Moral oder wirtschaftlichen Überlegungen zu tun, sondern damit, dein Innenleben in den Griff zu bekommen, sodass du mit der Realität umgehen kannst.

Wir sehnen uns nach Verbundenheit, und doch sind wir einen Großteil unserer Zeit nicht lebendig, sozusagen kaltgestellt. Wer bist du, wenn du beim Autofahren Radio hörst? Du bist nicht du, du bist auf Stand-by. Meistens sind wir frei schwebend und ausgekuppelt, verlieren uns im Spektakel.

Wenn ich mich in einem bestimmten Moment auf das Objekt meiner Sucht fixiere, dann deshalb, weil ich glaube, dass es mir Erleichterung von der Bindungslosigkeit verschafft. Selbst wenn letztendlich dadurch alles noch schlimmer wird, spüre ich die Verbindung. Aus diesem Grund werden Süchtige rückfällig, obwohl doch so vieles darauf hinweist, dass sie damit keinen Erfolg haben werden. Sobald sie in dem traumatisierten, abgeschnittenen Zustand sind, greifen sie auf das einzige ihnen bekannte Modell zurück, um sich besser zu fühlen.

Durch Demut umgeht dieser Schritt unsere fehlerhaften und illusorischen Methoden zur vorübergehenden Selbsterlösung und verbindet uns mit der Wahrheit, die wir schon immer gesucht haben: Wir sind in der Tat verbunden.

Übungen zu Schritt 7:
Bist du bereit, ein neues Leben zu führen, bei dem es nicht nur um dich und deine frühere Scheiße geht?
Das musst du sein!

Genesung, der Lebensweg, auf den du dich hoffentlich einlässt, besteht nur aus Orientierungshilfe und Kraft oder, wie es ein Freund von mir nennt, einem »Satellitennavigationssystem plus Treibstoff«. Um unsere Mängel und Fehler beseitigen zu können, müssen wir in Zwiesprache mit der höchsten Wahrheit, dem vereinheitlichten Feld, Gott, *wie ich ihn verstehe,* um eine neue Vision und dann um die Kraft bitten, sie in die Praxis umzusetzen. Die folgenden Schritte bieten den Rahmen für diese Transformation.

Nachdem wir im vorigen Schritt »bereit« geworden sind, unser fragwürdiges Verhalten und Denken zu ändern, treffen wir eine Entscheidung, die seltsam inkrementell bzw. als nächste Stufe merkwürdig erscheint: Wir bitten demütig darum, »unsere Mängel von uns zu nehmen«.

Es ist ein gängiger spiritueller Spruch, dass jeder Makel oder jede »Sünde« eine Eigenschaft in sich trägt, die darauf wartet, realisiert zu werden. Im Frühstadium meiner Genesung, mit meinem ersten Mentor, kam ich auf eine Idee, basierend auf den vierzehn Charakterfehlern, wie er sie mir zeigte, die diese Vorstellung – auch wenn ich es selbst sage – *weitsichtig* vorwegnahm.

Hier sind die Makel oder Schwächen, wie ich sie damals verstand, obwohl ich jetzt, wie du gesehen hast, eine umfassendere Liste verwende: Stolz, Selbstmitleid, Ichbezogenheit, Egoismus, Intoleranz, Ungeduld, Eifersucht, Neid, Wollust, Trägheit, Habgier, Völlerei, Arroganz, Unehrlichkeit.

Wenn du »demütig« darum bittest, dass deine Charakterschwächen entfernt werden mögen (von Gott!), überlege, *welche Eigenschaft sie jeweils am sinnvollsten ersetzen würde.*

Arroganz > Demut
Egoismus > Güte
Eifersucht > Akzeptanz
Faulheit > Fleiß
Habgier > Großzügigkeit
Ichbezogenheit > Empathie
Intoleranz > Toleranz
Neid > Dankbarkeit
Selbstmitleid > Mitgefühl für andere
Stolz > Gnade
Unehrlichkeit > Ehrlichkeit
Ungeduld > Geduld
Völlerei > Achtsamkeit
Wollust > Liebe

Diese Aufzählung ist, wie vieles in diesem Buch, einfach ein Leitfaden für eine andere Art zu denken. Wenn ich in eine liebevolle Haltung geführt werde, ist es eine Freude, mein Leben zu leben. Das ist sicherlich teilweise auch der Punkt.

Demut ist die Anerkennung unserer relativen Unbedeutsamkeit. Wir sind wertvoll als Teil des Ganzen, und wir haben ein Recht, zu lieben und geliebt zu werden, aber wir können es uns leisten, den egoistischen Urheber aufzugeben, der uns in diese Klemme gebracht hat.

Atheisten oder Agnostikern, für die die Vorstellung, Gott um die Beseitigung von Mängeln zu bitten, ein bisschen verrückt klingt, die sich aber trotzdem ändern wollen, empfehle ich, Folgendes laut aussprechen:

»Ich weiß nicht, ob es da draußen im grenzenlosen Kosmos ein höchstes Wesen gibt; eigentlich glaube ich das nicht. Ich weiß, dass mein Denken begrenzt ist, da es im Rahmen meines eigenen Wissens erfolgt, das auf allen Seiten durch Unwissenheit beschränkt ist. Ich bin offen für die Möglichkeit, dass unter meinen Gedanken, meinen Gefühlen, dem unsichtba-

ren Feld, das mein materielles Sein zusammenhält, andere Kräfte wirken, wahrscheinlich jenseits des menschlichen Verständnisses und der dualistischen Modelle und des Raum-Zeit-Gefüges, wodurch wir die Realität verstehen. Innerhalb dieser Unbegrenztheit ist alles möglich. Ich als begrenztes Wesen bitte mit meinem erwachenden, persönlichen Bewusstsein um das, was jenseits der Grenzen ist und alle Kreativität, alle Freude, alle Schönheit in sich birgt, und ich bitte darum, dass mein Leben und mein Bewusstsein als Gefäß für diese positiven Kräfte genutzt werden können.«

Und wenn du wirklich superironisch bist und über Selbstgewahrsein verfügst, schicke ein »Amen« hinterher. Was kann das denn schon schaden?

Wahrscheinlich wirst du nicht umgehend zu einem vollkommenen, perfekten Menschen; das wird niemand von uns – ob wir nun an eine übernatürliche, unbegründete Autorität glauben oder nicht –, aber ich kann dir eines sagen: Du und deine Beziehung zu äußeren und inneren Phänomenen wird sich bessern.

Frage dich:

☒ **W**as möchte ich verändern?

☒ **W**erde ich es ändern?

☒ **L**asse ich mich auf den Wandel ein?

8

Mach dich bereit, dich bei allen für alles zu entschuldigen, was du mit deiner Scheiße angerichtet hast

Schritt 8: Wir machten eine Liste aller Personen, denen wir Schaden zugefügt hatten, und wurden willig, ihn bei allen wiedergutzumachen.

Nachdem ich ein anderes Verständnis von einer höheren Macht (durch die Schritte 1, 2 und 3) und von mir selbst (durch die Schritte 4, 5, 6 und 7) gewonnen hatte, richtete ich meine Aufmerksamkeit auf den Schaden, den ich anderen zugefügt hatte. Es gab eine Menge Menschen, die durch mein Verhalten geschädigt worden waren.

Eine der großen Herausforderungen, die alle mit Schritt 8 haben, besteht darin, ihn von Schritt 9 zu unterscheiden.

In Schritt 9 geht es um Wiedergutmachung; Schritt 8 besteht darin, eine Liste zu erstellen und bereit zu werden. Wir reflektieren oder planen nicht dahingehend, wie die Wiedergutmachung aussehen könnte oder ob wir eine solche Wiedergutmachung leisten wollen, während wir die Liste zusammenstellen. Dadurch würdest du den Prozess unterbrechen.

Die Leute, die dieses Programm strukturierten, haben das meisterhaft bewerkstelligt. Ihnen war klar, dass man Leute aus der Liste weglassen würde, wenn man bei der Erstellung der Liste bereits die Wiedergutmachung vorsieht; das ist geschickt konstruiert, und wir müssen uns daran halten.

Die zweite große Herausforderung bestand für mich in der Vergebung. Die Bereitschaft dazu, Wiedergutmachung an Menschen zu leisten, denen ich geschadet hatte, bedeutete in vielen Fällen auch, dass ich alles verzeihen musste, was sie mir, wie ich glaubte, angetan hatten.

An dieser Stelle müssen wir verstehen, wozu Wiedergutmachung dient und was das Wort wirklich bedeutet. [Anm. dt. Red.: Im Englischen lautet der zweite Teil von Schritt 8: *»... and (we) became willing to make amends to them all.«* Das Wort *»amend«* ist mit lat. *»mendum«*, dt. *»Fehler«*, verwandt; franz. *»amender«* = dt. *»verbessern, verändern, berichtigen, ergänzen«*. Das im Deutschen eher in die Rechtswissenschaften gehörende Fremdwort *»amendieren«* bzw. *»ein Amend(e)ment einbringen«* ist darauf zurückzuführen.]

Wiedergutmachung bedeutet »verändern oder verbessern«. Das impliziert zwar Entschädigung, Rückerstattung oder Wiederherstellung, doch der Schlüssel ist die Veränderung.

Wir wollen nicht mehr die gleichen Menschen sein; wir haben erkannt, dass unser Weg nicht funktioniert hat. Wir glauben, dass wir anders sein können; wir haben uns entschieden, belehrbar zu werden. Wir haben uns selbst gründlich unter die Lupe genommen; wir haben jemandem davon erzählt. Wir sind bereit, die von uns erkannten negativen Eigenschaften aufzugeben, und wir haben demütig darum gebeten, sie loszuwerden. Wir wollen uns also verändern.

Es ist schwer, neu anzufangen, wenn deine Vergangenheit mit Schäden übersät und dein Gewissen mit Schuld und Scham belastet ist. Was für ein Selbsthilfebuch wäre das hier, wenn ich die Gelegenheit übersehen würde, dir zu sagen, dass »Schuld mit dem zu tun hat, was du getan hast« und »Scham mit dem, wer du bist«?

Schuld und Scham fesseln uns an alte Sicht- und Seinsweisen. Es ist sehr schwierig, diese Codes umzuschreiben. Die Schritte 8 und 9 sind integraler Bestandteil des Prozesses, mit dem wir unsere Wahrnehmung von uns selbst verändern.

Ich möchte dir von einigen meiner persönlichen Erfahrungen erzählen. Im vierten Schritt, der, wie du allmählich verstehst, unerlässlich ist, um weitermachen und die nachfolgenden Schritte unternehmen zu können, hegte ich eine ganze Reihe von Grollgefühlen gegen mich selbst. Manches davon hatte damit zu tun, »nicht gut genug Fußball zu spielen« oder »keinen guten Körper zu haben«, anderes dagegen mit Schaden, den ich anderen Menschen zugefügt hatte; zum Beispiel, »dass ich Elia betrogen habe«, eine Freundin, mit der ich in meinen frühen Zwanzigern ein paar Jahre zusammen war; oder »dass ich nicht da war, als meine Mutter zum dritten Mal Krebs bekam«. Bei diesen Grollgefühlen musste ich mir ausschließlich mein eigenes Verhalten anschauen, das heißt, ich musste meine bisherige Sichtweise auf diese Ereignisse aufgeben.

Es ist nicht hilfreich, sein eigenes Verhalten zu rechtfertigen, wenn man diese Liste erstellt – also zu sagen: »Na ja, Elia hätte halt mehr Sex mit mir haben sollen«, oder: »Ich war auf Drogen, ich wusste nicht, was ich tat.« Diese Denkweise verhindert Wachstum, weil ich mein Verhalten durch beständige Rechtfertigung immer noch absegne.

Ich schaue nur auf das, was ich getan habe: Ich habe Elia betrogen. Mit einer ihrer Freundinnen. Ich habe ihr viel Egoismus zugemutet, ich habe sie benutzt.

Was den Groll auf meine Mutter angeht, bringt es nichts, zu sagen: »Es ist nicht meine Schuld, dass sie krank wurde«, oder: »Ich war doch nur ein Kind«, oder: »Es ist nicht meine Aufgabe, mich um sie zu kümmern«, oder: »Ich habe meinen Stiefvater gehasst.« Diese Überzeugungen, diese Codes, stehen allesamt einer Besserung im Weg. Es gilt sogar noch komplexere Grollgefühle zu berücksichtigen: meinen Vater und meinen Stiefvater, zwei Männer, die mir, wie ich glaubte, großes Unrecht angetan hatten.

Als ich in meinen späten Zwanzigern in einem Behandlungszentrum für Sexsucht war, bestand eine der Übungen darin, einen Brief an sie zu schreiben, der glücklicherweise nicht abgeschickt wurde, um sie wissen zu lassen, was ich von ihnen hielt. In beiden Fällen waren es wütende Tiraden voll purer Wut. Sie vor den anderen Sexsüchtigen vorzulesen, entfachte in mir eine so heftige und unkontrollierbare Wut, dass ich mich herumdrehte, den Stuhl, auf dem ich zuvor gesessen hatte, nahm und ihn an der Wand zerschlug. Deswegen wäre ich fast in eine psychiatrische Anstalt in Philadelphia eingewiesen worden; wie ich nach einem kurzen Besuch dort feststellte, wäre es nicht cool gewesen, dort verwahrt zu werden. Ich hatte das Gefühl, dass mein Stiefvater mich verachtete und sich keine Mühe gab, für mich ein Vater zu sein. Es gab ein paar körperliche Auseinandersetzungen, als ich älter wurde – es gab wirklich genug, was ich ihm nachtragen konnte. Aber was für einen Sinn hat das? Warum sollte ich an einer Emotion festhalten wollen, die mich verletzt und meinen Körper und meinen Geist in ein Gefäß für »berechtigten« Schmerz verwandelt?

Dieses Programm hilft mir, meine Perspektive zu ändern, wenn ich ohne diese Unterstützung meine immer gleichbleibende Perspektive rechtfertigen würde. »Wenn du tust, was du immer getan hast, wirst du bekommen, was du immer bekommen hast.« Wenn du Veränderung willst, musst du dich ändern. Du musst Wiedergutmachung leisten.

Im Fall meines Stiefvaters bedeutete das zweierlei: Erstens Vergebung. Das ist ziemlich einfach, wenn man sich darauf einlässt, und zwar so: Er ist nur ein Mensch wie ich. Er ist nicht perfekt, so wie ich. Es ist nicht meine Aufgabe, über die Menschen dieser Welt zu urteilen und ihnen eine Vorlage zu liefern, wie sie zu sein haben. In der Tat geht mich das nichts an. Es gibt nur einen Menschen, über den ich die Kontrolle habe, und das bin ich; darauf müssen sich meine Anstrengungen konzentrieren.

Vergebung ist ein mächtiges spirituelles Werkzeug; ohne sie fallen wir als Individuen und als Volk der Verdammnis anheim. Vergebung bedeutet loszulassen; sie bedeutet die Bereitschaft, zu akzeptieren, dass wir alle mit Fehlern behaftete Sterbliche sind und leiden, dass wir unvollkommen sind und unser Bestes versuchen. Dass manchmal Instinkte aufeinanderprallen.

»Es waren wütende Tiraden voll purer Wut. Sie vor den anderen Sexsüchtigen vorzulesen, entfachte in mir eine so heftige und unkontrollierbare Wut, dass ich mich herumdrehte, den Stuhl, auf dem ich zuvor gesessen hatte, nahm und ihn an der Wand zerschlug.«

Mein Stiefvater versuchte sein Leben zu leben, eine Beziehung zu meiner Mutter zu haben, nachts in einem Job zu arbeiten, den er nicht mochte, und den Sohn eines anderen Mannes zu unterstützen. Er hat sein Bestes getan. Bin ich nicht bereit zu verzeihen? Bin ich darauf fixiert, dass die Welt so sein muss, wie ich es festlege? Sehe ich mit dieser Denkweise eine Zukunft für mich, wo sie mir doch bisher nichts als Schmerz gebracht hat? Woran halte ich fest? Was ist gewonnen, wenn ich die Vergebung zurückhalte, wenn ich über etwas nachdenke, was passé ist, wenn ich an vergangenem Schmerz festhalte und einem Menschen, der so ist wie ich, Unglück wünsche? Nichts.

Beim Blick auf mein eigenes Leben wird klar, wie sehr ich gefehlt habe. Wie kann ich Vergebung erwarten, wenn ich nicht bereit bin zu vergeben? Was ist mit den paar wenigen, sexuell übergriffigen Vorfällen in meiner Kindheit? Muss ich diese Ereignisse immer wieder gedanklich nach neuen Wegen durchforsten, um mir die Schuld daran zu geben? Natürlich nicht; dies ist eine Gelegenheit, meine Wahrnehmung der Ereignisse zu ändern und mein Leben dadurch zu verbessern. Als Siebenjähriger von einem Mann befummelt zu werden, war natürlich falsch, und wenn ich meinen Anteil daran betrachte, versuche ich nicht, seine Verantwortung herunterzuspielen; vielmehr befreie ich mich dadurch von dem Schmerz, den ich unbewusst mit mir herumgetragen habe. Ich muss mir also nicht wie ein fürchterlicher Richter aus den Achtzigerjahren sagen, ich hätte herumgeflirtet und kokettiert und mir das ja wohl selbst eingebrockt; das wäre natürlich Quatsch. Aber ich kann akzeptieren, dass das passiert ist, dass es nicht meine Schuld war, dass es vorbei ist und jetzt nicht mehr vorkommt, und brauche nicht zuzulassen, dass es weiterhin meinen Weg zu geistiger und spiritueller Klarheit blockiert. Indem ich dem Täter vergebe, mache ich mich selbst frei. Ich kann das Ereignis aus einem neuen Blickwinkel betrachten, es als etwas sehen, das mir mehr Mitgefühl und Verständnis verleiht. Ich kann es loslassen. Es bringt nichts, ein imaginäres Gerichtssystem in meinem eigenen Kopf einzurichten, das Menschen bestraft, die mir Unrecht getan haben.

Indem ich dieses lang gehegte innere Drama loslasse, werde ich ein wenig freier und nützlicher. Es ist schlimm, dass es passiert ist, aber noch schlimmer ist es, dass es mich auch heute noch beeinträchtigt. Ich kann die Vergangenheit nicht kontrollieren, aber ich kann die Gegenwart durch Vergebung kontrollieren.

Ich habe schöne Geschichten über Vergebung gehört, und ihre herausragende Bedeutung im spirituellen Leben wird oft bezeugt. Ich habe von Müttern gehört, die dem Mörder ihres Sohnes vergeben haben, sich mit dem Mörder angefreundet haben, die gelernt haben, die Person zu verstehen und zu lieben, die sie so viel gekostet hat, und die wissen, dass es ohne Vergebung keine Freiheit gibt.

Im Gebet des heiligen Franziskus heißt es: »Indem wir vergeben, wird uns vergeben«, und das bedeutet wohl, dass es eine direkte Verbindung gibt zwischen der von uns zum Ausdruck gebrachten Milde und Gnade sowie der Welt, die wir erleben.

Im Vaterunser heißt es: »Vergib uns unsere Schuld, wie auch wir vergeben unseren Schuldigern.«

Freiheit geht mit einer Bedingung einher: Vergebung. Oder wie Gandhi es ausdrücken würde: »Sei die Veränderung, die du in der Welt sehen willst.« Wenn wir Vergebung wollen, müssen wir vergeben.

Nachdem ich meinem Stiefvater vergeben hatte, hatte ich einen klareren Blick auf mein eigenes Verhalten. Ich war unhöflich, abweisend und ein Unruhestifter. Ich habe gestohlen, gelogen und manipuliert. Damit habe ich anderen Menschen geschadet. Auf einer Liste derjenigen, denen ich Schaden und Unrecht zugefügt habe, muss also auch mein Stiefvater stehen. Nachdem ich das gemacht hatte, empfand ich tatsächlich ein Gefühl der Freiheit, einfach weil ich das Joch meiner eigenen tyrannisierenden Perspektive abwarf. Es fühlte sich an, als wäre ich von dem Bild, das ich von mir selbst, dem Leben und meinen Lebensumständen in der Kindheit hatte, zu einer befreienden Reifung, zur Männlichkeit, vorgedrungen. Wir sind letztendlich selbst die Gefangenen unseres persönlichen »Groll-Museums«.

Wir haben durch unser Verhalten auf unendlich viele Arten Menschen oder Institutionen Schaden zugefügt, und nicht alle davon sind in unserer Bestandsaufnahme aus Schritt 4 aufgeführt. Es ist wichtig, zu erkennen, wo wirklicher Schaden angerichtet wurde und wo es sich um Projektionen unserer eigenen Schuld-

und Schamgefühle handelte. Es ist wichtig, diesen Prozess unter Anleitung und mit der Unterstützung einer Gemeinschaft durchzuführen, um zu gewährleisten, dass wir ihn sicher und mit Bedacht vollziehen, vor allem, um nicht noch mehr Schaden anzurichten.

Gerade fällt mir ein, dass ich MTV eine finanzielle Wiedergutmachung schulde. Als ich meinen ersten Job bei MTV bekam, war ich vierundzwanzig Jahre alt, und meine Sucht verschlimmerte sich; ich war dabei, in eine ziemlich drastische Drogenabhängigkeit zu geraten, und durch die Arbeit bei MTV, mit Sitz in Camden, London, hatte ich die perfekte Umgebung, um das zu bewerkstelligen. Das Gebäude dort – voller schillernder Schönheiten, neuartiger Schreibtischspielzeuge, kostenloser Geschenke, cooler Trainer und Optimismus – lag direkt am Kanal, an dem ständig Drogendealer herumpatrouillierten. Wie Alice im Wunderland hüpfte ich zwischen diesen beiden Welten hin und her. Ich war offensichtlich nicht der Einzige, der dort Drogen konsumierte, und bestimmt auch nicht der Einzige mit einem Drogenproblem; aber mein Drogenproblem hatte eine höchst ansteckende Wirkung und beeinträchtigte das Leben aller, die damit in Kontakt kamen. Ich war damals wie heute ein ziemlich intensiver und energiegeladener Mensch, sodass ich in kurzer Zeit eine Menge Ärger verursachen konnte.

Wenn du einen Job als Moderator bei MTV bekommst, wird dir ein Konto für die Londoner Taxifirma Addison Lee zugewiesen, eigentlich für den Hin- und Rückweg zur bzw. von der Arbeit. In meinem Fall hätte das ein paar Fahrten pro Woche bedeutet. Doch kaum wusste mein ungehobelter, süchtiger Verstand davon, beschloss ich sofort, nie wieder öffentliche Verkehrsmittel zu benutzen. Aber nicht nur das, ich würde das Konto auch für alles andere nutzen, nie bewusst darauf verzichten, wenn die Möglichkeit bestünde: Pizzen, Drogen, Sexarbeiterinnen und (weniger beunruhigend) meine Mutter wurden alle kostenlos mit diesem Service herumkutschiert und befördert – ein gutes Beispiel dafür, wie mein Verstand funktioniert. Wenn mir eine Gelegenheit geboten wird, in diesem Fall das Privileg der freien Fahrt zur Arbeit, werde ich sie ausnutzen wie die East India Trade Company, die ihre Kolonien ausbeutete. Ich hatte keinerlei Hemmungen oder moralische Bedenken hinsichtlich der Nutzung dieser Taxis.

Nur bei einer Gelegenheit, als jemand anderes, mein lieber Freund Andy Milligan, der Produzent, der mir als Erster einen Job bei MTV verschafft hatte, aus einem Soho-Club anrief und fragte, ob er das Konto nutzen dürfe, empfand ich einen Moment lang einen Funken Moral: »Dieses Taxi-Account ist für berufliche Zwecke gedacht.« Ich schaudere bei der Erinnerung daran.

Andy schaffte es auf meine Liste für Schritt 8, aber MTV nicht. Ich war in der Lage, mein Verhalten über vierzehn Jahre lang im Kopf zu rechtfertigen: Das ist ein riesiger Konzern, es ist ihnen egal, sie sind im Grunde ja wohl »die großen Macker«, ich habe das getan, was jeder sich selbst respektierende Drogensüchtige tun würde: die Gelegenheit beim Schopf packen und alles herausholen.

Ich weiß nicht, wie viel Geld es war, und auch nicht, wem ich es zurückzahlen würde. Doch solche Ausreden sind für mich nicht mehr akzeptabel. Wie gesagt, haben sich dieses Programm und seine Vorteile mir langsam, nach und nach erschlossen. Ich bin inzwischen eher am heilenden Ende der Skala angelangt. Ich bin jetzt seit vierzehneinhalb Jahren clean und abstinent, und aus dem Gefühl der Rechtschaffenheit heraus, das sich daraus ergibt, bin ich bereit, MTV gegenüber Wiedergutmachung zu leisten. Ich muss also herausfinden, wer jetzt dort der Chef ist, anrufen und einen Termin vereinbaren, hingehen und ihnen sagen, dass ich süchtig bin, dass es Teil meines Programms ist, Wiedergutmachung an Menschen zu leisten, denen ich Unrecht getan habe, und dass ich ihnen eine Wiedergutmachung schulde.

Aber was ich hier beschreibe, ist Schritt 9, der natürlich auf Schritt 8 folgt, also nachdem wir eine Liste von allen gemacht haben, denen wir geschadet haben, und bereit sind, ihnen allen Wiedergutmachung zu leisten; das ist der Punkt, an dem wir uns jetzt befinden. In Schritt 8 hören wir auf, unsere Geschichte zu rechtfertigen. Wir klammern uns nicht mehr an die Vergangenheit. Wir erkennen, dass wir uns verändern müssen, wenn wir vorankommen wollen. Ein Teil dieser Veränderung ist Vergebung und die Bereitschaft, unser Leben und die Welt anders zu betrachten.

Frage dich: »Will ich mich wirklich verändern oder will ich nur eine Rechtfertigung finden, um so zu bleiben, wie ich bin?«

Übungen zu Schritt 8: Mach dich bereit, dich bei allen für alles zu entschuldigen, was du mit deiner Scheiße angerichtet hast.

Durchlaufe noch einmal deinen Schritt 4 und füge alle Menschen bzw. alle Institutionen, denen du geschadet hast, einer Liste hinzu. Erinnerst du dich an die Liste, die du von jedem geschrieben hast, dem du begegnet bist? Allen, die darauf stehen und dir einen Stich ins Herz versetzen, wenn du ihren Namen liest, sollten auf diese Liste kommen. Mach dir keinen Kopf, wenn du das Gefühl hast, sie hätten dir ebenfalls geschadet; das ist keine Quizshow oder das amerikanische Justizsystem, sondern eine Technik zur Klärung des Bewusstsein. Die vierte Spalte, dort der Abschnitt 8 – »Unrecht« –, wird ebenfalls von besonderem Nutzen sein.

Dann notiere für jeden Punkt bzw. wohl eher für jede Person auf der Liste den Namen (oder wenn du einen Gang höher schalten willst, benutze eine Karteikarte) und außerdem …

- ☒ **d**en Schaden, den du zugefügt hast;
- ☒ **w**as du stattdessen hättest machen sollen;
- ☒ **w**er dadurch Leid davongetragen hat und wie.

Unrecht kann etwas ganz Offensichtliches sein, zum Beispiel: »Ich habe sein Fahrrad geklaut«, oder etwas weniger Greifbares und Konkretes, beispielsweise: »Ich habe dieser Person ihren Seelenfrieden geraubt.«

Dann nehmen wir erneut Bezug auf unseren Schritt 4 und arbeiten mit den sieben Bereichen unseres Lebens, auf die sich das »auswirkt«, also mit der dritten Spalte, um herauszufinden, inwiefern die Betroffenen davon beeinträchtigt wurden.

Die zweite Frage hilft uns, zu erkennen, was wir stattdessen hätten tun können; manchmal war das verursachte Leid allerdings unvermeidbar, zum Beispiel:

»Meinen Hund davon abhalten, Schafe zu reißen. (Was hätte ich denn machen sollen? Ihn nicht zurückhalten? Sein Leid war notwendig.)«
»Eine schlechte Beziehung (Ich musste gehen, ich wäre sonst verrückt geworden.)«

Diese Liste sollte keinerlei Analysen oder Spekulationen enthalten. Idealerweise sollte man sich den Schaden schon beim Lesen der Karteikarte klar vorstellen können.

»Dave – ich habe sein Fahrrad genommen. Ich hätte sein Fahrrad nicht nehmen sollen.«

Du sollst dich also nicht in Spekulationen über Daves inneres Drama wegen des Fahrrads ergehen. Das 12-Schritte-Programm baut unter anderem auf das Motto »Keep it simple«, also »Halte es einfach«, aus dem Wissen heraus, dass wir dazu neigen, Dinge unnötig zu verkomplizieren. Bei diesem Schritt ist das wirklich wichtig.

Wenn du die Liste und die obigen Fragen abgearbeitet hast, musst du dich in jedem Fall fragen:

☒ **B**in ich bereit, dieser Person gegenüber Wiedergutmachung zu leisten?

Dieser Schritt dient dazu, uns von unserer Anhaftung an alte Denkweisen zu befreien und uns ein neues Leben zu ermöglichen. Diese Bereitschaft ist ein Indikator für echte Veränderung. Dazu gehört unbedingt Vergebung, die womöglich schwer zu akzeptieren ist, aber sie ist auch ganz bestimmt ein mächtiges Werkzeug, um unsere Vergangenheit und unseren persönlichen Selbstwert anders wahrzunehmen und frei den Weg in die Zukunft einzuschlagen.

9

Nun entschuldige dich – außer wenn dadurch alles noch schlimmer würde

Schritt 9: Wir machten bei diesen Menschen alles wieder gut, wo immer es möglich war – es sei denn, wir hätten dadurch sie oder andere verletzt.

Insgeheim gefiel mir dieser Schritt, wie er sich mir präsentierte; er ist so etwas wie großes Kino, und es geht dabei um eine Suche: wie ich dramatisch durch die Vergangenheit schlendere, voller kraftvoller Weisheiten, untermalt von Sergio-Leone-Melodien, und, Schurke, der ich war, all den Menschen, die ich verletzt habe, mit zusammengekniffenen Augen selbstgerechte Entschuldigungen anbiete.

Als ich bei Schritt 9 ankam, war ich von dieser seichten Romantik befreit. Schritt 9 ist ein gutes Beispiel für das Zusammenkommen von Pragmatismus und Mystik, was in diesem Programm immer wieder demonstriert wird. Was ist der Sinn von Spiritualität, wenn du dich dadurch nicht besser fühlst? Wenn du dich durch die Anwendung dieses Programms nicht besser fühlst, hat es keinen Sinn, es zu durchlaufen. Dann könntest du genauso gut mit dem verrückten Verhalten weitermachen, das du vorrangig an den Tag gelegt hast. Das Programm ist praxisbezogen, weil es oberflächlich betrachtet nur darum geht, etwas zu tun. Du hast »eine Liste aller Personen gemacht, denen du Schaden zugefügt hast«, und bist bereit, all dieses Unrecht »wiedergutzumachen«. Jetzt gehst du den nächsten Schritt und tust genau das. Dazu musst du Recherchen und Seelenerforschung betreiben.

Recherchieren, weil du zum Beispiel ganz spontan den Leiter der Buchhaltung bei MTV UK in den späten Neunzigern ausfindig machen musst. Es umfasst eine Seelensuche wegen des Vorbehalts »Es sei denn, wir hätten dadurch sie oder andere verletzt«.

Für mich war es im achten Schritt in manchen Fällen sehr schwierig, »willig zu werden«. Ich habe über den Prozess der Vergebung gesprochen, der mit meinem Stiefvater nötig war. Ich musste mir all das Unrecht, das ich ihm mir gegenüber unterstellte, genau anschauen, um eine klare Sicht auf das Unrecht zu bekommen, das ich ihm angetan hatte. Dann musste ich entscheiden, in welcher Form die Wiedergutmachung erfolgen sollte. Als ich so weit war, ihm zu verzeihen, war er nicht mehr mit meiner Mutter zusammen und somit nicht mehr unmittelbar erreichbar, was mir einen Grund gab, ihn zu meiden. Außerdem, so dachte ich, war er schon immer ein ruhiger Mann, der nicht gerne über Gefühle spricht und dem diese ganze Angelegenheit wahrscheinlich verdammt peinlich sein würde. Mit keiner dieser rationalen Überlegungen ist meine Untätigkeit zu rechtfertigen. Während ich über ihn und den damit verbundenen Prozess sinnierte, musste ich auch daran denken, wie ich ihn in meiner Autobiografie *»My Booky Wook«* völlig hemmungslos, ja geradezu genüsslich niedergemacht habe. Ich hatte nur meine Sichtweise und habe ihn gnadenlos als eine Art Dickens'schen Bösewicht dargestellt. In den darauffolgenden Jahren, in denen die Boulevardzeitungen an jede Tür klopften, die eine Story hätte liefern können, müssen sie ihn aufgespürt haben, und er hat nie ein Wort gesagt. Das stand im Widerspruch zu dem Bild, das ich lange von meinem Stiefvater hatte. Er ist unübersehbar prinzipientreu und freundlich.

Diese kleine Erkenntnis wurde zur Öffnung, durch die eine neue Dämmerung zu sehen ist. Die Realität, die ich in mir trage, ist nichts Absolutes, sie ist ein Konstrukt. Wenn sie mir nicht dient, wenn sie nicht objektiv authentisch ist, warum sollte ich sie dann nicht ändern? Das Licht dieser neuen Morgendämmerung bringt die kalte, unversöhnliche Vergangenheit zum Schmelzen. Und dann ein Zufall.

Wer mit diesem Programm gearbeitet hat, weiß von Zufällen zu erzählen – davon, wie häufig du Menschen, die du treffen musst, auf einmal begegnest, wie du auf »Zeichen« triffst. Es kann irgendwie nervig sein, denn die gespenstische Ehrfurcht, die die Menschen diesen Ereignissen entgegenbringen, ist Teil des lahmen, luftig-feenhaften New-Age-Aspekts der Spiritualität, den viele verständlicherweise abstoßend finden. Nichtsdestotrotz habe ich festgestellt: Seit ich dem Materialismus und meinen eigenen egoistischen Ansprüchen an die Welt weniger Bedeutung beimesse, treten in meinem Leben häufiger Zufälle auf.

Oder zumindest scheint dem so zu sein, wen kümmert es? In diesem Fall war ich zu Besuch im Great-Ormond-Street-Kinderkrankenhaus. (Habe ich es nicht erwähnt? Ich bin ein ziemlich toller Typ!) Am Fußende des ersten Bettes der ersten Station dieser riesigen Einrichtung, in die ich gebracht wurde, stand der Neffe meines Stiefvaters. Sein Sohn war der Patient. Wir unterhielten uns, und ich erkundigte mich nach meinem Stiefvater; er gab mir seine Nummer. Ich konnte ihn telefonisch erreichen, doch er reagierte weder auf SMS noch auf Anrufe, was mir zeigte, dass er verständlicherweise nichts mit mir zu tun haben wollte. Ich schrieb ihm einen Brief, in dem ich die volle Verantwortung für meine Handlungen übernahm und ihm anbot, alles wiedergutzumachen, wie er es für richtig hielt. Ich entschuldigte mich, wünschte ihm alles Gute und fragte, ob ich etwas für ihn tun könne. Ich habe keine Antwort erhalten, aber ich sehe die Beziehung jetzt anders. Ich habe meine Einstellung zu ihm geändert und damit auch meine Wahrnehmung der Vergangenheit und mein Verhalten in der Zukunft. Ich erkenne jetzt an, dass ich mit meinen Interpretationen des Verhaltens anderer Menschen oft falsch liege und dass es besser ist, sie überhaupt nicht zu beurteilen – ein Ansatz, der für die Person, die ich früher war, die Person, die ich bin, wenn ich nicht mit einem Programm arbeite, die Person, zu der ich von Natur aus wieder werde, unvorstellbar gewesen wäre.

Der Wiedergutmachungsschritt ist ein Hinweis auf Veränderung, echte Veränderung. An manchen Stellen fühlt es sich an, als würde ich nur »die Bewegungen durchlaufen«, aber allein dadurch wird die authentische persönliche Entwicklung schon unterstützt.

»Fake it till you make it«, wie es so schön heißt, also »Tu so, als ob, bis du es wirklich schaffst«.

In meinem früheren Leben – und ich vermute, im Leben vieler Menschen, die dieses Buch lesen – wird wenig Bezug auf Geist und bewusste Rituale genommen. Meistens sind wir mit materiellen Dingen der einen oder anderen Art beschäftigt, die vielen Verpflichtungen des gewöhnlichen Lebens haben uns umgarnt und versklavt. Es ist nicht einfach, wie ein Sufi herumzugleiten, wenn du drei Kinder und eine Hypothek am Hals hast oder versuchst, befördert zu werden, um die Wuchermiete in der Stadt bezahlen zu können. Vieles von dem, wovon das Glück abhängt, entzieht sich einer mechanistischen Definition; die Machenschaften des Verstandes und des Geistes sind nicht so einfach zu messen.

Im neunten Schritt fühlte ich jedes Mal, wenn ich eine Wiedergutmachung »von Angesicht zu Angesicht« leistete, die spürbare Präsenz des Heiligen. Die Struktur der vorgeschriebenen Sprache wirkt wie ein säkularer Zauber, der ätherische Zeugen herbeiruft. Als ob ein sanft brennender Kreis oder eine improvisierte Kapelle erscheint, wenn man diese scheinbar ganz unscheinbaren Worte ausspricht:

»Wie du weißt, bin ich süchtig. Ein Teil des Prozesses meiner Genesung von der Sucht besteht darin, allen, denen ich Unrecht getan habe, Wiedergutmachung zu leisten. Ich habe dir Unrecht getan und schulde dir eine Wiedergutmachung.«

Dieser einfache Satz ist der Einstieg in deine Wiedergutmachung von Angesicht zu Angesicht, und irgendwie bilden seine Worte einen Bogengang, durch den du in einen stilleren Raum schreitest, einen Raum, der nicht nur von dir und der anderen Person bewohnt wird. Es ist, als ob irgendwie etwas heraufbeschworen wurde, ein verborgenes Prinzip.

Sobald ich das tat, habe ich jedes Mal eine subtile Ehrfurcht und ungebetene Traurigkeit verspürt. Ich habe mich gedemütigt gefühlt, ich habe die Gnade gespürt, die entsteht, wenn du dich entscheidest, deine eigene Handlungsweise aufzugeben und dich einer anderen Art des Handelns zu überlassen.

Dies ist eine praktische Maßnahme, die auch bürokratischer eingesetzt werden kann. Manche Leute schlagen die folgende, etwas prosaischere Einleitung ohne Bezug auf Spiritualität oder bestimmte Süchte vor:

»Ich stelle regelmäßig mein Leben auf den Prüfstand, um herauszufinden, ob ich jemandem geschadet bzw. Unrecht getan habe. Ich habe das Gefühl, ich habe dir vielleicht Schaden zugefügt.«

Wenn du diesen Prozess durchläufst und dich auf ein mehr zielgerichtetes Leben einlassen möchtest, ohne ein bestimmtes Verhalten anzusprechen, ist diese Form angemessen. Die vorgeschlagene Struktur sieht folgendermaßen aus:

1 **Sage der Person, um welches Unrecht es geht, konzentriert und auf den Punkt gebracht, ohne Ausreden.**

2 **Frage die Person, ob sie etwas dazu sagen möchte, dann halte den Mund und höre zu.**
(Diesen Teil finde ich besonders schwierig.)

3 **Schlage die Wiedergutmachung vor, die du gerne leisten würdest.**

4 **Frage die Person, ob die Wiedergutmachung akzeptabel ist oder ob sie zusätzliche oder andere Wiedergutmachungen möchte.**

Die Wiedergutmachung, die du anbietest, sollte dem von dir angerichteten Schaden angemessen sein.

Im Fall meines MTV-Freundes, dem ich den Zugriff auf mein Arbeitstaxi-Konto verweigert hatte, das ich ansonsten egoistisch missbraucht hatte, traf ich mich mit ihm, entschuldigte mich wie oben beschrieben und organisierte einen Flash-Car-Taxiservice, um ihn von der Arbeit abzuholen und nach Hause zu fahren. Das ist das, was man eine »leichtherzige« Wiedergutmachung nennen könnte. Doch wenn ich zurückdenke, wie sehr ich mich über den Egoismus meines früheren Verhaltens geschämt habe, half mir dieses persönliche Ritual, meinen Selbsthass zu mildern und das zwischen uns entstandene Unrecht aufzulösen. Du musst dir um ihn keine Sorgen machen, er schreibt dieser Tage für Ant & Dec (ein britisches Moderatoren-Duo) und hat eine tolle Zeit.

Meine Wiedergutmachung gegenüber meinen Eltern und einer Reihe von Exfreundinnen war weniger »lustig«. Sie bestand aus einer offenen, stillen Entschuldigung und dem Versprechen, in Zukunft ein anderer Mann zu sein. Meine Beziehung zu meinen Eltern hat sich drastisch verbessert und ist jetzt klar und ehrlich.

Es lohnt sich, sich an dieser Stelle noch einmal ins Gedächtnis zu rufen, dass dieses Programm mittlerweile auf Dutzende von Süchten angewendet wurde. Sobald wir erst einmal eingesehen haben, dass wir das fragliche Verhalten oder die jeweilige Droge nicht unter Kontrolle haben, gehen wir ein Thema an, das weit darüber hinausgeht: die Art und Weise, wie wir mit uns selbst und anderen sowie mit dem Leben im umfassenderen Sinn in Beziehung treten; das ist für mich nach wie vor eine erstaunliche Sache. Wir begreifen unser Leben als etwas, das wir zielgerichtet verfolgen und nicht blindlings und unbewusst ertragen.

Was passiert eigentlich, wenn ich mich mit Arbeitskollegen oder Exfreundinnen versöhne? Mit wem oder was kommuniziere ich da eigentlich? In gewissem Sinn mit mir selbst, ich verpflichte mich mir selbst gegenüber, ein anderer Mensch zu sein.

Hast du schon einmal ganz ungewollt bei jemandem Wiedergutmachung geleistet, unter Tränen oder vielleicht in betrunkenem Zustand? Oder dich verlegen bei einem gekränkten Freund entschuldigt, weil dir klar war, dass du es tun musstest, aber nicht wusstest, wie? Ich schon. Einfache Richtlinien wie »Entschuldige dich nicht mit Ausreden für dein Verhalten« und »Lass sie reden« hätten dabei wirklich einen großen Unterschied ergeben.

Hat sich bei dir schon einmal jemand entschuldigt – ein Taxifahrer oder eine Lebensgefährtin – und gesagt: »Es tut mir leid, dass *du* das Gefühl hast, ich sei unhöflich zu dir gewesen?« Wenn ich solche Entschuldigungen zu hören bekomme, möchte ich die Person, die sich entschuldigt, am liebsten eine Schlucht hinunterstoßen, und zwar, weil dieses Programm bloß formalisiert, was wir alle spirituell intuitiv wissen: dass es eine bestimmte Art und Weise gibt, sich zu entschuldigen, und dass eine Entschuldigung dafür, dass man einer Person »ein Gefühl gibt«, anstatt sich dafür zu entschuldigen, was man getan hat, kein *mea culpa* ist, sondern ein *tua culpa,* also eine Schuldzuweisung an das Gegenüber.

In manchen Fällen kann der neunte Schritt nicht vollzogen werden, weil man dadurch »sie oder andere verletzen« würde. Der Sinn und Zweck dieses neunten Schritts besteht darin, uns nützlich zu machen. Ich zögere, von Glücklichwerden zu sprechen, denn Glück erscheint mir wie eine feucht-fröhliche Frivolität, dumm und flüchtig. Wenn du zu viel darüber nachdenkst, verschwindet es, wie eine Erektion. Nützlichkeit, Zweck – diese Vorstellungen sind belastbar genug, um die turbulente Meteorologie des Geistes zu überstehen.

Würde eine bestimmte Wiedergutmachung der Person, der du sie leistest, schaden, dann lass es. Falls sie dadurch etwas für sie Schmerzhaftes oder Traumatisches erfahren würde, lass es. Auch solche potenziellen Komplikationen zeigen, wie wichtig und nötig Führung und Orientierungshilfe in diesem Prozess sind.

»Hat sich bei dir schon einmal jemand entschuldigt – ein Taxifahrer oder eine Lebensgefährtin – und gesagt: ›Es tut mir leid, dass *du* das Gefühl hast, ich sei unhöflich zu dir gewesen?‹ Wenn ich solche Entschuldigungen zu hören bekomme, möchte ich die Person, die sich entschuldigt, am liebsten eine Schlucht hinunterstoßen. Denn es ist kein *mea culpa*, sondern ein *tua culpa.*«

In Schritt 8 bespreche ich jeden Fall und die von mir vorgesehene Wiedergutmachung mit meinem Mentor, und das heißt, ich und mein verrücktes altes Gehirn, das all diese Probleme überhaupt erst verursacht hat, werden nicht damit betraut, eine Lösung zu finden.

Wenn dich eine Wiedergutmachung ins Gefängnis bringen könnte, solltest du damit äußerst vorsichtig sein – auch wenn wir alle bereit und willens sein sollten, für unser Handeln und die sich daraus ergebenden Konsequenzen einzustehen. Viele, die dieses Programm angewendet haben, sind der Meinung, die Bereitschaft, »alles« zu tun, um sich zu ändern, bedeute sogar die Bereitschaft, ins Gefängnis zu gehen.

Ich persönlich habe eigentlich nicht viele Straftaten begangen, an denen ich etwas ändern müsste. Ja, MTV zu bestehlen ist strafbar, und ich nahm illegale Drogen; aber die meisten meiner »Untaten« bestanden darin, Menschen zu betrügen und auszubeuten und unglaublich egoistisch zu sein. Dennoch kam ich unter Führung meines Mentors zu dem Schluss, dass viele Leute am besten per Brief angesprochen werden sollten, denn das Letzte, was sie wollen, bin ich, der mit ordentlich gekämmten Haaren und guten Absichten in ihr Leben zurückkehrt.

In den vielen Jahren, in denen meine Promiskuität mein Leben bestimmt hat, fand ich das keineswegs falsch, sondern hielt das für durchaus akzeptabel. Ich wusste, dass ich wenig Kontrolle darüber hatte, und wie ich in meinem Innersten spürte, hatte es mehr mit dem Mangel an Liebe, Verbundenheit und Bedeutung zu tun als mit der Jagd nach Orgasmen, aber ich kam nicht auf die Idee, dass ich jemand anderem damit Schaden zufügte. Inzwischen weiß ich: Indem ich am unbewussten Verhalten einer anderen Person teilhabe, besonders wenn es destruktiv oder verletzend für ihr Selbstwertgefühl ist, trage ich auch zu ihrem Schmerz bei. Das bekümmert mich umso mehr, denn wenn ich erwacht bin, habe ich ja die Möglichkeit, ihre Heilung zu unterstützen.

Manche Leute wollten keinen weiteren Kontakt mit mir, was ich als Konsequenz meines Verhaltens akzeptieren muss. Andere, und das war die eher übliche Reaktion, waren peinlich berührt von dem Prozess, aber trotzdem dankbar.

Meinen allerersten neunten Schritt vollzog ich mit Matt Morgan, einem lieben Freund, mit dem ich viel gearbeitet habe, wobei ich ihm in der zweiten Phase meiner Sucht wohl viel mehr Schaden zugefügt habe als in der früheren und offensichtlicheren Phase des Drogenmissbrauchs. Ich versöhnte mich mit ihm in meinem Zimmer in einem noblen Londoner Hotel. Matt hielt sich bizarrerweise ein Kissen vors Gesicht, während ich versuchte, weiterhin fromm zu bleiben. In diesem Fall versuchte ich folgende »Untaten« zu sühnen: ihm Drogen zu geben, ihn in eine schäbige, unangenehme Welt der Sucht zu verwickeln und ihn bei unserer gemeinsamen Arbeit zu kontrollieren und zu behindern. Als Matt hinter dem Kissen hervorkam, sagte er, er habe kein Problem mit dem Sex- und Drogenkram gehabt, habe sich jedoch durch mein kontrollierendes Arbeitsverhalten gekränkt gefühlt; er zählte sogar beispielhaft von mir verursachte Schäden auf, die ich selbst vergessen hatte.

Sowohl für die Person, der Wiedergutmachung geleistet wird, als auch für die Person, die sie leistet, ist das eine schwierige Geschichte – was meiner Meinung nach ihre Authentizität belegt. Die Beteiligten wissen, dass etwas Reales geschieht. Wir leben in einer vom Rationalismus dominierten Welt, in der Emotionen oft ausgeschlossen werden. Im viktorianischen Großbritannien, als die Industrialisierung und Urbanisierung das Land auffraßen, verschwanden einige der Flüsse Londons unter Pflaster und Beton, damit der wimmelnde Fluss den Vormarsch der Mechanik nicht unterbrechen konnte. Unter dem Beton unserer Konditionierung fließen die Flüsse unserer besseren Natur, die auf ihre Befreiung warten.

Für die meisten meiner Wiedergutmachungen war ein Termin aufgesetzt worden, aber manchmal war bei meinem Schritt 9 auch ein »Überraschungsbesuch« erforderlich.

Ich habe in meiner beruflichen Laufbahn Beziehungen abgebrochen, weil ich meinte, sie würden mir nichts mehr nützen, und dadurch viele Menschen verletzt, oft auf eine unverantwortliche und damit schädigende Art und Weise. Ein Mann, der meine Live-Auftritte lange Zeit gefördert hatte, wurde von mir kalt und ohne Erklärung abgefertigt und war sehr verletzt. Ich hatte mir den Schaden, den ich ihm zugefügt hatte, nie eingestanden und nicht wirklich darüber nachgedacht. Ein gemeinsamer Freund erzählte mir, welches Leid ich damit verursacht hatte; sobald mir das bewusst wurde, erkannte ich meine Verfehlung, ich sah, dass ich egoistisch und unverantwortlich gewesen war.

Eines Abends, bei einer Live-Show, traf ich diesen Mann ganz zufällig. Ich war innerlich aufgewühlt, als ich ihn sah – ein Zeichen dafür, dass ich auf irgendeiner Ebene wusste, dass ich falsch gehandelt und damit meinen persönlichen Code – nicht ein erlerntes Dogma – nicht eingehalten hatte. Mein Körper und nicht ein leerer und erlernter Moralkodex ließ mich instinktiv wissen, dass ich Wiedergutmachung leisten musste.

Bei diesem Schritt geht es darum, mit der Welt ins Reine zu kommen. So viele Menschen tragen Angst und Scham mit sich herum, und diese Gefühle werden bestärkt, wenn wir nicht in die Welt hinausgehen können, ohne auf Menschen zu treffen, die wir verletzt haben und die uns verständlicherweise Ablehnung entgegenbringen.

Ganz offensichtlich zeigen sich in unseren Beziehungen zu anderen Menschen unsere negativen Einstellungen zu uns selbst: Ich glaube, dass ich hässlich bin …, ich verhalte mich hässlich …, ich habe Beziehungen zu anderen, die meinen Glauben bestätigen. Das ist eine sich selbst aufrechterhaltende Doktrin.

Der Mensch, der ich früher war, würde beim Anblick einer Person, mit der es böses Blut gab, entweder diese Person meiden oder die Situation »ausblenden«. Wie die meisten Menschen wollte ich mich nicht ändern, sondern mich dafür rechtfertigen, dass ich derselbe bleibe. Wenn du meine Kindheit gehabt hättest, meine Probleme, meine psychische Krankheit, dann würdest du dich auch so verhalten. Doch die 12 Schritte sind ein Programm der Veränderung. Du akzeptierst, dass du dich verändern willst, du glaubst, dass Veränderung möglich ist, du wirst bereit, Input von neuen Quellen zu erhalten – vielleicht von der Gruppe, vielleicht von einem Mentor oder einer Mentorin, vielleicht von einer höheren Macht, idealerweise von allen dreien –, und dann untersuchst du, wo du auf Irrwege geraten bist, teilst es mit und verpflichtest dich zu neuen Einstellungen. Wenn du das erledigt hast, fängst du an, dich mit all dem Schaden auseinanderzusetzen, den du in deinem Leben auf Basis deines alten Programms angerichtet hast; normalerweise handelt es sich dabei um ein unbeholfen angehäuftes Bündel von Klischees und Reaktionen auf Missbrauch und Traumata.

Mir war ganz schlecht, als ich meinem ehemaligen Kollegen begegnete, aber ich wusste, was ich zu tun hatte. Ich ging demütig auf ihn zu und sagte, ich hätte ihm etwas zu sagen, wenn er Zeit habe. Da es sich um einen Comedy-Auftritt im Apollo Theatre in London handelte und er dafür Werbung machte, wäre es sein gutes Recht gewesen, dieses unangenehme Gespräch zu umgehen. Stattdessen stimmte er zu, und als er einen Moment Zeit hatte, führte er mich in ein Backstage-Büro. In der Zwischenzeit hatte ich Zeit gefunden, in einer Toilette zu beten.

Einem modernen, säkularen Menschen mag das seltsam vorkommen, aber die meisten von uns kennen diesen Impuls, das gelegentliche Bedürfnis, »mal ein Wörtchen« mit sich selbst reden zu müssen. Ich habe das schon so gemacht, lang bevor ich es als etwas Spirituelles betrachtete.

Mein ganzes Leben lang habe ich mich in Toiletten eingeschlossen, um eine transzendente Erfahrung der einen oder anderen Art heraufzubeschwören: als Kind, das sich mit Schokolade vollstopfte und sie dann auskotzte, später dann fanatisch von Pornos fasziniert, dann Drogen und schließlich das Beten. Immer stand dahinter dasselbe Bedürfnis: meinen Kopf abzuschalten, eine Verbindung zu spüren, etwas zu fühlen, das über mein Dasein in einem Körper, auf einem Planeten, im unendlichen Raum hinausgeht.

Ich trete dafür ein, dass wir alle diese Sehnsucht nach Verbindung haben, auch wenn wir sie aus einer humanistischen Perspektive betrachten. Was ist der göttliche Anstoß, den wir fühlen, wenn wir Zeuge des heroischen Opfers eines anderen werden? Oder der tränenreiche Sog, wenn Menschen für eine gemeinsame Sache zusammenkommen? Welche Saite wird angeschlagen, wenn wir dem Heldentum begegnen? Erinnert uns das Opfer des Helden vielleicht daran, dass der Schein des Individualismus vergänglich ist? Dass wir durch den Helden, der über diese künstliche Welt der egoistischen Wünsche und Bedürfnisse hinausschaut und im Glauben in die Arme der höchsten Einheit fällt, genau daran erinnert werden und erleichtert sind? Was ist der Wert der Brüderlichkeit? Was ist die Kraft der Solidarität? Was für eine Tugend sind Freundlichkeit und Güte, wenn nicht das Anerkennen, dass wir wirklich und wahrhaftig alle eins sind, hier zusammen, und wir das, was wir einander antun, uns selbst antun? Die Kraft des Heldentums liegt im Duft der Erinnerung daran, was wir immer gewusst, aber vergessen haben: Wir sind alle miteinander verbunden.

Im Gebet im Apollo Theatre wende ich mich an dieses Eine. Ich wappne mich mit dem Wissen, dass ich, wenn ich diesen Weg gehe, nicht länger ein Haufen aus Zellen und Bedürfnissen bin, ein dauererigierter und speichelleckender Glücksmaximierer; ich versuche mich voll auf die Sache einzulassen Er führt mich in sein Büro.

Draußen ist es laut, weil es auf der Bühne gleich losgeht, aber im Zimmer herrscht Stille. Ich spreche mit so leiser Stimme, wie es die Umstände zulassen, und übernehme die Verantwortung für meine Handlungen, genau so, wie es im Schritt 9 nahegelegt wird.

Dann ist er mit dem Reden dran. Er erzählt mir von dem Schmerz, den meine kalte Trennung verursacht hat, von den Folgen, die sie für ihn sowie für seine Karriere und sein Privatleben hatte. Beim Zuhören fühle ich mich verletzlich, ich spüre instinktiv, wie dieser Mann durch mein unbewusstes und liebloses Verhalten gelitten hat. Es ist gut für mich, dies zu hören. Es ist gut für mich, anzuerkennen, dass es mich schmerzt, ihn verletzt zu haben, dass ich nicht die Tür vor dem Leid anderer verschließen kann. Ich stehe schweigend auf und nehme es so hin.

Als er aufhört zu reden, frage ich ihn, ob ich irgendetwas für ihn tun kann; er ist ein ziemlich maskuliner Typ aus dem Norden, und wie vorherzusehen war, sagt er: »Mir geht's gut, danke.«

Ich bin ein wenig irritiert, als ich mich zu meinen Freunden beim Gig geselle, unsicher in meiner Angst, ob es das Richtige war, die Vergangenheit aufzuarbeiten, alte Wunden wieder aufzureißen. Ist es gut für mich? Hat es ihm etwas genützt? Doch bevor wir auf die Bühne gehen, erscheint mein ehemaliger Kollege und überreicht mir merklich unbeholfen, aber mit freundlicher Überlegung, vier After-Show-Pässe. In der eher stummen Sprache von Männern einer gewissen Herkunft und eines gewissen Alters bedeutet das Vergebung. Er zieht ziemlich unwirsch, aber vielleicht ein wenig geheilt weiter. Sicherlich hatte er es nicht nötig, mich mit einer zusätzlichen Geste des guten Willens aufzusuchen. Ich weiß, es war falsch, wie ich ihn und die vielen anderen Menschen auf meiner Liste behandelt habe. Ich weiß aber auch, dass ich kein schlechter Mensch bin; ich war ein vom Weg abgekommener Mensch, aber dank des Programms brauche ich mir und anderen nicht mehr zu schaden.

Die letzten zehn Jahre meines Lebens haben sich in der Öffentlichkeit abgespielt – Romanzen, eine Ehe, Skandale und Kontroversen. Ich habe versucht, diesen neunten Schritt zu leisten, wo immer ich konnte. Manchmal ist die Wiedergutmachung eher allgemeiner Art. Seit ich von meinem so umfassenden und alles verzehrenden Drogenmissbrauch befreit bin, wurden, wie ich persönlich beobachtet habe, die Triebe, die ihn befeuerten, ganz einfach in mein berufliches, sexuelles und Liebesleben kanalisiert. In diesen Bereichen habe ich also nicht im Einklang mit meinem höheren Selbst gelebt. Das heißt nicht, dass mein Verhalten nur schlecht war; ich hatte One-Night-Stands, die von enormer Ehrlichkeit und Zärtlichkeit geprägt waren. Ich hatte berufliche Beziehungen und Erfahrungen, die an das Erhabene grenzten. In beiden Bereichen meines Lebens gab es jedoch Strömungen, in denen Adrenalin und Exzesse als zulässig angesehen werden. Wenn man, wie ich damals, ein junger und berühmter Mann ist, wird man zu Sex mit vielen Frauen ermutigt. Wenn du in deinem Arbeitsleben temperamentvoll bist, zu unberechenbaren Ausbrüchen und emotionalen Abstürzen neigst, wird das toleriert, solange du den Leuten Geld einbringst.

Denke daran, dass wir hier nicht über die Verletzung äußerer Regeln oder Gesetze sprechen; wir sprechen nicht über illegale Aktivitäten, Korruption, Diebstahl oder nicht einvernehmliche Beziehungen – diese werden von der Gesellschaft entsprechend bestraft. Es geht vielmehr um unseren eigenen, immer präsenten inneren Kodex, der uns angeboren ist und den wir missachten, sofern wir ihn übertreten. Wie ich inzwischen weiß, nehme ich an einem »böswilligen« Akt teil, wenn ich eine Frau körperlich benutze, obwohl ich weiß, dass wir beide außer einem kurzfristigen Vergnügen nichts davon haben, was allerdings, seien wir ehrlich, ein extrem effektives und ablenkendes Belohnungssystem ist. Denn wie mir inzwischen auch klar ist, kann mir vergängliche Lust keine Erfüllung bringen und meine Haltung als erwachender Mann muss Frauen gegenüber nährend, freundlich und großzügig sein. In meiner damaligen Verfassung betrachtete ich alles und jeden als Hilfsmittel, allerdings nicht aus Kalkül, es war etwas Unbewusstes. Wenn ich mich in den Augen einer schönen Frau verlor, habe ich innerlich nicht hämisch wie ein Vampir gelacht, sondern mich einfach von der Strömung eines kontinuierlichen unbewussten Triebes in stumme Erfüllung lullen lassen.

Aus der Perspektive von Schritt 9 wurde dieses Muster über einen zu langen Zeitraum beibehalten, als dass eine direkte Wiedergutmachung stimmig wäre. Außerdem ist es für einen genesenden Sexsüchtigen in einer monogamen Beziehung nicht ratsam, mit rehäugigen Entschuldigungen und guten Vorsätzen ausgestattet frühere Liebhaberinnen aufzusuchen. Meine Wiedergutmachungen in diesem Bereich sind »Wiedergutmachungen durch mein Leben«, was bedeutet, dass ich Frauen nicht mehr so betrachte wie früher und mich auch nicht mehr so verhalte. Darüber hinaus suche ich aktiv nach Möglichkeiten, Frauen auf angemessene Weise zu helfen. In meinem Fall heißt das selbstlos und, wenn möglich, in völliger Anonymität. Glaube mir, ich würde nichts lieber tun, als an dieser Stelle eine ganze Litanei an lobenswerten Frauenprojekten aufzusagen, auf die ich stolz bin, aber dazu bin ich zu spirituell, also musst du es mir einfach glauben.

Amie, als ehemalige Sexarbeiterin, chronisch Süchtige und geliebte Freundin, bietet mir die perfekte Gelegenheit, eine allgemeine Wiedergutmachung an Frauen zu leisten. Nicht für die Frauen, obwohl meine veränderte Einstellung und mein Verhalten sicher auch für andere von Nutzen sein werden, sondern für mich selbst. Um mich in Einklang mit einer höheren Vision von mir selbst zu bringen. Die Anspannung, die Schuldgefühle und die Traurigkeit, die ich fühle, wenn ich in der Sucht lebe, sind für mich ein Hinweis darauf, dass ich mir einer anderen Art des Seins gewahr bin. Eines höheren, vorzuziehenden Weges. Ich glaube nicht, dass es sich dabei um gelehrte soziale Vorschriften oder kleinbürgerliche Ideale handelt, sondern um eine ins Mark dringende, spiralförmige Präsenz, die sich selbst verwirklichen will, so wie sich ein Baum von dem Moment an, in dem sich der Samen teilt, in Richtung Selbstverwirklichung bewegt. Vielleicht auch schon früher, vielleicht ist es eine ununterbrochene Spirale von Wurzel und Zweig, die durch das, was wir »Zeit« nennen, bis zur Entstehung des eigentlichen Lebens zurückreicht.

Mein Wiedergutmachungsprozess ist also kein mechanisches Mittel, damit mich der Weihnachtsmann wieder auf die Liste der »braven Kinder« setzt, sondern ein Versuch, mich auf eine innere Aufmerksamkeit einzustimmen, die ungebeten in mir existiert und mir ein schlechtes Gefühl einjagt, um mir zu sagen, dass sie nicht »gehört« wird. Ich denke, das ist etwas anderes als die Übertretung eines angelernten sozialen Kodex, wie zum Beispiel das falsche Messer mit der falschen Hand beim falschen Bankett zu benutzen. Vielleicht hat die Schamesröte, die wir empfinden, wenn wir gegen äußere Regeln verstoßen, Bezug zu dieser Ressource, aber wie wir uns gegenseitig behandeln – wie wir Liebe zeigen oder verweigern –, hat meiner Meinung nach mit einer tieferen Kraft zu tun als mit unseren Urtrieben und Gelüsten.

Wäre dies ein populärwissenschaftliches Buch, würde ich dich jetzt mit Geschichten über das Oxytocin-Ballett und den Dopamin-Tanz ergötzen, der stattfindet, wenn wir altruistisch oder bei unserem bzw. unserer Geliebten sind, aber diese biochemische Analyse läuft auf eine moderner formulierte, semantisch neuartige Überarbeitung dessen hinaus, was uns Yogis, Weise, Sufis und Heilige seit Jahrtausenden als Ergebnis ihrer unerschöpflichen Arbeit in Laboren sagen, die subtiler sind als die in Beton und Glas geschmiedeten: Liebe ist die Antwort.

Mit Amie kommt ein Poltergeist ins Haus. Sie bringt den Geist der Sucht mit sich, wie eine in der Luft schwebende Ansteckung. Das zeigt sich sogar in der Art, wie die Weetabix-Schachtel aussieht, zur Seite geworfen, als hätte sich jemand an einer Bushaltestelle daran zu schaffen gemacht. Sie ist die Ultra-Süchtige, die

Sucht liegt in ihr zusammengerollt wie eine Katze ohne Fell und schnurrt leise. Sie ist ein verängstigtes und ängstliches Kind. Ich bin unruhig, wenn sie da ist und wenn sie weg ist, denn ich weiß, sie ist »Patient Zero«, trägt die Sucht in Reinform in sich.

An dem Tag, nachdem sie wieder weg ist, bin ich ganz vorsichtig, das Gästezimmer ist sozusagen mit gelbem Klebeband abgesperrt. Ich fühle mich, als würde ich das Überbleibsel des Geistes einatmen. Ich spüre es in mir, wenn sie gegangen ist. Ich ertappe mich dabei, wie ich im Licht des Kühlschranks Schokolade esse, die ich eigentlich gar nicht gewollt habe, und meine Gedanken kreisen um Pornos, heimtückische Gedanken, die nicht mit der dummen, unbeholfenen Sucht meiner Jugend zu vergleichen sind, mit den Wichsvorlagen und dem Heroin. Jetzt könnte mich dieser mit meinem Verstand bewaffnete Unhold unbemerkt wie Abschaum in die Kloake treiben.

Schon vor meinem ersten Gedanken sitzt sie in meinem Bauch und meinen Knochen, die faule Ansteckung. Meine Träume sind ein grauer Spielplatz, aber ich möchte sie nie verlassen, nicht einmal für das himmlische Wunder meines Familienheims. Die Sucht sitzt still in meinem Bauch, wie eine zeitlose Schwester all der früheren Süchte. Unpersönlich. Über mich hinaus und unterhalb von mir. Es fühlt sich so körperlich an, deshalb ist wohl der Aufruf zum Handeln so stark, also entweder high zu werden oder sich zu betrinken oder Sex zu haben, etwas, das mich anders fühlen lässt.

»Mein Wiedergutmachungsprozess ist also kein mechanisches Mittel, damit mich der Weihnachtsmann wieder auf die Liste der ›braven Kinder‹ setzt, sondern ein Versuch, mich auf eine innere Aufmerksamkeit einzustimmen, die ungebeten in mir existiert und mir ein schlechtes Gefühl einjagt, um mir zu sagen, dass sie nicht ›gehört‹ wird.«

Amie ist nach einem Aufenthalt in einer BAC-Einrichtung in den Midlands, Großbritannien, seit achtzehn Monaten clean und nimmt kein Heroin mehr. Sie ist nicht wie jedes bleiche Gesicht auf einer Rolltreppe, jeder mürrisch vor sich hin starrende, im Stau festsitzende Gefangene, der süchtig ist nach Geldausgeben, Arbeit, Pornos oder Beziehungen. Sie ist in der Tat eine Süchtige wie aus dem Bilderbuch. Ihr Kampf gegen die Sucht findet in einem identifizierbaren und offensichtlichen Kontext statt, der von ihrem Gesicht beleuchtet wird.

In den zehn Jahren unserer Bekanntschaft war Amie mal ein Jahr, mal sechs Monate, mal zwei Jahre clean. Einer ihrer verheerendsten Rückfälle fand statt, als sie im ersten Jahr an der Schauspielschule war. Dass sie einen Platz an einer der renommiertesten Schauspielschulen der Welt bekommen hat, wo eine Handvoll Studenten pro Jahr aus Tausenden von Bewerbern ausgewählt werden, ist eine unglaubliche Leistung. Diese Frau hat Leiden erfahren, wie sie normalerweise nur Menschen aus anderen Ländern und anderen Jahrhunderten erleiden. Sehr viel Missbrauch und Enteignung. Für sie war die Heroinsucht eine sinnvolle Antwort auf unerträglichen Schmerz.

Während des dritten Semesters ihres Kurses wurde sie schwer rückfällig, Blut an den Kabinenwänden, Ausrasten in den Klassenzimmern, sämtliche Stipendien für Drogen ausgegeben, und sie musste gehen. Das war schon schmerzlich, wenn man nur zuschaute, geschweige denn als Protagonistin, und kann bestätigen, wie übermächtig sich diese Krankheit gegen alles Übertünchen und scheinbare Erfolge immer wieder durchsetzt.

Im Lauf der nächsten drei Jahre wurde Amie wieder clean, größtenteils in der gleichen BAC-Einrichtung, in der sie lebte und arbeitete. Gruppentherapie, Einzeltherapie, Integration in die Gemeinschaft, Eigenverantwortung, all das. Sie bewarb sich erneut an der Schauspielschule, absolvierte die notwendigen vier Vorsprechtermine, um in die Endrunde zu kommen, schloss ihren Frieden mit dem schockierten und enttäuschten Personal. Dann, am Freitag vor dem so vielversprechenden letzten Vorsprechen am Montag, wurde sie rückfällig und dröhnte sich mit Crack und Heroin zu.

Amie zog sich in den Tagen vor ihrem letzten Vorsprechen zurück: verschlossen, nicht zu erreichen, höflich abweisende Textnachrichten. Da meldete sich eine andere Person bei mir mit einer euphemistischen, aber unheilvollen Anfrage: »Hast du mit Amie gesprochen?« Ich hatte kaum die Kraft zu seufzen. Am nächsten Tag traf ich sie auf der Finchley Road, einer heruntergekommenen Schnellstraße, und sie kam daher, als bestände sie aus abgebrochenen Zweigen, von einem trüben Film überzogen. Weggetreten. Ich bat sie, mir zu schildern, was passiert war, auch wie das mit den Gedanken zusammenhing und wo die Weggabelung stattfand, wo sie vom Weg abgekommen war, und die Antwort überraschte mich.

Natürlich war Amie aufgeregt wegen ihres Vorsprechens an der Schauspielschule und der Aussicht, eine verlorene Chance zurückzuerobern. Die Schauspielschule wurde in der Sprache der Genesung ihre »höhere Macht«, die Sache, die das Leben in Ordnung bringen würde. Für einen Süchtigen ist das ein großes Tabu. Du darfst niemals ein Ersatztotem wählen, ein falsches Idol. Natürlich wollen wir genau das, ich tue es alle zehn Sekunden. Es könnte eine Rolle in einem Film sein, ein vorbeigehender Fremder oder eine Dose Diät-Cola: »Wenn ich das bekomme, wird es mir gut gehen«, denke ich, nicht in diesen Worten, es ist schneller und heimtückischer als Worte. Es ist einfach eine Verschiebung von Aufmerksamkeit und Intention, weg von dem Verständnis, dass ich hier bin, um nützlich zu sein, hin zu der Vorstellung, dass ich ein Roboter bin, der ein Ziel verfolgt.

Verständlicherweise dachte das einsame und geschädigte kleine Mädchen, das Amie bis zu einem gewissen Grad immer sein wird, es wäre alles gut, wenn sie es (wieder!) auf die Schauspielschule schaffen würde. Darauf fokussierte sie sich. Wie sie sagte, war sie aufgeregt, hatte aber auch Angst und konnte ihre Gefühle nicht kontrollieren; also versuchte sie, ihre Stimmungen durch Essen – Fressattacken und Erbrechen – unter Kontrolle zu bekommen. In der Welt der Süchtigen – wenn du ein erklärter Süchtiger bist, weißt du das – gibt es eine klare, wenn auch total unfaire Hierarchie der Süchte. Die schlimmste (also beste) Sucht ist die intravenöse Heroinabhängigkeit. Dann kommen Crack und Heroin, zusammen geraucht. Dann eine Stufe, auf der sich Alkohol, Pillen und Gras tummeln. Dann Essen, Glücksspiel und Sex. Dann Beziehungen und Arbeit.

Nun gibt es natürlich Menschen, die ihr Leben durch Sex und Glücksspiel kaputt machen können, und andere, die Crack relativ folgenlos konsumieren, aber das wäre wie eine grobe, oberflächliche Einteilung in Champions League, Tabellenmittelfeld und Abstiegskampf. Je mehr man über die Sucht und das damit einhergehende Verlangen und Denken lernt, desto mehr scheinen diese Einteilungen überflüssig, die Unterscheidungen schmelzen dahin. Deshalb sollte es eigentlich nicht überraschen, dass Amie, die ihr Leben lang harte Drogen konsumiert hatte und aus der obersten »Liga« kam, ohne darüber nachzudenken bzw. sich dessen bewusst zu werden, nach »Arbeit« und dann nach Essen süchtig wurde, bis sie an einem Freitag »auf die Toilette kotzte, nachdem ich eine Ladung Schokolade gegessen hatte, und mir der Gedanke kam, wenn ich das schon machte, dieses ganze Kotzen, über einer Toilette hockend, könnte ich genauso gut etwas einwerfen. Ich ging zum Geldautomaten, hob zweihundert Pfund ab, ging zu dieser Siedlung in Hackney, wo ich ein obdachloses Pärchen sah; ich sagte zu ihnen, ich würde ihnen ein paar Tüten mit Spenden (Alltagsgegenstände für Bedürftige) besorgen, wenn sie mir fünf von jedem beschaffen würden.«

Amie war achtzehn Monate clean, als sie diese Entscheidung traf.

»Nun gibt es natürlich Menschen, die ihr Leben durch Sex und Glücksspiel kaputt machen können, und andere, die Crack relativ folgenlos konsumieren, aber das wäre wie eine grobe, oberflächliche Einteilung in Champions League, Tabellenmittelfeld und Abstiegskampf. Je mehr man über die Sucht und das damit einhergehende Verlangen und Denken lernt, desto mehr scheinen diese Einteilungen überflüssig, die Unterscheidungen schmelzen dahin.«

In diesem Moment wurde der Gedanke daran, einen anderen Süchtigen um Hilfe zu bitten, oder Willenskraft oder die Verheißung einer strahlenden Zukunft auf den Brettern, die die Welt bedeuten, von der privaten Flut der Sucht hinweggefegt. Was will dieses Verlangen? Was für ein Trieb ist das, der sich da entwickelt hat? Ein Instinkt zur Zerstörung des Wirtsgefäßes. Totale Selbstzerstörung.

Amie ist ein interessanter Fall, weil wir in der aufgeblähten, aufgedunsenen Groteske ihres Zustandes vielleicht Muster sehen können, die in weniger offensichtlichen Fällen unsichtbar sind; ich würde jedoch behaupten, dass die Form, die Schablone, einheitlich ist. Wie verhält sich dieses Beispiel zu Carl Gustav Jungs Verdikt, dass das, was chronisch Süchtige brauchen, eine spirituelle Erfahrung und kontinuierliche gemeinschaftliche Unterstützung ist? Wie verhält es sich zu den 12-Schritte-Gruppen, die in den Vereinigten Staaten, inspiriert von Jungs Erkenntnis, in den folgenden Jahrzehnten entstanden?

Jeder, der unter Essstörungen leidet, weiß, wie furchtbar das ist. Familienmitglieder fühlen sich genauso ohnmächtig und hilflos wie die Familie eines Drogensüchtigen. Spieler, die die Grenze überschritten haben, kennen die Hilflosigkeit, Scham und Verzweiflung, die dieser Zustand mit sich bringt. Das sind die Ausreißer, bei denen der universelle Zustand akut und damit beobachtbar ist. Unsere natürlichen Sehnsüchte laufen Amok, und sie werden von einer Gesellschaft geschürt und genährt, die unser Verlangen als Treibstoff nutzt. Konsumdenken und Materialismus schaffen eine Kultur der Sucht. Wir alle befinden uns an dem einen oder anderen Punkt auf dieser Skala, weil das Zeitalter, in dem wir leben, uns dort hält.

Junkies wie Amie befinden sich auf dem umgekehrten Gipfel. Ihr Name dreht das Messer in der Wunde. Amy Winehouse ähnelte Amie, sie war ihr insofern ähnlich, als dass sie irgendwie im Himmel und in der Gosse beheimatet war. Und insofern, als dass dir ob ihres Talents die Kinnlade herunterfiele und dir angesichts ihres Leids bange ums Herz würde.

Als Amy starb und ich mir vielleicht vergeblich, vielleicht aus Eitelkeit die Schuld gab, dass ich nicht »etwas« unternommen hatte, sagte ich mir, ja ich schwor mir sogar, dass Amie nicht den gleichen Weg gehen würde. Als ob ich diese Art von Macht hätte. Sie ist ein Querschläger zwischen den Welten. Ein Name ist nicht genug für diese Süchtige, ich treffe nie die Frau, die rausgeht und Drogen konsumiert. Ich schaffe es nie, sie abzufangen. Ich treffe nur die quälend zurückhaltende und süß-reuevolle Frau, die sich Genesung von der Sucht wünscht. Wenn die Dunkelheit kommt, zieht sie sich zurück wie ein Tier.

In Amie beobachte ich von der Seitenlinie aus, wie wirksam das Programm in der Praxis ist: Schafft sie es, schafft sie es nicht? Sie könnte durchaus nach wie vor an ihrer Sucht sterben. Manchmal bin ich verzweifelt. Manchmal denke ich: »Vielleicht ist es unvermeidlich.« In ihr sehe ich, dass dieser Weg nicht irgendeine Methode für ein besseres Leben ist, wie Haargel für eine Seele, die gestylt werden muss. Vielmehr übernimmt das Programm die Aufgabe, die früher angeblich der Religion oblag. Menschen – ich und wahrscheinlich auch du – brauchen totale Veränderung, wir brauchen eine Offenbarung, wir brauchen Transzendenz, aber dann stehen wir doch eher auf Fernsehen, also schieben wir es auf. Ich kann ungestraft mit einem Tag egoistischen Denkens und dummer Ablenkung davonkommen, ich meine, ich fühle mich beschissen, aber es bringt mich nicht um. Amie hingegen muss durch einen schmalen Spalt zur Erlösung gelangen. Dieses Programm kann diesen Raum schaffen.

Bei manchen Menschen ist »der Ruf« stark, sie brauchen entweder harte Drogen oder harte Genesung. Harte Genesung bedeutet: »kein Bullshit mehr«; keine kleinen Kicks und Fixes mehr, nichts, was dich von der Verbundenheit – der Wahrheit, dem Sinn, der Einheit, dem Moment – wegbringen kann.

»Konsumdenken und Materialismus schaffen eine Kultur der Sucht. Wir alle befinden uns an dem einen oder anderen Punkt auf dieser Skala, weil das Zeitalter, in dem wir leben, uns dort hält.«

Das heißt, die Genesung ist jetzt der Rahmen für dich, du selbst zu sein. Nicht Lust oder Neid oder zeitweilige Meme und Hirngespinste, nein, es ist dieses System, ein System, das darauf ausgelegt ist, deine Perspektive zu verändern, dir eine Verbindung zu geben und dann die Aufgabe, diese Verbindung aufrechtzuerhalten.

In Schritt 9 leisten wir eine Wiedergutmachung, die wir in unserem alten Leben, unserem alten Programm, niemals zugelassen hätten. Es ist ein schönes Beispiel für den umfassenderen philosophischen Tropus der 12 Schritte: *»Du kannst nicht durch Denken zu einem besseren Handeln kommen, aber durch Handeln zu besseren Gedanken.«*

Unter der Anleitung eines Mentors, mit der Unterstützung und der Gemeinschaft anderer Menschen auf dem gleichen Weg, hast du dich durch das Befolgen der von diesem Programm vorgeschlagenen Handlungen aus deiner früheren Gefangenschaft befreit und bist ein anderer Mensch geworden. Während es in Schritt 9 darum zu gehen scheint, Wiedergutmachung bei anderen zu leisten, erleben eigentlich wir selbst eine Wiedergutmachung.

Übungen zu Schritt 9: Nun entschuldige dich – außer wenn dadurch alles noch schlimmer würde.

Wir leisten keine Wiedergutmachung, falls dadurch noch mehr Schaden verursacht würde.

Ein offensichtliches Beispiel: Wenn du eine Affäre mit jemandem hattest, der in einer Beziehung ist, schlenderst du nicht in deren gute Stube, weinst ihnen die Deckchen voll und erzählst der besseren Hälfte, dass du mit ihrer/ihrem Herzallerliebsten herumgemacht hast.

Diese Klausel dient allerdings keinesfalls dazu, wie ein gewiefter und brillanter Anwalt Wiedergutmachungen zu umgehen, die du leisten solltest. Es gibt 12-Schritte-Geschichten von Einbrechern, die eine Gefängnisstrafe riskiert haben, indem sie zu den Häusern, die sie ausgeraubt hatten, zurückgingen und dort Wiedergutmachung leisteten. Du solltest der Anleitung eines Mentors oder einer Mentorin folgen, der Person, die dir durch die Schritte bis zu diesem Punkt geholfen hat, und mit den vielen Wiedergutmachungen beginnen, die nicht so komplex sind.

Die Anweisungen sind einfach. Besprich jede mögliche Wiedergutmachung mit einem Mentor oder einer Mentorin. Dann machst du Folgendes:

Triff dich mit der betreffenden Person, erzähle ihr, welchen Schaden du angerichtet hast, entschuldige dich, biete eine angemessene Wiedergutmachung an (geht es um eine finanzielle Wiedergutmachung, ist ja offensichtlich, was zu tun ist; im Allgemeinen soll die Wiedergutmachung das gegenteilige Gefühl der Schädigung hervorrufen), frage, ob sie dazu noch etwas sagen möchte und ob deine Wiedergutmachung für sie zufriedenstellend ist.

Du solltest ruhig und bescheiden auftreten.

Die Erfahrung variiert je nach der Art des Schadens und der Person, der du Wiedergutmachung leistest. Ich habe dabei oft eine tiefere Verbindung mit meinem negativen Verhalten und den Konsequenzen meiner Handlungen für andere gespürt. Bei der Durchführung der Wiedergutmachung habe ich gesehen, wie ich mich verändere, ein anderer und besserer Mensch werde.

Frage dich:

☒ **B**in ich bereit, mich zu verändern?

☒ **B**in ich bereit, mich auf eine Weise zu verändern, die mir vielleicht nicht bewusst ist oder die ich nicht kontrollieren kann?

☒ **B**in ich bereit, jeden Schaden anzusprechen, dessen ich mir bewusst bin?

☒ **B**in ich gegenüber meinem Mentor bzw. meiner Mentorin vollkommen ehrlich hinsichtlich der Art des Schadens?

☒ **H**abe ich jede Wiedergutmachung mit meinem Mentor oder meiner Mentorin gründlich vorbereitet?

☒ **B**in ich bereit, alle für mich anstehenden Wiedergutmachungen zu leisten und für Personen, die ich nicht treffen kann, kreative Lösungen zu finden?

☒ **I**st das Abschließen meiner Wiedergutmachungen eine Top-Priorität in meinem Leben?

☒ **H**abe ich alle meine Wiedergutmachungen abgeschlossen?
Umgehe ich vielleicht welche?

10

Achte auf beschissene Gedanken und Verhaltensweisen und sei ehrlich, wenn so etwas passiert

Schritt 10: Wir setzten die Inventur bei uns fort, und wenn wir Unrecht hatten, gaben wir es sofort zu.

Schritt 10 ist der erste der sogenannten »Wartungsschritte«, das heißt, wir behalten sie bei und arbeiten sie täglich durch.

Gegen eine persönliche Bestandsaufnahme habe ich mich immer sehr gesträubt, vielleicht weil ich eine dieser sturen und trägen Personen bin, die der Anweisung zur Bestandsaufnahme eben nicht nachkommen.

Bei diesem Schritt ist das Prinzip des »achtsamen Gewahrseins« dienlich. Ich lerne, mich selbst zu beobachten, ich lerne, den Moment zu erkennen, in dem ich meine innere Verbindung, meine Gelassenheit aufgebe und in meine »tierische« Natur verfalle. Oder wenn ich von der bewussten Verbundenheit zum unbewussten Getrenntsein übergehe.

Ich schlendere womöglich durch eine hübsche Straße, Schmetterlinge flattern um mich herum, ich bin von einer wunderbaren lavendelfarbigen Aura umgeben, und auf einmal sehe ich den Hintern eines anderen Menschen. Das sendet umgehend ein Störsignal an meinen orbitofrontalen Kortex; die Schmetterlinge fallen wie Eisregen herab, die Aura wird purpurrot, und ich muss eine Entscheidung treffen, und zwar nicht dahingehend, ob ich etwas tun soll oder nicht, zum Beispiel hinterherpfeifen – schließlich bin ich kein Soziopath in einer Sitcom der Siebziger –, sondern was ich mit meinen Gedanken mache: Stürze ich mich in den synaptischen Tornado der potenziellen Fantasie oder durchlaufe ich Schritt 10? Habe ich meinem innersten Selbst zugestanden, dass mein Leben kein Gefäß mehr ist, das ich mit Lust und Befriedigung vollpacke? Habe ich die Vorstellung aufgegeben, dass ich jemals durch flüchtige körperliche Empfindungen Erfüllung finden kann?

»Du denkst sehr tief über die Dinge nach, Russell«, sagte meine Tante Janet an einem Weihnachtsfest zu mir. Ich war angespannt, wahrscheinlich beunruhigt durch die ungewohnte und beengte familiäre Umgebung, ich hing schon immer lieber an den Schürzenbändern meiner Mutter. Hier in Vaters Welt geriet ich ins Schwimmen. Ich weiß nicht mehr, womit ich Tante Janets Analyse ausgelöst habe, aber ich weiß, dass die Leute immer dachten, ich denke zu viel oder zu schnell oder zu tief und ich kann sehen, warum. Ich kann sehen, dass in unserer normalen Welt des Online-Boulevardjournalismus, des Online-Shoppings und der Schlagfertigkeit der Anblick eines hübschen Hinterns und das damit einhergehende impulsive Verlangen nicht der Startschuss für einen Selbstfindungstrip sind. Aber für uns, die damit nicht zufrieden sind, ist das der Weg, den wir gehen müssen. Es hat keinen Sinn, darüber zu jammern, womit alle anderen »ungestraft davonkommen«. In dieser Welt scheinen die Menschen mit vielem davonzukommen: viel Konsum, viel Befriedigung, viel sinnlose Sinnlichkeit, viel galliger Materialismus, vorsätzliche Gleichgültigkeit gegenüber Leiden, Egoismus und Unehrlichkeit, aber für dich und mich ist das nicht der Weg. Das wird für uns nie funktionieren. Wir werden dieser Welt niemals Glückseligkeit abtrotzen können.

Wir geben uns mit dem Vergnügen und der Lust zufrieden und entdecken niemals die Glückseligkeit. »Die Welt hat dir jetzt nichts mehr zu geben, Russell. Sie kann dir nur noch etwas wegnehmen«, sagte der bärtige Swami, strahlend vor Begeisterung und in Ocker gehüllt. Mein Bauch zog sich zusammen, bevor mein Gesicht bei diesen Worten wieder seine Fassung fand. »Ich kenne das.« Es ist eher eine Erinnerung als eine neue Lehre. »Ja, das ist es, da ist es«, sagt eine innere Stimme zu der Wahrheit, die zu uns zurückkommt, wie ein Vogel, der auf dem kahlen Ast im Inneren landet. Ein neuer

Lichtstrahl, eine weitere Ecke der Dunkelheit erhellt. Nichts Neues, nur die Wiederentdeckung eines vernachlässigten Teils von dir.

Wenn ich mich jetzt zu einer Frau hingezogen fühle und mein alter Kodex wie ein plötzlich zuschnappendes Krokodil an mir zerrt, wird mein neues Programm aktiviert. Nicht mit der glatten Effizienz einer fehlerlosen Apple-App. Nein, wie eine surrende und pfeifende viktorianische Zeitmaschine, die unbeholfen ins Leben ruckelt, blinkt und zuckt und die Alarmglocken auslöst. Dazu muss ich eine Art innere Verbindung haben, ein Gewahrsein. Wenn ich durchs Leben purzele, ein träger Trottel, der wie ein Zombie vor sich hin dümpelt, klammere ich mich an jeden Strohhalm. Wenn ich bewusst bin, throne ich in mir, bin mein eigener Souverän, der seine eigenen Urteile fällt. »Ich könnte diese Person anglotzen«, denke ich, als das schuppige und schlangenartige Geschoss die Wand meines Allerheiligsten zerschmettert, »aber was dann? Dann werde ich von Verlangen überflutet werden. Das Verlangen wird mich dazu bringen wollen, meinen Idealen untreu zu werden, und wenn ich das tue, hat das Konsequenzen, innere und äußere. Wenn ich es nicht tue, ist mein Frieden dahin. Ich weiß, dass es eine Illusion ist. Dass ich niemals durch fleischliche Lust zufriedengestellt werden kann. Dass ich die Wahrheit darüber, was mein Leben ist und was es nicht ist, erkannt habe. Es ist eine Chance, mit grenzenloser und ewiger Schönheit verbunden zu sein, und kein Freizeitpark für meinen Schwanz.«

Hier bitte ich mein Selbst, mein höheres Bewusstsein, diesen neu erwachten Erlebenden von Gedanken und Gefühlen, mich mit Kraft zu versorgen. Ich beziehe mich auf das Selbst als aufgeteilt in ein höheres Selbst und ein niederes Selbst. Konventionell könnte man dieses niedere Selbst als »Ego« definieren, das mentale Objekt, für das wir uns halten, bevor wir eine ernsthafte Analyse vornehmen. In Momenten, in denen wir nicht vor irgendwelchen Herausforderungen stehen, ist es hilfreich, klar umrissene Ideale zu haben, an denen wir zu arbeiten bereit sind. Auf diese Weise haben wir unmittelbaren Zugang zu einer Checkliste, denn wie ich immer sage, besteht ein Großteil des spirituellen Lebens, wie ich es lebe, darin, das Programm konkret anzugehen. In meinem Fall habe ich für jeden Bereich meines Lebens ein »gesundes Ideal«

aufgeschrieben und mich verpflichtet, dieses Ideal zu erreichen. Ich bin in einer monogamen Beziehung, und das heißt, eine meiner »Rollen« im Leben ist die eines »Lebensgefährten«. Auf welches *Ideal* als *Lebensgefährte* arbeite ich hin? Hier sind ganz explizite Angaben möglich; in meinem früheren Leben war alles so vage verstanden, dass jedes Manifest von Moment zu Moment nach Lust und Laune umgeschrieben werden konnte. Heutzutage nicht mehr, Baby! Mein explizites »Klangideal« als Lebensgefährte sieht so aus:

- *Ich bin loyal:* Das bedeutet, dass ich nicht fremdgehe (also was soll das Anglotzen?).
- *Ich bin freundlich:* Das bedeutet, wenn meine Freundin mir etwas erzählt und ich denke: »Der Scheiß interessiert mich nicht, wann können wir über mich reden?«, gibt es eine zweite Stimme, die nicht so durchgeknallt ist, sondern sagt: »Pst, Russell, erinnerst du dich an das Ideal, freundlich zu sein? Genau jetzt geht es darum.«
- *Ich bin großzügig:* Das gilt hinsichtlich meiner Zeit, meines Gelds und meiner Zuneigung.
- *Ich bin ehrlich:* Ehrlich, nicht dumm. Ich erzähle meiner Freundin nicht jeden meiner flüchtigen Gedanken, das sollte niemandem zugemutet werden. Ich vermute, dass sie dieses Buch lesen und dadurch einen Einblick gewinnen wird, auf den sie wahrscheinlich verzichten kann. Obwohl sie, um ehrlich zu sein, erstaunlich gut in der Lage ist, meine »kreativen Ergüsse« (igitt) zu ignorieren; es sollte also eigentlich in Ordnung sein.

»Ich lerne, mich selbst zu beobachten, ich lerne, den Moment zu erkennen, in dem ich meine innere Verbindung, meine Gelassenheit aufgebe und in meine ›tierische‹ Natur verfalle. Ich habe die Wahrheit darüber erkannt, was mein Leben ist und was es nicht ist. Es ist eine Chance, mit grenzenloser und ewiger Schönheit verbunden zu sein, und kein Freizeitpark für meinen Schwanz.«

Es gibt noch viele weitere Ideale; es geht hier darum, die Bereiche zu identifizieren, in denen du selbst Probleme hast, und dann ein Ideal zu schaffen, mit dem du diesen Problemen entgegenwirken kannst. Wenn du in einer hoffnungslosen gegenseitigen Abhängigkeit steckst und dich ständig, etwas klammerhaft, um deinen Partner bzw. deine Partnerin kümmerst, dann musst du nicht hervorheben, wie »aufmerksam« und »fürsorglich« du bist, das ist ohnehin klar; du brauchst dann wohl eher ein Ideal, das »Unabhängigkeit« oder »Selbstständigkeit« unterstützt. Deshalb funktioniert dieses Programm: Es gibt keine Doktrin, es gibt keinen Guru; du bist dein eigener Lehrer, deine eigene Lehrerin, basierend auf dem, was du durch Eingeständnis, Ehrlichkeit und Selbstbekenntnis lernst. Du wirst in diesem Prozess angeleitet, aber nicht bevormundet, wirst von einer Gemeinschaft unterstützt, ohne dass deine Individualität unterdrückt wird. Dieser Prozess bringt dich in Einklang mit der unausgesprochenen, abgewürgten Sehnsucht nach Ganzheit, die du, falls du so bist wie ich, dein ganzes Leben lang kläglich missverstanden hast.

Und dann kommen noch die vielen Rollen hinzu. In meinem Leben habe ich Rollen zugewiesen bekommen als Vater, Lebensgefährte, Arbeitskollege, Verkehrsteilnehmer, Mitglied im Fitnessstudio, Sohn, Freund. Ich habe für jede dieser Rollen inzwischen festgelegte Ideale, und wenn jemals ein Konflikt auftaucht oder ich mich unzufrieden fühle, kann ich im Kopf oder auch auf dem Papier diese Liste überprüfen. Dies ist eine bewusstere Art der Lebensführung und zudem sehr praktisch. Es geschieht nicht nur auf gut Glück. Wie es so schön heißt, lesen die Leute sich zwar die Bedienungsanleitung für ihren neuen Fernseher durch (ich mache das nicht), leben aber ihr Leben ohne Anleitung. Unsere vertrauten externen Institutionen und sozialen Verträge befinden sich in Auflösung, und da ist es wichtiger denn je, nach einem persönlichen Kodex zu leben. Ich finde das schwierig.

Die Bestandsaufnahme ist also ein täglicher, möglicherweise ständiger Prozess der Einführung und Anwendung neuer Ideale. Von diesem sich entwickelnden Gewahrsein aus beobachten wir unsere Schwankungen und Neigungen. Selbst in angenehmer Alltäglichkeit werde ich aus dem Frieden gerissen, und mein Verstand begibt sich auf eine schnelle, prickelnde Safari unaufhörlicher komplizierter Bewertungen und Urteile. Ein Leben voller bukolischer Wunder kann in meinem Kopf zu einer »Apocalypse Now« werden. Selbst in meinem idyllischen Leben mit meinem Hund Bear.

Bear ist Begeisterung mit Krallen. Wir haben ein Ruderboot, und ich hieve Bear hinein. Der Fluss ist so lebendig mit seinem Licht und seiner Dunkelheit. Auf der Oberfläche tanzt das Licht wie ein übergelaufener Himmel, und wenn man die Füße hineinsteckt, fühlen sich der Schlamm und der Schleim an wie der Schlick, aus dem wir hervorgekrochen sind. Das ganze Spektrum ist da; der Fluss ist der ganze Weg, der Anfang, das Ende, in ständiger Veränderung, ständig präsent. Ist der Fluss das Wasser oder seine Wiege?

Und weiter geht's mit dem Rudern, Bear und ich, nachdem wir lautstark über die Sitzordnung diskutiert haben, bis ich ihn wie einen Sack über meine Schulter werfe, weil ich sonst einfach meine Beine nicht organisiert kriege. Doch sooft ein anderes Boot vorbeifährt, schenke ich dem zu viel Aufmerksamkeit, und sein Kielwasser breitet sich unruhig in Richtung Ufer aus. Wir rasseln von unten in ein paar Äste, und Bear begegnet diesem Schrecken mit demselben Staunen und heraushängender Zunge, mit dem er alle Reize begrüßt. Wir kämpfen uns knirschend den Weg zurück und schlängeln uns die vielen Kurven zu dem Liliputaner-Ufer, wo Bear und ich oft spielen.

Hier allerdings gibt es neben den Unmengen an Gänsescheiße, auf der Bear ungeniert herumkaut, sobald er ungestört ist, einen »Perfekten Strand-Stamm«. Drei Männer, die wie Models aussehen, wenn sie absichtlich nicht gar zu sehr wie Models aussehen sollen – einer mit einem großen Bart und ein anderer mit leicht schiefen Zähnen. Bill hat sowohl den Bart als auch die Zähne. Und eine ruhige und fokussierte chinesische Frau, eine nackte Tochter und ein Baby-Sohn. Dann Harry, direkt einer griechischen Urne aus einer australischen Seifenoper entsprungen, mit Haar, das in goldenen Locken von seinem Kopf tropft, als wäre ein Honigvulkan in seinem Gehirn losgegangen, und Tom. Tom ist groß, und obwohl ich das noch nicht weiß, wird er meine Hand auf diese Weise schütteln, die mir das Gefühl gibt, ich müsse etwas beweisen.

Ich habe Angst.

Der Perfekte Strand-Stamm ist beschäftigt, aber cool. Sie geben nicht an. Fast wäre ich einfach weitergerudert. Das Anlegen hier impliziert Interaktion. Die Angst ist nicht so groß. Die Leute nennen es »Angst«, aber ich brauche Klarheit. Furcht. Ich erkenne es nicht sofort, in meinem Gehirn ist es noch nicht angekommen, aber meine Beine wissen schon Bescheid. Der Perfekte Strand-Stamm hat zwei Hunde, eine Art Chihuahua und eine Art Bullterrier. Sie bellen sehr viel. Ich beschließe anzulegen, denn wenn ich das nicht tue, würde das bedeuten, dass ich Angst habe, und ich will keine Angst haben, also lege ich an, um es zu beweisen.

Ich ziehe unser kleines Fiberglasboot die letzten paar Zentimeter, und Bear rollt heraus und stellt seine dämlichen Nackenhaare hoch wie eine schwimmhäutige neue Kreatur in *»Jurassic Park«*. Ich rede ganz ruhig, während Tom, der groß ist, seine Hunde anders antreten lässt und sie schließlich in ihr perfektes Stammesboot befördert. Das alles geschieht mit minimalem Aufwand. Die Angst ist leise. Die Angst ist ein leises und übereifriges Signal: »Pass auf.« Die Angst, das Gewahrsein der Wunde, die implizite Erinnerung; die Erinnerungen an Zeiten, in denen ähnliche visuelle Zeichen der Demütigung, Scham und Verlegenheit vorausgegangen sind – in der Schule die größeren Jungs, die cooleren Typen, die wiederum selbst ein Echo der potenziellen Bösartigkeit der Andersheit sind. Ich kann die Realität des Perfekten Strand-Stammes nicht objektiv erleben, ich weiß nur, wie sie für mich aussehen, weiß nur, wie ich mich fühle, und das ist alles, was ich jemals wissen werde, es sei denn, ich kann ein neues System des Seins erlernen.

Bill kommt rüber und sagt Hallo, während ich nun am Gänsescheiße-Strand stehe; Bears herumhüpfende Begeisterung ist mir etwas peinlich. »Ich habe dich bei Joe Rogan gehört«, sagt Bill. Joe Rogan, ein ehemaliger Mixed-Martial-Arts-Kämpfer, Kommentator und Gastgeber des meistheruntergeladenen Podcasts der Welt, ist selbst ein interessantes Beispiel für neu entstehende Männlichkeitsmodelle; mit seiner Verschmelzung von scheinbar rechtem Individualismus und New-Age-Toleranz, als ein grimmiger Autodidakt, ist er zu einem Verfechter des amerikanischen Libertarismus geworden und stellt für mich eine faszinierende Persönlichkeit dar, weil er clever und ein Kämpfer ist.

Wenn mir jemand höflich erzählt, dass er mich in der Öffentlichkeit erlebt hat, entspannt mich das im sozialen Umgang. Ohne Alkohol oder Drogen fährt mein Bewusstsein Stacheln aus. Wir plaudern eine Weile; Bill erzählt, dass er an der School of Oriental and African Studies, SOAS, studiert hat, und ich erwähne, dass ich einen Master in Joes Podcast mache. Wir reden eine Weile über Joseph Campbell und Religion, während die anderen Mitglieder des Perfekten Stammes ihr Lager zusammenpacken. Auf mich wirken diese Leute sehr entspannt. Bill und seine Frau und zwei Kinder, Tom und seine zwei Hunde, Harry und sein perfekter Bauch und das Stand Up Paddle Board, das wie ein modernes Huck-Finn-Floß aussieht und das ich – darauf bestehen sie – auch mal ausprobieren soll. Und das tue ich tatsächlich – eine Demonstration großer Veränderung. Ich stehe auf diesem aufblasbaren Brett mit einem viel zu kurzen Paddel und treibe ziemlich unsicher über die idyllische Themse. Ich stehe auf dem Wasser, mache ein paar obligatorische Jesus-Witze und zeige auf mein eigenes T-Shirt, auf dem der Sohn Gottes genau das tut, nämlich auf dem Wasser gehen.

Menschen machen mir manchmal große Angst. Manchmal schaue ich mir meine gesellschaftlichen und anderen Termine an und wünsche mir, ich könnte alles absagen. Genau das tue ich auch ab und zu, und dann sitze ich da auf meiner geliebten Couch, der Fernseher läuft, genau der Platz, den ich im Auge hatte, und die gleiche Angst brodelt leicht vor sich hin. Warum ist das so? Was will das Gefühl?

Ich muss die Vorurteile, die in mir gegen diese Menschen gleich hochgekommen sind, wieder aufgeben, als ich sie dann tatsächlich kennenlerne. Harry mit seinem allzu guten Aussehen kann mir sein Paddelbrett gar nicht schnell genug überlassen. Tom, der wie ein harter Kerl aussieht, hat meine Hand zu fest geschüttelt – nur am Rand: Ich gehöre nicht zu denen, die andere mit einem geisterhaften, feuchten Händedruck belästigen, ich mag es fest, aber doch nicht unbedingt so, dass die Knochen wie bei einem Kampf knacken. Tom hat es nicht ganz so weit getrieben, sein Händedruck lag eine Stufe drunter, und ehrlich gesagt war ich aufgrund seines Körperbaus schon bereit, ihn als Rüpel abzustempeln, aber er ist süß und versucht mehrmals ganz freundlich, in Verbindung zu gehen.

Die Frau scheint in ihrer Mutterschaft eingekapselt zu sein; ob das die Realität oder nur meine Wahrnehmung ist, ist unmöglich zu sagen. So oder so werde ich von ihrer geschäftigen Gleichgültigkeit nicht so getriggert wie von den winzigen Interaktionen mit den Männern des Stammes. Die Interaktion mit diesen Fremden, dieser Bilderbogen, dieses Tableau, diese Realität, die ich kurz und durch die getrübte Linse meiner Neurose erfahre, sendet mir viele Botschaften. Als sie damit fertig sind, ihre coole Campingausrüstung in ihr langes, elegantes Boot zu packen – übersät mit Kissen, perfekt ausgestattet mit weichen, königsblauen Samtsitzen, ehrlich, kein Dach, perfekt, wunderschön lackiert, reiches Mahagoniholz, ein silberfarbenes Steuerrad an der Seite, nicht in der Mitte –, fahren die Hunde, die Babys, die Frau, die Männer, die hinterherfahrenden Wasserspielzeuge schnurrend und still davon in die Ewigkeit, denn es ist ein Elektromotor. Ich sitze am Ufer und beobachte sie mit ehrfürchtigem Staunen. Perfekte Normalität. Jeder so sicher in seiner Rolle: die Mutter, die Hunde, die Babys, die Männer.

Ich kenne ihre »Realität« nicht. Meine Psyche spricht zu mir durch sie, ihr Bild, ihre Gedankenform, die auf dem Bildschirm meines Geistes eintrifft. Mein Bewusstsein in Verbindung mit »der Außenwelt« kommuniziert etwas. Meine Aufgabe ist es, den Mythos zu verstehen, zu erkennen, an welchem Punkt ich in der Geschichte meines Lebens stehe. Jeder von uns macht hier eine einzigartige Erfahrung. Krishnamurti hat recht: »Die Wahrheit ist ein wegloses Land.« Das *»Leben des Brian«* hat recht: »Wir sind alle Individuen.« Materialismus hat recht, Konsumdenken hat recht, es gibt etwas in dir, das einzigartig ist. Wir müssen verstehen, wer das ist und was es will. An der Oberfläche passiert nichts, aber die inneren Koordinaten stellen eine Welt her, die den Mustern der Vergangenheit entspricht, voller Anspannung und Angst.

Ich habe einmal gehört, dass die äußere Welt wie ein Film ist, den wir uns anschauen. Wie oft verlierst du dich in diesem Film?

Wie oft ist die Verbindung zwischen dir und diesem neuen Frieden gefährdet? Es kann ein einfacher äußerer Reiz sein, wie ein Augenblick der Wut auf der Straße oder ein flüchtiges Flirten, es können auch deine eigenen Gedanken sein. Ich kann alleine in einem Raum sein, ohne bevorstehende lästige Termine, und fange plötzlich an, über Dinge nachzudenken, die in der Zukunft schiefgehen könnten: »Was, wenn es einen Krieg gibt? … Was, wenn meine Freundin mich verlässt?«

Ich reagiere dann auf diese selbst geschaffenen Monster. Manchmal, wenn in der Gegenwart alles relativ ruhig ist, gleite ich stattdessen in die Vergangenheit und krame einige schmerzhafte Erinnerungen hervor, um sie auszulüften und zu sehen, ob ich mich auf diese Weise nicht selbst fertigmachen kann.

Schritt 9, der sich mit den »Trümmern der Vergangenheit« befasst, wird dies lindern, aber wie ich festgestellt habe, kann ich immer noch einen Knüppel aus den Annalen hernehmen und mir selbst ein paar Prügel überziehen. (Knüppel? Annalen? Prügel? Und das ist keineswegs ein Euphemismus.)

Strukturell ist Schritt 10 beim Schreiben identisch mit Schritt 4. Es gibt vier Spalten: In die erste schreibst du die Person, den Ort oder die Sache, die deine Aufregung verursacht. In die zweite Spalte schreibst du den eigentlichen Groll. In die dritte, wie er dich beeinflusst. Und in die vierte deinen eigenen Anteil daran.

In diesem Moment habe ich einen Groll gegen meine Freundin. Sie hat unten Freunde zu Besuch, während ich zu schreiben versuche. Schauen wir uns an, wie wir das mit Schritt 10 anpacken.

Es hat einen negativen Einfluss auf:

- *Meinen Stolz*
  Eigentlich nicht.
- *Mein Selbstwertgefühl*
  Ein bisschen: Warum bin ich nicht gern in Gesellschaft? Warum bin ich nicht jemand, für den das ganz einfach ist? Warum darf ich nicht trinken? Da unten wird getrunken.

- *Meine persönlichen Beziehungen*
  Vielleicht. Finde ich, Laura sollte keine Freunde hier zu Besuch haben, weil ich arbeite? Ja, vielleicht ein bisschen.
- *Meine sexuellen Beziehungen*
  Vielleicht ein bisschen; vielleicht denke ich, Laura investiert Energie in Freundschaften, die sie nicht in unser Sexualleben steckt.
- *Meine Ambitionen*
  Ich glaube nicht. Höchstens meine Ambition, über alle jederzeit die volle Kontrolle zu haben, und wie ich inzwischen einsehe, ist das unvernünftig.
- *Meine Sicherheit*
  Also, ich nehme an, ich brauche viel Aufmerksamkeit, und gewöhnlich ernenne ich stillschweigend meine Lebensgefährtin zu der Person, die mir diese Aufmerksamkeit geben soll.
- *Meine Finanzen*
  Ja, ich mache mir Sorgen wegen Geld. Ich habe mich beruflich sehr verändert, und im Hinterkopf mache ich mir Sorgen, dass ich meinen finanziellen Verpflichtungen als Versorger nicht nachkommen kann, vor allem, wenn in meinem Arbeitsumfeld keine Atmosphäre stiller Verehrung herrscht.

All das kommt in die dritte Spalte:

Ich hege Groll gegen	Weil	Das wirkt sich negativ aus auf	Mein Anteil
Laura	*sie Freunde zu Besuch hat, während ich zu arbeiten versuche*	*SW, PB, SB, SI, F*	....

Und was ist mein eigener Anteil (vierte Spalte)?

- *Wo habe ich einen Fehler gemacht?*
  Zu glauben, dass ich eine andere Person kontrollieren kann oder sollte.
- *Wo war ich ichbezogen?*
  Es ist ein bisschen egoistisch; sie hat nur Freunde zu Besuch.
- *Wo war ich unehrlich?*
  Unehrlich durch Unterlassung; ich denke, ich selbst sollte eine Gruppe von Freunden haben, die gemeinsam vorbeikommen.
- *Wo war ich selbstsüchtig?*
  Wenn es nach mir ginge, würde sich den ganzen Tag alles um mich drehen; dieser Groll ist durch dieses Denken entstanden.
- *Wo hatte ich Angst?*
  Ich habe Angst, dass ich mittellos und allein enden werde, und wenn die Leute mein »wahres Ich« kennen würden, würden sie mich nicht mögen.
- *Woran bin ich schuld?*
  In diesem Fall nicht relevant.
- *Wo habe ich einen Mangel?*
  Nicht relevant in diesem Fall.
- *Wo war ich im Unrecht?*
  Bereits abgedeckt.

Das kommt in die vierte Spalte:

Ich hege Groll gegen	Weil	Das wirkt sich negativ aus auf	Mein Anteil
Laura	*sie Freunde zu Besuch hat, während ich zu arbeiten versuche*	*SW, PB, SB, SI, F*	1 *Fehler:* *J* 2 *Ichbezogenheit:* *J* 3 *Unehrlichkeit:* *J* 4 *Selbstsucht:* *N* 5 *Angst:* *J* 6 *Schuld:* *N* 7 *Mangel:* *N* 8 *Unrecht:* *N*

Als ich diese Situation spontan als Beispiel benutzte, war mir nicht klar, dass die Gedanken dahinter so tief gehen würden. Ich war nicht von Groll zerfressen, stapfte nicht seufzend durch mein Büro (im Obergeschoss) und machte auch keine Szene. Wie mir einfällt, fing ich an, den Hund anzuschreien, der draußen bellte, als Lauras Freunde ankamen, was ich jetzt als eine Verdrängungsaktivität und einen unbewussten Versuch erkenne, meine Vorherrschaft zu behaupten. Aber wie gesagt, mir war nicht bewusst, wie verärgert ich war.

Nichtsdestotrotz wurde meine innere Erregung von lang gehegten, tief sitzenden Ängsten und Überzeugungen geschürt. Ich behaupte, dass ich darin nicht verrückter bin als du, dass du – wie ich – an bestimmten Punkten des Tages den Kontakt zu deinem inneren Ideal, deinem höheren Selbst, verlierst und in ein uneingestandenes, bereits etabliertes Muster des »Seins« verfällst, das für dich und die Menschen um dich herum schädlich ist. Stell dir eine ganze Gesellschaft vor, die auf Basis dieser unbewussten Triebe läuft, oder erspare dir die imaginären Kilojoules bzw. Anstrengungen im Kopf und schau dir einfach dein eigenes Lebensmuster an, denn darauf basiert auch die Gesellschaft.

Hätte ich dieses Beispiel nicht angesprochen, hätte ich die Saat meines Denkens nicht erkannt. Zum Glück habe ich da draußen keine radikalen Maßnahmen ergriffen, sonst hätte ich der Person oder den Personen gegenüber, die ich dadurch verärgert hätte, »sofort zugeben« müssen, dass ich im Unrecht war.

Im nächsten Teil des Schrittes kommuniziere ich das jemandem, dem ich vertraue, keiner Liebespartnerin, sondern einer Person, mit der ich eine spirituelle Vereinbarung habe, einem Mentor. Indem ich es ihm gegenüber zugebe, gebe ich es auch gegenüber mir selbst und meiner höheren Macht zu. Ich kann dann beten, dass die Schwächen, in diesem Fall Selbstsucht und Ichbezogenheit, beseitigt werden. Auch hier könnte man das Gebet als ein tiefes Bekenntnis zu einem höheren Selbst betrachten, einem Selbst, das nicht länger bereit ist, sich im ungeprüften Sumpf der unbewussten Triebe und Ängste versteckt zu halten: ein ideales Selbst.

Im Lauf eines Tages werde ich viele Male gestört. Ich kann diese Übung im Kopf praktizieren, wenn es eine kleine Störung ist, körperlich, wenn es sich um eine größere Störung handelt. Es ist wichtig, dass ich jetzt viele Beziehungen zu Menschen habe, die ebenfalls versuchen, ihr Leben nach diesen Richtlinien zu führen, sodass ich auch dann, wenn ich nicht gestört werde, mich noch stärker dazu verpflichte, nach anderen Idealen zu leben.

In der Vergangenheit war ich von Menschen umgeben, die diese Art von Bestrebungen nicht hatten. In der Schule, die ich besuchte, diskutierten die Leute nicht über spirituelle Ziele, Mittel oder Wege. Im Allgemeinen sind diese Ideen entweder unerreichbar esoterisch oder unattraktiv sentimental.

In diesem Programm können wir klare spirituelle Ziele mit einer offensichtlichen Aufgabe haben. Das ist es, was ich brauche; es ist wahrscheinlich das, was du brauchst, und ich schlage vor, dass daraus eine neue Art des Seins entstehen könnte.

Übungen zu Schritt 10: Achte auf beschissene Gedanken und Verhaltensweisen und sei ehrlich, wenn so etwas passiert.

Schritt 10 ist ein Schritt wie 4, 5, 6 und 7 (eventuell auch 8 und 9), den du täglich spontan unternimmst. Auch hier arbeitest du mit der (noch unausgefüllten) Tabelle im Anhang unter »Das 12-Schritte-Programm«, Schritt 4 (Seite 274/275), und explizit auch unter Anleitung eines Mentors.

Ich höre oft Leute davon erzählen, dass Schritt 9 schiefgelaufen ist, und dann bin ich im Stillen eingebildet und zufrieden, wenn sie offenlegen, dass sie sich nicht an die grundlegendsten Vorgaben gehalten haben, zum Beispiel zunächst einmal die ersten acht Schritte zu durchlaufen. Man kann die 12 Schritte sehr unterschiedlich interpretieren (schau im Internet nach!), doch es gibt auch eine Lehrmeinung.

Mit Schritt 10 erkennen wir an, dass unser früheres Wesen, unsere früheren Tendenzen, unser früheres Programm sich erneut durchsetzen werden, sobald wir wieder in Trägheit verfallen. Wenn wir nichts tun, werden wir wieder in das alte Programm verfallen.

Dieser Schritt ist ein Werkzeug zur Fehlersuche.

Wenn du Mist baust – was du sicherlich tun wirst –, mach eine Bestandsaufnahme, sag es jemand anderem und tue, was diese Person vorschlägt. Falls du das alles in deinem eigenen Kopf machst, ohne Stift, Papier und Anleitung, mag es manchmal funktionieren, aber wundere dich nicht, wenn es oft auch nicht funktioniert.

Folgen wir den Anweisungen nicht und verlassen uns lieber auf unser eigenes Urteilsvermögen, kehren wir zu unserem Kernproblem zurück: dem Eigenwillen.

Hier sind einige Überlegungen:

- ☒ **E**ngagiere ich mich für tägliches Wachstum? Wie zeige ich das?
- ☒ **B**in ich bereit, ein wirklich erwachtes Leben zu führen und auf die unvermeidlichen Verirrungen zu achten, die kommen werden?
- ☒ **B**in ich bereit, vor einem anderen Menschen Rechenschaft abzulegen, wenn ich durcheinander bin?
- ☒ **K**ann ich Mitgefühl mit mir selbst haben und auf mein Konzept einer höheren Macht vertrauen?
- ☒ **B**in ich bereit, Wiedergutmachung zu leisten, wenn ich Schaden anrichte?
- ☒ **V**ersuche ich bewusst, ein Leben zu führen, das den fehlerhaften Impulsen, die mein Leben bisher bestimmt haben, entgegensteht?

11

Bleib in Verbindung mit deiner neuen Sichtweise

Schritt 11: Wir suchten durch Gebet und Besinnung die bewusste Verbindung zu Gott – *wie wir ihn verstanden* – zu vertiefen. Wir baten ihn nur, uns seinen Willen erkennbar werden zu lassen und uns die Kraft zu geben, ihn auszuführen.

Als aktiv Süchtiger bin ich abgespalten und unverbunden. Das ist eines der bestimmenden Merkmale dieser Verfassung. Ich versuche, mich durch Drogen, Alkohol, Technologie, Sex, Essen, Dominanz oder andere externe Stimulanzien wieder zu verbinden, mich neu zu kalibrieren. Dies ist eine individualistische und egozentrische Art des Seins; der Horizont meines Innenlebens besteht nur aus Zielen, die ich zur persönlichen Erfüllung anstrebe.

In Schritt 11 wird ein großer Teil meines Lebens zu Gebet und Meditation. Das bedeutet, ich löse mich von der äußeren Aktivität und suche eine andere Art der Verbindung.

Auf den Alltag übertragen, ist es so: Ich wache oft auf und fühle mich sofort, noch bevor ich die Augen öffne, irgendwie mürrisch und ängstlich und unzulänglich. Ein negativer Gedanke kann schnell dem nächsten folgen. In diesen Prozess muss ich eingreifen; das tue ich, indem ich bete.

»Gott, ich bitte demütig, dass du heute mein Denken lenkst; zeige mir, wie ich den Süchtigen, die noch leiden, von Nutzen sein kann. Zeige mir, wie ich dienen kann, wie ich geduldig, tolerant und freundlich sein kann.«

Selbst jetzt, wenn ich das schreibe, zucke ich sozusagen innerlich angesichts der Aufrichtigkeit dieser Worte zusammen. Ich bin an Ironie, Distanz und Intellektualismus gewöhnt. Ich bin ein Produkt meiner Zeit und meiner Kultur. Wenn ich mir die Intention des Gebetes anschaue – man könnte auch sagen, den syntaktischen inneren Code-Reset, die Zurücksetzung des Codes, wenn dir diese Sprache mehr zusagt –, sehe ich, dass sein Inhalt das genaue Gegenteil meiner Tendenz ist, wenn ich aktiv meiner Sucht nachgehe: *»Gott, ich bitte demütig, dass du heute mein Denken lenkst.«*

»Es gibt keinen Gott, es gibt nur mich und meine Bedürfnisse und meine Gefühle, und ich wette, sie werden nicht erfüllt. Demütig? So ein Quatsch! Da werd ich doch kaputt gemacht. Anderen von Nutzen sein? Scheiß auf sie! In dieser Welt ist jeder seines eigenen Glückes Schmied; tu es ihnen an, bevor sie es dir antun, wie Terry Molloy sagt.«

Geduld, Toleranz und Freundlichkeit fallen mir nicht leicht, bis ich meinen Geist neu einstimme, und genau das ist Beten. Vergiss all das Jammern, Niederknien und Flehen, es sei denn, das ist dein Ding. Und warum nicht? Lass dich auf das Theater ein. Ich muss mein Bewusstsein weg von tief verwurzelten, unproduktiven und schmerzhaften Denkmustern führen. Der Meditationsteil der Gleichung ist ebenso notwendig, sonst bin ich den ganzen Tag mit der Welt und ihren Menschen und Meinungen beschäftigt. Ich genieße es, einen ruhigen Raum in mir selbst zu haben, in dem Frieden und Gelassenheit nicht vom Verhalten anderer abhängig sind. Dieser Schritt enthält natürlich den Vorbehalt, »uns seinen Willen erkennbar werden zu lassen und uns die Kraft zu geben, ihn auszuführen«.

Das Gebet wird mir wenig nützen, wenn ich die Macht der Sphären und der dunklen Materie beschwöre, nur um mir ein neues

Fahrrad zu besorgen. Nutze diese neue Beziehung zum höheren Bewusstsein, um das Gut zu erwerben, das wir alle brauchen, besonders wenn wir uns dessen nicht bewusst sind: Sinnhaftigkeit.

Um die Kraft dieses Programms zu demonstrieren, mein Bedürfnis danach und meinen Glauben daran, dass es für jeden funktionieren kann – sogar seine mystischsten Aspekte –, werde ich dir erzählen, was das letzte Mal passierte, als ich es wirklich brauchte.

Ich absolviere dieses Programm jeden Tag. Es ist mein innerer Referenzpunkt und meine Zuflucht, mein Führer, der Punkt, zu dem ich zurückkehre, wann immer ich Zweifel hege. Aber es gibt Zeiten, in denen ich es wirklich brauche, in denen ich daran erinnert werde, dass dieses Programm ursprünglich dazu gedacht ist, Menschen davon abzuhalten, sich zu Tode zu trinken. Es ist ein Programm, das in der Krise funktioniert, und die Krise kommt immer.

Die geologischen Schichten des Bodens, dann des Gesteins, dann des Magmas meiner Selbsterforschung sind wie folgt:

In der ersten Schicht, wenn die Schaufel den Boden aufbricht, bin ich ein Süchtiger, ein Drogensüchtiger und ein chronischer Trinker, der sich Drogen reinzieht und säuft, um sich am Leben zu erhalten. Darunter klammere ich mich an bestimmte sexuelle Verhaltensweisen und Essen, Zwangsstörungen, Besessenheit, Gier und Wollust. Wenn diese entlarvt, aufgedeckt und einem System übergeben sind, gibt es immer noch die Besessenheit von Arbeit, Geld und Macht; wenn wir tiefer gehen, stoßen wir auf subtilere Ausdrucksformen, sozial akzeptabel, legal, ja sogar gebilligt. Ein tieferer Blick offenbart, dass alle Beziehungen in meinem Leben unbewusst, aber kunstvoll konstruiert wurden, um den unbewussten Zustand der aktiven Sucht aufrechtzuerhalten; in der 12-Schritte-Sprache wird das als Co-Abhängigkeit bezeichnet, was man als Beziehungen mit verschwommenen Grenzen oder unausgesprochenen, unklaren Bedürfnissen und Verpflichtungen verstehen kann. Im süßen Inferno des Ruhms versammelte ich einen Stamm um mich, um mit mir im Kreis zu gehen, und erst als ich erwachte, erkannte ich, wie jede Beziehung ein Ausdruck eines unausgesprochenen Bedürfnisses in mir war.

Was sind die Beziehungen, die dich definieren? Wer tut was für dich und was tust du für sie? Sind diese Beziehungen ein Ausdruck deiner charakteristischen Eigenschaften oder deiner Schwächen? Wahrscheinlich beides, aber wohin gehst du und was treibt dich an? In der Sprache des Artus-Mythos: »Wem dient der Gral?« Ist deine Beziehung zu deinem Partner bzw. deiner Partnerin oder deiner Mutter eine Leinwand für Unzulänglichkeiten oder eine unerforschte Abhängigkeit?

Meiner Erfahrung nach birgt jede Schicht der Sucht, auf die du stößt, eine Lektion in sich, die normalerweise durch Schmerz gelehrt wird. In der 12-Schritte-Sprache wird das Erwachen als »ein Tiefpunkt« bezeichnet, der Punkt, wo man nicht mehr tiefer fallen kann. Ich habe in jedem Bereich meiner Sucht, mit unterschiedlichem Schweregrad, das Gefühl einer unerträglichen Krise erlebt. Und Schmerz ist Schmerz. Dein Schmerz ist dein Schmerz, egal, ob dein Elend filmreif ist oder eher trist, schleichend und unscheinbar; dein Schmerz ist dein Schmerz.

Das letzte Mal, als ich einen persönlichen Tiefpunkt, eine Krise, ein Bedürfnis nach der tiefen Kraft dieses Programms spürte, war in meiner letzten Runde eines vertrauten Kreislaufs des Schmerzes. Dank der Bestandsaufnahme habe ich gesehen, wie sich diese Muster in Liebesbeziehungen, familiären Beziehungen, bei der Arbeit, in der Schule und bei gelegentlichen »Spritztouren« abspielen. Es gibt Muster, denen ich folge, wenn sie mir nicht bewusst sind. Erst wenn ich sie durch die »administrativen« Schritte untersuche, bekomme ich Klarheit.

Ein kurzes, seltsames Beispiel: In den beiden Liebesbeziehungen mit Trennung, die mich am stärksten mitgenommen haben, gab es Zusammenhänge und Themen, die lachhaft zu beobachten waren, als ob eine unauslöschliche Insignie des persönlichen Elends wiederholt und kontinuierlich auf mein Leben gestempelt worden wäre. Die gleichen Probleme tauchten auf, der gleiche Streit mit unterschiedlichen Frauen. Beide Beziehungen lösten sich sogar aus demselben merkwürdigen Grund auf: Beide Male ging es im abschließenden Streit nämlich vor allem um ein gemeinsames Haustier. Erst als ich es aufgeschrieben sah, bemerkte ich, dass ich mich bei beiden Trennungen bei dem Gedanken ertappte: »Ich weiß, dass es mir wieder gut gehen wird, aber die Katze werde ich wirklich vermissen. Oder den Hund.«

Die wichtigsten Dinge sind zu tief und zu einfach für Worte; sie gehören ins Reich der Poesie. In jedem unserer Leben leiten diese unbewussten Muster unsere persönlichen Mythen. Jenseits dessen, was ich verstehen oder in Worten ausdrücken kann, ist das Symbol des Tieres, das ich verloren habe, eine verschlüsselte Offenbarung. In meinem Mythos ist das Tier ein Totem für das, was nicht gesagt werden kann; das Symbol ist schon so lange präsent, wie ich erwacht bin. Ohne Erforschung lernen wir diese Lektionen nicht.

Vor ein paar Jahren wurde ich in Großbritannien in eine Parlamentswahl verwickelt, hauptsächlich weil ich online mein Misstrauen in den politischen Prozess geäußert hatte. Ich machte eine tägliche Comedy-Nachrichtensendung, in der ich auf humorvolle Weise auf Heuchelei und versteckte Agenden in Politik und Medien hinwies. Das wurde immer populärer, und ich engagierte mich in Kampagnen für den Wohnungsbau und die Rechte der Arbeiter, also für gute Zwecke. Irgendwann jedoch muss das empfindliche Gleichgewicht zwischen guten Absichten und meiner Gier nach Ruhm gekippt sein, denn ich fand mich in einem direkten Konflikt mit Medienbaronen und Staatsoberhäuptern wieder, so wie sich eine Fliege in direktem Konflikt mit einer zusammengerollten Zeitung wiederfinden kann.

Es war nicht so sehr die äußere Verurteilung oder gar das Bedauern über das, was ich öffentlich gesagt hatte. Die äußeren Angriffe kamen von Gegnern, die jeder selbst ernannte messianische Größenwahnsinnige begrüßen würde – Trump, Murdoch, Cameron –, und was ich sagte, hat immer noch Bestand: »Wähle nicht, wenn es keine wirkliche Veränderung gibt und wenn es nicht für Politiker ist, die die Menschen gegen die Macht vertreten.« Es war eher so, dass, von mir unbemerkt, das Muster – wie eine erstickende Ranke um meinen Geist herum – mein höheres Selbst aufzehrte. Ich wurde von Ego und Macht verführt, von der Idee, dass ich mich durch äußere Mittel und durch Lob und Anerkennung besser fühlen könnte. Inzwischen weiß ich, dass die Anerkennung anderer Menschen mich nicht aufbauen und ihre Missbilligung mich nicht kaputt machen kann. Mitten im Sturm, auf den Titelseiten der Zeitungen und in den Fox-Nachrichten, wurde ich high. Und wann immer ich high werde, bin ich in Gefahr.

Als ich darüber mit Radhanath Swami sprach, einem Freund und Lehrer, den ich oft zitiere, erzählte er mir eine interessante Geschichte. Dies ist die puranische Legende vom Elefantenkönig Gajendra, wie sie mir ein amerikanischer Swami durch den dubiosen Filter meines übereifrigen Autodidaktismus mitteilte.

Da war dieser Elefant namens Gajendra. Er war nicht nur der König der Elefanten, sondern auch aller Tiere im Dschungel. Er wurde verehrt und war gerecht, aber anscheinend auch ein wenig überheblich, nicht so sehr, dass er abstoßend war – wir reden hier nicht von Goldmedaillons, Achselhöhlenfurzen und lauthals und betrunken erzählten Anekdoten, die dir bei einer Hochzeit ins Ohr geflüstert werden, eher von der Art Stolz, die ein gut aussehender, aber geerdeter Sportler haben könnte. Eher Gareth Bale als Ronaldo.

Gajendra und seine Familie, zu der, und das muss ich sagen, mehrere Ehefrauen gehörten – ich merke schon, ein Thema dieser Geschichten ist die beiläufige Polygamie –, gingen hinunter zum See, um dort einen Ferientag zu verbringen. Dieser See war wunderschön, aber soweit ich das beurteilen kann, auch ein bisschen trüb und sumpfig. Ein fruchtbarer und fauliger See, kein aus einer Evian-Flasche ausgegossenes Wasser von kristalliner Klarheit. Der alte Gajendra, der König des Dschungels, ging hinein, um ein wenig zu schwimmen und zu toben und zweifelsohne auch, um sich mit dem Rüssel den Rücken abzuspritzen, wie sie es im Londoner Zoo machen. Bei diesem angenehmen Vergnügen wurde Gajendra plötzlich von einem Krokodil namens Makara an den Beinen gepackt. Makara versenkte seine Reißzähne tief in das Schienbein des Elefantenkönigs und krallte sich unerbittlich und geduldig daran fest. Der Elefantenkönig brüllte und trompetete, der wütende Bass war mit hohen Schmerzensschreien durchsetzt.

Gajendra kämpfte mit seiner ganzen königlichen Kraft. Manche Versionen dieser Sage berichten, dass der Kampf tausend Jahre lang andauerte, der trübe Sumpf gerann vor lauter Blut, Gajendras Frauen weinten an den Ufern. Es wird erzählt, dass Gajendra schließlich sein Schicksal akzeptierte, sich ergab und, als er seinen letzten Atemzug tat, mit seinem geschickten Rüssel eine einzelne Lotusblume aus dem blutigen Wasser pflückte und sie als demütige Opfergabe Lord Vishnu, seinem Gott, darbot, der aus Mitgefühl kam und Gajendra befreite, ihn verwandelte und ihm Zugang zum Vaikuntha, dem Himmel, gewährte.

Mein Freund hielt dies für eine passende Geschichte, weil der Sumpf oder See, wie er sagte, ein vertrautes und geeignetes Territorium für Krokodile ist, aber nicht für Elefanten. Die Welt der Politik, sagte er, ist ein Sumpf, und diejenigen, die darin leben, sind an eine solche Umgebung angepasst und haben sich entsprechend weiterentwickelt. Die Kompromisse, die sie eingehen, die Ausbildung, die sie haben. Eine solche Umgebung ist gut für Krokodile. Ich habe diese Geschichte genossen, besonders die Möglichkeit, in die Rolle eines edlen Elefantenkönigs mit Harem zu schlüpfen, und die Allegorie war hilfreich. Ich habe weder die Ausbildung noch die Zähne oder das Fell, um ohne Schwierigkeiten in dieser Domäne klarzukommen. Nach achtzehn Monaten des Prügelns und Blutens war ich am Ende.

Aber wie jeder gute spirituelle Kodex ist diese Geschichte mehrdeutig. In der konventionellen Analyse dieses Mythos ist der Elefant »der Mensch«, das Krokodil »die Sünde« und der See »das Leben«. Bei näherer und ehrlicherer Betrachtung meiner Auseinandersetzung mit »dem Establishment« erkenne ich, wie das, was als wahrhaftige und edle Suche begann – auch wenn die Wahrheit der Suche darin bestand, Menschen zu unterhalten und zum Lachen zu bringen, das ist durchaus edel –, nach einer Weile meinem unterseeischen (unbewussten) Krokodil-Trieb nach Macht und Aufmerksamkeit zum Opfer fiel. Vor allzu langer Zeit hat die Krokodil-Energie die Kontrolle übernommen, ob es nun die äußere Krokodil-Energie dieses Forums ist oder der innere Krokodil-Trieb meiner eigenen Habgier. Beachte die Vertrautheit des mythischen Paradigmas: der heilige Georg auf seinem Pferd im Kampf gegen den reptilienartigen Drachen unten; Christus am Kreuz, der sich über das Menschliche hinausstreckt, und in Christi Seite die

Lanze des Niederfrequenzsoldaten in Rüstung. Diese Geschichten enthalten tiefe Wahrheiten, wie in einem Traum, wie im Leben, wir spielen jede Rolle, Drache, Elefant, Soldat, Christus, all diese Elemente sind in unserem Wesen vorhanden, und die Aufgabe dieser Geschichten besteht darin, uns in das Zentrum unserer eigenen Geschichte zu stellen, zu erwachen, uns bewusst zu sein, dass unsere unbewussten Triebe uns jederzeit zurückholen können und wir nach unten gezogen werden. Die einzige Hoffnung für uns, wie für jeden dieser Protagonisten, ist es, sich zu ergeben, sich hinzugeben und sich dadurch in das Bewusstsein fallen zu lassen, das alles wiegend hält und in uns allen präsent ist.

So klappte ich zusammen, war der inneren und äußeren Stimmen müde. Es fühlte sich an wie ein vertrauter Punkt in einem Zyklus, eine Verzweiflung, die ich wiedererkannte. Mir fielen die Momente ein, als die Drogen oder die Ehe oder Hollywood ihre Wirkung verloren. Als ich die Schienen vor mir erkannte, auf denen ich zu laufen geglaubt hatte und auch weiterhin darauf zu laufen meinte – hochgerissen, aus dem Boden gerissen und plötzlich steil und schwindelerregend –, blieb ich abrupt stehen.

Es gibt Reserven, auf die wir zurückgreifen können, sekundäre Gewohnheiten und Modi. In solchen Momenten kommt die Sucht nicht als Feind, sondern wie ein Mafia-Killer als Freund daher. Sie legt ihren vertrauten Arm schwer um dich, und deine Augen rollen zurück. Wenn du ein paar Gewohnheiten ausgeschlossen hast, schlägt diese damaszenische Angst hart zu. Als Erstes geht der Schlaf. Der Appetit nimmt entweder zu, steigt hoch wie eine schäumende, fette und zuckerhaltige Flut, oder er lässt dich ausgedörrt und verlassen zurück.

»Die einzige Hoffnung für uns, wie für jeden dieser Protagonisten, ist es, sich zu ergeben, sich hinzugeben und sich dadurch in das Bewusstsein fallen zu lassen, das alles wiegend hält und in uns allen präsent ist.«

Ein wimmerndes Bedürfnis nach Gesellschaft, meine eigenen Flure mit ihren scharfen Schatten versetzen mich in Angst und Schrecken. Furcht, wenn es Zeit zum Schlafengehen ist. Als ich mit der YouTube-Serie *»The Trews«* aufhörte, verlor ich den Boden unter den Füßen. Eine Verhaftung. Ein ausgeknockter Boxer, eingehüllt in unbewusste Selbsterhaltung. Mein Leben öffnete sich wie ein Vorhang, wie eine Cornflakes-Packung, und ich wollte nichts mehr davon haben.

Ich schrieb eine SMS und rief einen anderen Süchtigen an. Einen cleanen Süchtigen. Ich sagte zu ihm: »Ich will nichts in meinem Leben. Ich könnte von allem weggehen. Ich könnte es abstellen wie einen Einkaufskorb im Supermarkt und direkt aus dem Laden gehen. Ich könnte mein Leben fein säuberlich am Ufer zusammenfalten und sanft in das unendliche Getöse eingehen.« Ich bin vierzig. Ich bin kinderlos. Ich weiß, dass Drogen, Sex, Geld, Ruhm, andere Menschen, schöne Orte, begehrenswerte Dinge alles Placebos sind, ich habe einen Blick in die Kapseln geworfen. Selbst scheinbar erstrebenswerte Dinge sind irgendwie hohl, und ich sitze in ihrem Blechskelett, nicht wirklich fröstelnd, nicht wirklich ratternd, nicht wirklich wissend, was das bedeutet.

Wie findet jemand wie ich den Weg zum Glauben an Gott? Meinst du etwa, ich habe nicht Stephen Pinker und Dawkins gelesen oder Gottesdienste voller Räuspern über mich ergehen lassen oder gedacht: »Das ist eine verdammte Masche, eine verdammte Masche, eine Masche, schau dir all die goldenen Hüte und Kerzen und Kalligrafien an, das ist eine Masche, eine Masche …«?

Ich habe einfach aufgehört. Wie mit den Drogen. Ich musste aufhören. Sie schickten mich weg, irgendwohin. Alte Markt- oder Küstenstädte, Orte mit kitschigen Namen und Messingschildern auf ihren Plätzen, und wenn du dort ein Caffè Uno siehst, sieht es verdammt komisch aus, und der McDonald's hat ein grünes Logo, aus gerissener Rücksicht heraus.

Oh Gott.

Dieses Mal verbrachte ich einige Zeit in Glastonbury. Tiefe Atemzüge und kein tiefes Nachdenken. Wie die ersten Worte nach einem Wutanfall, alles höflich. Sich entschuldigen.

Durch dieses Programm kannst du den Teil von dir kontaktieren, der bereits weiß, was du zu tun hast. Erschaffe die Stille für den Aspekt deines Bewusstseins, der weiß, was er zu tun hat, um gehört zu werden. Wir leben in einem Raster, wir haben ein Muster, es läuft auf Basis von Urinstinkten mechanisch ab. Es ist schwer, innezuhalten und die stille Weisheit zu finden, deinen individuellen göttlichen Anteil, der dich führen möchte.

Die Weisheit, den Unterschied zu erkennen. Beobachte, wenn die »Hitze« aufsteigt, fühle die Hitze, in dem Wissen, dass du eingreifen kannst. Wir werden immer die Hitze des Traumas spüren, aber mit diesen Werkzeugen können wir verhindern, dass die negativen Gewohnheiten ausgelöst werden.

Die Pathologie des Ganzen zu unterbrechen, ist schwer. Wie kann ich mich selbst transzendieren? Es ist ein Rätsel. Wer transzendiert? Wenn ich transzendiere, wie bin ich dann ich?

Jenseits dieses klirrenden Binärsystems gibt es Wahrheiten, die schwer in Worte zu fassen, ja schwer verständlich sind; sie können nur erfahren werden. Dieses Programm enthält ein Geheimnis. Es kann als ein zeitgemäßes Werkzeug zur Bekehrung gesehen werden, eine Erleuchtungshilfe. Ein Leitfaden zur Selbstanalyse, ein Weg, mit sich selbst und anderen zu kommunizieren. Es gibt, wie ich weiß, viele Wege, ich gehe diesen Weg, weil er einfach und effizient dabei hilft, obsessives und zwanghaftes Verhalten zu bekämpfen. Wenn meine Besessenheit und mein Zwang beseitigt sind, bin ich ein anderer Mensch.

Wir haben gelernt, mit Scham und Schmerz zu leben, wir haben gelernt, ohne Verbundenheit zu leben, verstoßen aus dem Garten Eden. Wir haben vergessen, dass wir zurückkehren können.

Du musst dich mit deiner Sucht auseinandersetzen – egal, wie moderat sie erscheinen mag oder ob sie gesellschaftlich sanktioniert ist –, weil sie dich am Ende im Stich lassen wird. Denn dahinter steht ein legitimer Trieb und Antrieb: Verbundenheit.

Am Ende kann das Trugbild nicht täuschen, sondern der Schein fliegt auf. Deshalb hast du eigentlich Glück, wenn du süchtig nach Crack oder Heroin bist, das sind schnell ausblutende, schnell versagende Systeme. Sie sorgen für Betäubung und Ablenkung, sind aber so verdammt krankmachend, dass sie schnell als Betrug entlarvt werden. Sex und Essen können die Maskerade länger aufrechterhalten. Nun sieht man zugegebenermaßen weniger Menschen, die in Hauseingängen gebückt über ihrer Eiscreme kauern als über Meth, aber jeder, der jemanden kennt, der an einer Essstörung leidet, wird dir sagen, dass der bzw. die Betroffene ein ähnliches Wrack ist. Und da es um einen spirituellen Zustand geht – eine postreligiöse spirituelle Berufung –, müssen wir uns um die innere Verfassung kümmern.

Wenn du anfängst, zu trinken, zu wichsen, zu essen, Geld auszugeben, besessen zu sein, hast du deine Verbindung zu der großen Kraft in dir, der großen Kraft in anderen, der großen Kraft um alle Dinge herum verloren. Da ist etwas in dir, das zu dir spricht, und du verstehst es nicht, weil du seine Sprache nie gelernt hast. Also versuchen wir, es mit Pornos und Konsum zu überspielen, aber es ist dein Geist, der dich ruft, und er sehnt sich nach Verbindung. Verbringe Zeit alleine, schreibe, bete, meditiere. Das ist es, womit wir diese Sprache erlernen.

Der Sinn dieses Programms und dieses Buches ist es, ein anderes Gefühl dafür zu entwickeln, wie es ist, in deinem eigenen Kopf zu sein, denn auf irgendeiner Ebene fühlst du dich dort nicht wohl; es macht dich unglücklich. Du denkst Gedanken und fühlst Gefühle, die für dich unangenehm sind.

Lass uns noch einmal anschauen, wo wir stehen:

Wir haben zugegeben, dass wir ein Problem haben. Wir haben akzeptiert, dass eine Veränderung möglich ist. Wir sind inzwischen bereit zu lernen. Wir haben uns die Ursachen unserer Probleme genau angeschaut und sie einer anderen Person mitgeteilt.

»Du musst dich mit deiner Sucht auseinandersetzen – egal, wie moderat sie erscheinen mag oder ob sie gesellschaftlich sanktioniert ist –, weil sie dich am Ende im Stich lassen wird.«

Wir haben die Bereitschaft entwickelt, Veränderungen auf Basis des Gelernten vorzunehmen, wir haben eine höhere Macht darum gebeten bzw. uns eine heilige Intention gesetzt, uns zu ändern. Wir haben die Vergangenheit Revue passieren lassen, wir haben uns verpflichtet, Wiedergutmachung für von uns verursachtes Unrecht zu leisten, und haben diese Verpflichtung umgesetzt, wenn wir wussten, dass es die Dinge nicht schlimmer machen würde. Dann haben wir beschlossen, auf diese alten Muster zu achten und sie im Keim zu ersticken, wenn sie wieder auftauchen.

Das ist der Punkt, an dem wir uns jetzt befinden: endlich bereit für eine andere Art von innerem Leben, für eine andere Beziehung zu uns selbst und als Folge davon auch für eine andere Beziehung zu anderen.

Ein hinduistischer Priester wird als »Swami« bezeichnet; wörtlich bedeutet das »Der, der bei sich ist«. Das impliziert unter anderem die Fähigkeit, sich allein oder in Gesellschaft wohlzufühlen, ausgeglichen in sich zu ruhen, nicht durch eine Million unsichtbarer Fäden an die Welt gefesselt zu sein, die dich jeden Moment aus deiner Gelassenheit reißen können.

Vor meinem Einstieg in dieses Programm habe ich nicht viel Zeit »mit mir selbst« verbracht. Ich habe mich nicht alleine hingesetzt, um in Ruhe nachzudenken oder mich auf meinen Atem oder auf spirituelle Grundsätze zu konzentrieren. Wenn ich alleine war, bekam ich Panikattacken, grübelte und machte mir Sorgen, projizierte oder ärgerte mich. Tatsächlich passierte das immer, wenn ich alleine war, also versuchte ich es zu vermeiden. Ich war gern allein, wenn ich eine Menge Gras rauchen, vor dem Fernseher dahinvegetieren oder irgendeine Droge einwerfen konnte, die den Verstand herunterfährt und eine temporäre chemische Zuflucht schafft.

Als ich zum ersten Mal mit den Drogen aufhörte, fiel mir vor allem meine Unfähigkeit auf, allein zu sein. Ich konnte es nicht ertragen; ein schleichendes Grauen begann wie Nebel unter der Tür durchzusickern, wenn ich auch nur daran dachte, allein zu sein. Freunde leisteten mir nur selten Gesellschaft. Ich wollte bequeme, folgenlose Intimität, was natürlich Promiskuität bedeutete; dieses Verhalten war am hartnäckigsten, weil es leicht zu tarnen ist. Vor allem, wenn du gerade erst aufgehört hast, harte Drogen zu nehmen, und deine sexuellen Neigungen nichts Schlimmes sind, merkt das niemand und es kümmert auch niemanden. Es braucht Zeit und Selbstanalyse und ein gutes Maß an Bewusstsein, um einen Punkt zu erreichen, an dem dieses Muster als toxisch erkannt und angegangen werden kann.

Ich reagiere nach wie vor auf eine womöglich nicht ganz natürliche Weise auf das Alleinsein. Eine kleine, aber wahrnehmbare Welle der Angst, wenn ich nach Hause komme und das Haus leer ist oder wenn ich weiß, dass meine Partnerin nicht daheim ist. Was ist die Ursache dieser Angst? Nun, wie wir inzwischen dank der eingehend und gründlich absolvierten Schritte wissen, habe ich Kernängste, die mein Denken dominieren und sich durchsetzen, sobald ich in die Leere komme. Neutralität gibt es nicht; wenn ich nichts tue, wird der negative Magnetismus meines Zustandes ausgeübt.

Wenn du mit dem Genesungsprogramm erst angefangen hast, kannst du in Bezug auf Einsamkeit Nachsicht üben. Verbringe Zeit in Gesellschaft von Menschen, die sich um dich kümmern und die verstehen, dass du jetzt anders lebst.

In meinem Alter, sowohl biologisch als auch im Hinblick auf die Genesung, ist es wichtig, sich in der Einsamkeit ruhig und behaglich zu fühlen. Hier kommt ein Aspekt dieses Schrittes ins Spiel. »Versuchen« hat mit »suchen« zu tun; ich war immer auf der Suche nach etwas. Wie ich erkannt habe, hegte ich, solange ich mich erinnern kann, Fantasien dahingehend, wie irgendein Objekt oder eine Erfahrung mich heilen, mich ganz machen würde. Manchmal war ich vor Weihnachten bei der Aussicht auf die Geschenke des nächsten Tages so euphorisch, dass ich vibrierte, bis es sich anfühlte, als würde ich meine Gestalt wandeln. Was habe ich mir vorgestellt, was der Millennium-Falke (aus *»Star Wars«*) oder wer auch immer bringen würde? Welcher innere Antrieb hat mich so in Beschlag genommen? Ich hatte immer das Gefühl, diese Artefakte würden mich vollständig machen. Es war, als wäre ich mit der Sehnsucht geboren worden, ganz zu sein, und hätte ständig das Gefühl, jedes neue Objekt oder jede neue Begegnung würde Erlösung bringen, besonders wenn sie enthusiastisch verkündet wurden.

Ich erkenne, dass der harmlose und gewöhnliche Heiligabend-Bammel, den ich als Siebenjähriger hatte, den Keim aller zukünftigen irrtümlichen Sehnsucht enthielt. Ich erkenne, wie leicht daraus eine Besessenheit wurde – mit Essen, Pornos, Sex, Drogen, Beziehungen, Status, Geld, allen Objekten, geistigen Objekten, die vor dem Erlangen als Avatar der Erlösung dienen können. Erlöst werden wovon? Vor der Unvollständigkeit eines Lebens, das innerhalb der falschen Strukturen des Ego gelebt wird, aufrechterhalten von einer Kultur, die darauf besteht, dass es so etwas wie materielle Erfüllung geben kann. Wenn du nur die richtigen Turnschuhe, das richtige Auto, das richtige Mädchen, den richtigen Job bekommen könntest, wenn die Menschen dich respektieren würden, dich nicht ablehnen würden, dich beschützen würden, wenn du wie Sophia Loren oder Sean Penn oder Muhammad Ali oder Lady Gaga oder dünner oder jemand anderes sein könntest, irgendjemand anderes, immer nach außen gerichtet, immer den zuckenden und ungerichteten Trieb legitimierend, der es dich nicht ertragen lässt.

Im Gebet und in der Meditation beobachten wir dieses knisternde Raster der schnellen Gedanken und akzeptieren dieses Denken nicht automatisch als richtig oder als Grundlage für zukünftige Überzeugungen und Taten. Vor dem Durcharbeiten der ersten zehn Schritte wäre ich dazu nicht in der Lage gewesen; mein Geist war zu flatterhaft und unruhig. Jetzt schaffe ich es, ruhig dazusitzen, fernab von Reizen, und mich nach innen zu wenden. Mein widerspenstiger Verstand ist aufgewühlt und gurgelt. Ich lenke meine Aufmerksamkeit auf mein Gesicht. Ist es entspannt? Normalerweise nicht, ich halte Spannung um meine Augen, den Kiefer und den Mund. Ich entspanne sie bewusst. Ich entspanne meinen Nacken und meine Schultern. Im Geiste wandere ich durch meinen Körper, überprüfe, wo die Spannung sitzt, und lasse sie los. Wenn ich das ein paar Minuten lang gemacht habe und sicher bin, dass ich bequem sitze, idealerweise ohne Stütze auf einem Kissen am Boden, aber nicht unbedingt, ich darf mich auch anlehnen oder auf einem Stuhl sitzen, verlagere ich meinen Fokus auf meinen Atem. Ich stelle mir gerne vor, dass der Atem ruhig und tief ist, sich durch mein Herz, in meinen Bauch bewegt und Leben spendet. Was er ja auch tut, um ein paar Atemtechniken ergänzt.

Ich wurde in der Transzendentalen Meditation unterrichtet, einer Form der Mantra-Meditation, bei der man den Geist still auf ein Wort fokussiert und sanft und ungezwungen zu diesem Wort zurückkehrt, wann immer der Geist abschweift. Eine Konstante, die ich bei der Meditation beobachtet habe, ist die Haltung des Selbstmitgefühls, das Akzeptieren, dass der Geist abschweift, ohne sich davon aus der Ruhe bringen zu lassen, das Aufgeben jeglicher Erwartung an die Meditation, wodurch wir das zulassen, was sie ist.

Für mich ist es wichtig, dass ich zweimal am Tag für etwa eine halbe Stunde nicht völlig von der Außenwelt mit Beschlag belegt werde, sei das nun die Beziehung zu meiner Freundin oder die Beziehung zu meinem Smartphone.

Ich lebe schon immer in meinem Kopf, meinem Geist, wie wir alle, und wir haben zugelassen, dass er schlecht gepflegt wird. Meditation ist ein Weg, die Umgebung zu kultivieren, in der ich meine ganze Zeit verbringe. Wenn ich mit meinem Hund unterwegs bin, ignoriere ich oft die schöne Aussicht und die charmanten Possen meines Hundes zugunsten eines inneren Dramas, das ich mir selbst ausgedacht habe: »Was, wenn das passiert?« Oder: »Warum ist das passiert?«

Ich könnte überall sein, weil ich nicht präsent bin. Der Geisteszustand, den wir in der Meditation kultivieren und nähren, beeinflusst unser ganzes Leben, das ist ja genau der Punkt. Es hat schließlich wenig Sinn, zehn Minuten lang vor einer Kerze »OM« vor sich hin zu sagen und dann aufzustehen und einen launischen Müllmann anzuschreien.

Meditation bedeutet das Kultivieren und Pflegen eines ignorierten und latenten Aspekts deiner selbst, der dich wiegend in den Armen halten wird, wenn du wieder die Welt der Materie betrittst. Das Gebet ist für mich eine Absichtserklärung, nur um die Erkenntnis seines Willens für uns zu beten und um die Kraft, diesen auszuführen. Ich denke, das soll vor der Versuchung schützen, deine höhere Macht als kosmischen Weihnachtsmann zu betrachten, der nichts Besseres zu tun hat, als dir eine neue Freundin herbeizuzaubern. Damit anerkennen wir auch, dass in unserer vormaligen Verfassung, bevor wir unseren Verstand neu programmiert haben, die Bedürfnisse des Ego an erster Stelle standen. Das Ego sagt mir, dass ich eine neue, bessere Freundin brauche; ich, sein stets williger Lakai, gehe los und hole mir eine. Das Ego sagt mir, dass ich nach Ruhm und Reichtum streben muss; ich stolpere mit Zylinder und Gamaschen zur Tür hinaus. Das erinnert uns daran, dass die Forderungen des Ego nie zu etwas anderem als zum Leiden führen werden. Verlangen ist Leiden. Wir haben jedoch die Freiheit, diese unbedeutenden, trivialen Wünsche aufzugeben und uns auf eine neue Frequenz einzustimmen, in der unser Leben einen größeren Sinn hat als »Ich frage mich, wie ich mit einem neuen Hut aussehen würde«.

Das ist meine Art, zu beten. Ich setze mich für einen Moment still hin und lese ein paar kurze Passagen aus dem spirituellen Buch, das mich gerade beschäftigt – im Moment sind es Patanjalis Yoga-Aphorismen. Ich denke darüber nach, wie das Geschriebene auf mein eigenes Leben anwendbar ist, dann bete ich im Stillen zunächst um Dankbarkeit. Das heißt, ich betrachte mich als einen Menschen, der überaus großes Glück hatte, weil er an dem Ort, zu der Zeit, mit der Gesundheit und in den Umständen geboren wurde, in denen ich mich befinde; wie viel Glück ich hatte, dass ich durch mein früheres Verhalten mich selbst und andere nicht schwer verletzt habe, wie viel Glück ich habe, weil ich in meinem Leben so viele wunderbare Menschen habe.

Ich zünde tatsächlich vier Kerzen (!) an, eine für meine persönliche Verbindung zu einem höheren Bewusstsein, wie ich es durch Meditation und Träume erlebe, eine für meine Verbindung zu meiner Freundin, eine für meine Verbindung zu meiner Arbeit, möge sie von hoher Motivation inspiriert sein, und eine für eine wahre Verbindung zu allen Menschen, denen ich begegne.

Ich erwähne das hier nur zögerlich, weil es sich so persönlich und rituell anfühlt, und das ist es auch; aber ich hoffe, dass Ehrlichkeit und Transparenz mich mit meiner Bestimmung verbinden werden.

Nachdem ich um Dankbarkeit gebetet habe, bete ich um Mut, um die Bereitschaft, nicht länger meinen alten Denkweisen nachzugehen, die Welt nicht als Ressource für mein Vergnügen und meine Lust zu sehen, sondern als Umfeld, in dem ich von Nutzen sein kann. Dann bitte ich darum, Menschen, denen ich begegne, heilend unterstützen zu können, und darum, dass jede meiner Interaktionen von einer höheren Absicht getragen sein möge.

Wenn ich Benzin für mein Auto kaufe, spreche ich mit der Person, die mich bedient, in einem Geist der Einheit und Liebe – nicht, wie es leicht meine unbedachte Art sein könnte (»Du bist hier, um mir Benzin zu verkaufen und mich zu bedienen, das ist alles, was mich interessiert«).

Schließlich, und das ist vielleicht das Verrückteste überhaupt, bitte ich darum, mir mögen Zeichen geschickt werden, ich möge auf die Welt um mich herum eingestimmt werden, in dem Wissen, dass meine Realität ein Tanz zwischen der augenscheinlichen materiellen Welt und meinem eigenen Bewusstsein ist. Ich bitte darum, dass mir die Dinge gezeigt werden, die ich sehen muss, um die Botschaften zu erhalten, die mir auf meiner Reise helfen werden.

Ohne jetzt allzu sehr darauf einzugehen, sage ich dir, dass ich in diesem Bereich häufig versage. An den meisten Tagen verliere ich mich im Ego und im Willen, an den meisten Tagen gewinnt das alte Muster wieder an Zugkraft. Wenn ich im Verkehr feststecke, wenn mir etwas zu langsam geht, wenn ich mich minderwertig oder bedroht fühle, werden diese neu erworbenen Wege durchgerüttelt und auf den Prüfstand gestellt. Deshalb arbeite ich dieses Programm nicht alleine ab; ich konsultiere andere, weil ich weiß, dass ich oft nicht die richtige Person bin, um meine eigene geistige Verfassung zu diagnostizieren.

Eine prosaischere Herangehensweise an diesen Schritt kann darin bestehen, morgens Pläne zu schmieden und sie umzusetzen, ohne egoistisch, unehrlich oder selbstmitleidig zu sein, und dann am Ende des Tages zu überprüfen, ob du es geschafft hast oder nicht. Dir ehrlich einzugestehen, wo du den Kontakt zu deinem höheren Ziel »verloren« hast, wo du wieder von Groll, Gier, Lust – oder was auch immer dein Gift ist – aufgezehrt wurdest. Das wird passieren, weil wir unvollkommene Menschen sind, deren Instinkte miteinander kollidieren.

Für mich ist Schritt 11 eine neue, bewusste Verbindung, ein neuer Weg, ein Leben, das bewusst und auf Basis spiritueller Leitsätze gelebt wird, ein Leben, in dem ich meine Fehlbarkeit und die Fehlbarkeit der anderen akzeptiere; er ist die Absicht, liebevoll und gütig zu leben, in dem Wissen, dass alle Menschen im Grunde so sind wie ich. Wir sind alle hier und leiden gemeinsam, und unsere Aufgabe ist es, einander zu lieben und zu helfen.

Übungen zu Schritt 11: Bleib in Verbindung mit deiner neuen Sichtweise.

In Wahrheit spreche ich zu dir vom höchsten Punkt meines Ichs, und ich bezweifle, dass ich mehr weiß als du.

Ich bin immer noch dabei, Wiedergutmachung zu leisten, mein Schritt 9 ist nicht zu Ende gebracht, und womöglich wirst auch du nie damit fertig. Mein zehnter Schritt ist häufig unvollkommen. Diese beiden Eingeständnisse sind vielleicht der Grund für meine anhaltenden Verwicklungen und Schwierigkeiten. Aber ich habe mich durch diese Prinzipien und die Führung meiner höheren Macht weit von dem Junkie ohne Hoffnung entfernt, der ich einmal war. Jetzt sind meine Probleme die Herausforderungen eines Mannes mit einem widerspenstigen, zur Egozentrik neigenden Gehirn, der weiß, dass alle Früchte des Ego nach nichts schmecken.

Schritt 11 ist schlichtweg die Entschädigung für das Aufgeben der Drogen. Damit meine ich, dass es ein Teil von mir einfach liebt, »aus dem Kopf herauszukommen«. Was für ein Trieb war das? Nun, er bekam immer, was er wollte, auf destruktive Weise.

Im elften Schritt komme ich auf eine Weise »aus mir heraus«, die nicht schädlich ist und mich mit der Großen Realität verbindet. Bewusstsein jenseits der persönlichen psychischen und biochemischen Konstruktion. Oder einfacher ausgedrückt: Wenn ich meditiere, höre ich auf, ich zu sein. So praktiziere ich Gebet und Meditation, um meinen »bewussten Kontakt« mit »Gott« zu verbessern.

Ich zünde vier Kerzen an: eine für meine Verbindung zum Bewusstsein jenseits von Angst, Erinnerung, Körper und Sinnen; eine für meine Verbindung zu meiner Familie; eine für meine Verbindung zu meiner Arbeit; eine für meine Verbindung zu anderen Menschen. Ich bitte darum, dass diese Verbindungen von Liebe geleitet werden.

Ich lese etwas Spirituelles, in meinem Fall oft von den 12 Schritten inspiriert, aber auch andere Sachen.

Ich benutze die Mantra-Meditation, um meinen »denkenden Geist« zu transzendieren, wiederhole im Stillen, innerlich ein heiliges Wort. Manchmal mache ich geführte Meditationen von YouTube (Mann, ich bin nicht stolz!).

Ich mache etwa zwanzig Minuten lang weiter, hoffentlich hört während dieser Zeit die unaufhörlich plappernde innere Stimme auf und es herrscht allumfassender Frieden. Das erfordert Übung. Sei geduldig und verurteile dich nicht selbst.

Ich bitte um Dankbarkeit und überlege, wie ich sie anderen zeigen kann.

Ich bitte um Mut und Wege, wie ich Mut zeigen kann.

Ich bitte darum, dass ich den Menschen, auf die ich treffe, heilend begegne.

Ich bitte darum, dass ich die »Zeichen« sehe, die im Lauf des Tages auftauchen und mich zu meinem höheren Selbst führen, zu meinem bestmöglichen Handeln.

Ich bitte darum, dass die mir zufließenden Gedanken und Handlungen, das in mir entstehende Bewusstsein, von einer höheren Quelle kommen.

Ich wiederhole gedanklich drei Gebete, die ich auswendig kenne, alle aus der 12-Schritte-Literatur.

Dann versuche ich, mit diesem Frieden verbunden zu bleiben, während ich den Tag angehe, in einer Welt, die von Provokationen und Versuchungen überschwemmt ist. Den ganzen Tag über, wenn ich kurz davor bin, »Staub« aufzuwirbeln oder anstößig zu werden, sage ich: »Führe mich, benutze mich.«

In Verbindung mit Schritt 10 prüfe ich, wie oft ich aus mir herausgezogen und von meinen alten Denkweisen, den »Charakterfehlern«, zurückgeholt werde. Ich bleibe in Verbindung mit anderen, die auf dem Weg schon weiter sind als ich. Ich versuche mir ins Gedächtnis zu rufen: »Es gibt nichts zu holen«, »Nichts davon ist real«, »Es ist nur ein Traum.«

Frage dich:

☒ **A**kzeptiere ich, dass die materielle und mechanische Welt, wie ich sie sehe, keine objektive Realität ist? (Gibt es Dinge, die ich nicht weiß, die niemand weiß?)

☒ **A**kzeptiere ich, dass es einen Aspekt meines Bewusstseins gibt, der nicht durch biochemische Urtriebe und biografische, soziale und familiäre Prägung bestimmt wird? (Gibt es mehr in meinem Bewusstsein als das, was mir durch eine Gehirnwäsche eingebläut wurde und was der tierische Instinkt will?)

☒ **B**in ich bereit, im Dienst dieses höheren Selbst, dieses höheren Reiches zu leben? (Will ich mehr sein als ein Knäuel aus Gier, Bedürfnis und Angst?)

Erschaffe deine eigene Beschwörungsformel, deinen eigenen »Einstimmungscode« und benutze ihn täglich.

Beispiel: *»Ich weiß, dass ich nicht glücklich sein kann, wenn ich Instinkt und Wille hinterherlaufe. Ich widme mich dem Kanalisieren von Liebe, dem Dienst für die Schönheit.«*

12

Nimm eine weniger selbstsüchtige Sicht auf das Leben ein, sei nett zu allen, hilf anderen Menschen, wenn du kannst

Schritt 12: Nachdem wir durch diese Schritte ein spirituelles Erwachen erlebt hatten, versuchten wir, diese Botschaft an Süchtige weiterzugeben und unser tägliches Leben nach diesen Grundsätzen auszurichten.

Dieser Schritt ist allumfassend; er umfasst ein anders gelebtes Leben, mit anderen Zielen, ausgeführt aus einer anderen Perspektive. Wenn ich diesen Schritt durcharbeite, bin ich nicht mehr die Person, die mit Schritt 1 begonnen hat.

Die drei Teilsätze dieses Schrittes beziehen sich jeweils aufeinander. Der altruistische Aspekt des Schrittes – »die Botschaft weitergeben« – entfaltet sich in meiner persönlichen Erfahrung oft so: Eine Person streckt die Hand nach mir aus und bittet um Hilfe, ich denke: »Das mache ich nicht, was habe ich davon?«, dann erkenne ich, dass ich das Leben nicht mehr aus dieser Perspektive betrachte, und willige ein, zu helfen, wo es möglich ist. Nun finde ich mich zum Beispiel in einem Gefängnis wieder, wo ich über Drogensucht spreche, und ich denke und sage manchmal: »Der Mensch, der ich früher war, hätte das nicht getan, er war zu egoistisch. Ich hingegen tue es, also bin ich nicht mehr dieselbe Person.« Normalerweise erwähne ich nicht, dass »früher« vielleicht erst heute Morgen war.

Meiner Arbeit mit Schritt 12 liegt das Verständnis zugrunde, dass ich immer wieder in die Ichbezogenheit zurückfallen werde; wenn ich nicht an meiner mentalen und spirituellen Verfassung arbeite, werde ich automatisch egoistisch und gleichgültig gegenüber dem Leiden anderer. Ein Freund von mir sagt: »Das spirituelle Leben ist wie das Rudern eines Kanus weg von einem Wasserfall; wenn du aufhörst zu rudern, wirst du wieder zurückgezogen.«

Mein Zustand wird mich immer wieder zurücklocken, zurück zu Sex, Drogen und Egoismus.

Mit Schritt 10 können wir die wahrscheinlich zu den destruktiven Verhaltensweisen zurückführenden Denkgewohnheiten erkennen, noch bevor sie sich festsetzen.

Mit Schritt 11 halten wir einen Zustand der Gelassenheit und Verbundenheit aufrecht, sodass diese schädlichen Muster weniger verlockend sind.

In Schritt 12 verpflichten wir uns zu einer anderen Lebensweise und einem anderen Grund unseres Daseins. In diesem Schritt bekräftigen wir, dass es bei diesem Prozess darum geht, ein spirituelles Erwachen herbeizuführen, zu erkennen, dass wir in einem egozentrischen und ichbezogenen Gefängnis leben und dass unsere neue Motivation der Wunsch ist, anderen zu helfen.

Das erschreckt mich immer noch. Wenn ich mir einer Sache immer ziemlich sicher war, dann war es die Überzeugung, in diesem Leben drehe sich alles um mich. Um mich und meine Gefühle, meine Anliegen, meine Hoffnungen und Träume, Triumphe und Misserfolge. Im Guten wie im Schlechten, meistens im Schlechten, bin ich der Protagonist dieses Dramas, und bei Gott, ich werde es zu einer verdammt guten Show machen. Dieses unsolide geistige Fundament führt mich immer wieder zu wohlbekannten destruktiven Verhaltensweisen, denn inzwischen glaube ich, mein innerstes Wesen, der Ort in mir, der von den Jahrzehnten des Selbstmissbrauchs unbefleckt blieb, wusste immer, dass egozentrische Bestrebungen hohl sind und mich ablenken.

Dieses Wissen ist unsere wahre Heimat: Von hier aus spüren wir die Resonanz des Heldentums. Von hier aus können wir mitfühlen und lieben. Es ist dieses allgegenwärtige innere Refugium, zu dem wir uns zurücksehnen. Welche Ironie, dass alle meine süchtigen Verhaltensweisen so unheilig, so fleischlich erschienen. Hedonismus und Dekadenz, angetrieben von der Gewissheit, dass nur Vergnügen und Lust real seien und es keine Bedeutung darüber hinaus gebe. Als mildernde Umstände führe ich an, dass mir die Welt, lässt man einmal die kuriosen Fabeln und die obskure Religion außen vor, immer wieder einredete, das sei eben so und alles, was zählt, sei das, was du bekommen kannst, was du kontrollieren kannst, wen du besitzen kannst. Meine Erfahrung bestätigte diesen Mythos meiner Kultur jedoch nicht: Der Ruhm brachte keine Erfüllung, ebenso wenig der Sex und auch nicht das Geld, der Glamour oder die flüchtige Macht. Nichts davon konnte nach innen dringen, dorthin, wo ich wirklich wohnte; in mir blieb ich allein.

»Die Straße der Exzesse führt zum Palast der Weisheit«, sagte Blake, Morrison stimmte zu, und ich versuchte, mich daran zu halten. Aber die Weisheit lautet, dass es keinen »Palast« gibt und dass die Straße der Exzesse dich nirgendwohin geführt hat und es an der Zeit ist, nach Hause zurückzukehren.

Das »spirituelle Erwachen« ist das Bewusstsein, dass ich nicht nur für mich selbst leben kann; das Weitergeben der Botschaft besteht darin, anderen zu dienen, wenn sie es brauchen; das Praktizieren in all unseren Angelegenheiten ist die letzte knochenharte, in Stein gemeißelte »Kein Ausweg«-Klausel, dieses Kleingedruckte mit großer Wirkung.

Irgendwie wussten die Menschen, die diese Schritte verfasst haben, dass diejenigen, die nach ihnen kamen, ihre eigene Erlösung sabotieren würden, wir bei jeder Gelegenheit aus dem Rettungsboot zurück ins Meer des trügerischen Leidens springen würden. Nimm die Pfeife wieder in die Hand, geh zurück in dieselbe alte Beziehung, noch ein Drink, nächstes Jahr gebe ich den Job auf, morgen fange ich mit meiner Diät an, tick-tack, tick-tack, der Meißel ist gezückt. Wir brauchen den Schmerz, um uns zu erinnern, das Ego ist ein raffinierter Feind, das höhere Selbst gibt uns Seelenfrieden, und das Ego heimst die Lorbeeren dafür ein und schickt uns zurück in die Wüste.

Meine Erkenntnis lautet: »Um glücklich zu sein, muss ich einen Sinn und eine Aufgabe haben«, und das kann nichts von all den

Dingen sein, die ich bereits auf meiner langen Liste der Genüsse abgehakt habe. Sex, Essen, Prestige, Macht, Geld oder Vergnügen. Wir können versuchen, es vernunftmäßig zu erklären, warum nicht, auch wenn ich spüre, dass der »Grund« jenseits des Verstehens liegen könnte. Es gibt kein »Ich« – wenn ich vom »Ich« rede, worauf beziehe ich mich dann? Meine Erinnerungen und Triebe, meine Projektionen und Überzeugungen im Kopf? Mein Auto? Meine Zehennägel? Alles Staub und verbrauchte Energie, ein bevorstehendes Begräbnis und dann ein oder zwei Jahrzehnte Anekdoten in den gelegentlichen Gesprächen anderer todgeweihter Nachwuchsleichen. Mein Getrenntsein, mein »Ich-Sein« wird dann nicht viel Trost spenden, und ein Leben, das der Erfüllung der Triebe dieses seltsamen und vorübergehenden, von mir gelenkten Sammelsuriums gewidmet ist, ist nicht mehr als das Kämmen der Haare einer Leiche. In der Stille verebben manchmal die Gedanken und Sehnsüchte, und es gibt kein »Ich«, aber das Bewusstsein bleibt bestehen. Das stelle ich erst dann fest, wenn die Meditation aufhört und das »Ich« wieder übernimmt.

Könnte es sein, dass dieses Bewusstsein universell ist? Dass das Feld des Bewusstseins, das meinen Individualismus beherbergt, auch deinen beherbergt? Ist es das, was mit »Wir sind alle eins« gemeint ist? Ist das der Grund, warum ich, wenn ich freundlich zu anderen bin, Frieden und Leichtigkeit fühle, weil ich über die Grenze des Körperlichen hinaus in das Unbegrenzte gelangt bin, zurück ins Unendliche, zurück in meine Heimat? Die Vernetzung der biologischen Maschine, in der mein Bewusstsein wie in einem Schrein eingeschlossen ist, zu überwinden, ist keine leichte Aufgabe und aus eigener Kraft für mich eigentlich unmöglich, aber die Verbundenheit mit dir erinnert mich daran, dass das Ich nie real war; dass wir alle eins und ungeteilt sind, ein rollender und unbegrenzter Ozean des Seins, erwachend und vergessend, steigend und fallend mit den Gezeiten unseres Lebens, glücklich nur im Einssein.

Was ich früher als Glück empfand, war lediglich eine Ablenkung vom Schmerz. Vom Schmerz der Trennung, des Getrenntseins von dir. Alle Sehnsucht, alles Verlangen, aller Durst, der sich auf unwürdige Ersatzmittel und falsche Idole richtete, der von unwürdigen Zielen nicht gestillt wurde, zieht uns immer noch unwillkürlich wieder zueinander.

Gott weiß, ich will wirklich nicht, dass sich das wie die Tiraden eines Straßenpredigers liest, aber du weißt ja, das Spiel ist vorbei und dies sind die Tage des Wandels. Die alten Ideen haben versagt, der Tempel ist eingestürzt, und die Banken sind am Boden. All diese Strukturen aus Ziegeln und Staub sind jedoch eine Projektion von etwas Tieferem, und damit müssen wir jetzt kommunizieren, in der Gewissheit, dass wir nichts Reales aufgeben.

In diesem Moment gestehen Führungskräfte mit globaler Macht auf den jährlichen Retreats der größten Organisationen der Welt offen das Versagen des alten Weges ein. Sie weinen um ihre verwundeten Herzen, sie schreien danach, wieder nach Hause gebracht zu werden. In regennassen Provinzstädten erhellen strahlende, reizende Schüler die kleinstädtische Düsternis, während kleine Summen für eine kaum nennenswerte Unterkunft für die Mittellosen gesammelt werden. Beide Male geht es um dieselbe Wahrheit: Der Weg des Ichs führt nur zum Leiden, der Weg der Liebe ist die Erlösung.

Ich, mit meiner Neigung zur Grandiosität, werde immer für weitreichende Veränderungen und große Revolutionen sein, für wilde und wortreiche Absichtserklärungen, Märtyrertum und Wunder. Dies ist jedoch die Zeit für bescheidene Opfergaben, für Trotzhandlungen ohne viele Worte. Die Liebe ist der Trotz. Werde, was du sein sollst, grenzenlos, hacke dich durch die fehlerhaften Codes deines Schadprogramms. Wir trotzen ihnen durch unsere Freundlichkeit, wir trotzen ihnen, indem wir eine Hand in Liebe ausstrecken, wir trotzen ihnen, indem wir sie lieben, indem wir wissen, dass es kein »sie« oder »die da« gibt.

»Was ich früher als Glück empfand, war lediglich eine Ablenkung vom Schmerz. Vom Schmerz der Trennung, des Getrenntseins von dir.«

Nun, die Karten liegen auf dem Tisch, ich glaube, dass es ein höheres Bewusstsein in uns und außerhalb von uns gibt, mit dem wir kommunizieren können, wenn wir in Verbindung sind, und dieses Programm ist ein Weg, diese Verbindung zu schaffen. Das ist mein – Skeptiker würden sagen: abergläubischer – Glaube an das Übernatürliche, und ich nehme an, er ist ein bestimmender Aspekt vieler Religionen. Das ist das, was ich persönlich erlebt habe, und damit ist es die einzige Version des Programms, die ich berechtigterweise weitergeben kann; doch wie ich ja immer wieder betont habe, sind meine Grammatik und mein Verständnis davon persönlich und individuell geprägt, und bei dir sollte das ebenso sein.

Der Ausdruck »Eine höhere Macht, so wie du sie verstehst« soll Doktrinen und weitschweifige Diskussionen verhindern. Wir alle nehmen die Realität unterschiedlich wahr, wir alle bewohnen unser ganz individuelles Sinnessystem, wir alle verleihen den gleichen Worten eine einzigartige und besondere Bedeutung. Eine »höhere Macht« bedingt lediglich, dass diese Macht jenseits deines Ego liegt und nicht bösartig ist. Meine früheste Vorstellung, in meinen Anfangstagen voller Widerstand und Kampf, war einfach: Ich schaffte es, clean zu bleiben, indem ich regelmäßig 12-Schritte-Gruppen besuchte und das Prinzip akzeptierte, dass ich einen Tag nach dem anderen weder trinken noch Drogen nehmen konnte. Diese beiden Dinge zusammen waren meine einzige Auffassung von einer höheren Macht, und das reichte aus, um etwas bis dahin völlig Unmögliches zu erreichen: Ich hörte mit den Drogen und dem Trinken auf. Ich selbst vergesse immer wieder, und du wirst nie erfahren, was für ein Riesending das für mich war. Ich tat ja nichts außer trinken und Drogen einwerfen, es war das Einzige, was mich interessierte und das Mittel, mit dem ich mich um den Schmerz kümmerte, der mich definierte.

Der Übergang vom Drogenkonsum am 12. Dezember 2002 zum Verzicht auf Drogen am 13. Dezember 2002 stellt einen so bedeutenden Schritt dar, dass irgendeine Art von Macht dabei mitgewirkt haben muss. Die unheimliche Tatsache, dass ich seither einen Tag nach dem anderen weder getrunken noch Drogen genommen habe, kann man also sehr einfach als »Beweis für das

Wirken einer höheren Macht« einstufen, ganz bestimmt aber einer Macht, die vorher nicht da war oder genutzt wurde.

Es gab Zeiten, da wollte ich wieder zur Flasche und zu Drogen greifen. Wie du beim Lesen ja wohl gemerkt hast, kommen tagtäglich schwierige Gedanken und Gefühle hoch. Ich bin ständig mit meinem früheren Zustand in einem Handel begriffen.

Wenn ich mich im Lauf meiner Genesung ernsthaften Herausforderungen gegenübersah, war das Programm ganz besonders wirkmächtig – dann, so weiß ich, muss ich mich einlassen, darf nicht versuchen, meinen Weg aus dem persönlichen Schmerz heraus anhand der Karten zu finden, die ich selbst erstellt habe. Dann wende ich dieses Programm an. Wenn ich in Verbindung mit anderen Menschen gehe, die sich auch auf diesen Weg begeben haben, stehen mir Freundlichkeit, Empathie, Begleitung und Erfahrung offen. Ich nutze die Werkzeuge der Bestandsaufnahme, um die Merkmale und Wurzeln meiner Not besser zu verstehen. Ich bin in der Lage, Ängste durch Gebet und Meditation zu lindern, durch das beständige Wissen, dass mein Leben nicht nur aus meiner Auseinandersetzung mit äußeren Phänomenen besteht. Und ich stelle mich für andere zur Verfügung, und das ist vielleicht das Allerwichtigste.

Ich bin ein Mentor; wie ich schon erklärt habe, ist ein Mentor jemand, der dich durch die 12 Schritte führt und der ganz offensichtlich selbst die 12 Schritte durchlaufen hat. Ich meine, ich würde keinem Sherpa vertrauen, der am Fuße des Everest sagt: »Nun, ich war noch nie oben, aber ich habe das Gefühl, wir schaffen das.«

Ich habe selbst einen Mentor und eine Gruppe von vertrauenswürdigen Menschen, die mehr Zeit haben als ich; in Situationen, in denen ich ängstlich oder aufgeregt bin, kann ich sie konsultieren und vor allem auf sie hören. Ich schätze ihren Input mehr als meinen eigenen Instinkt. Wenn mein Instinkt mir sagt, ich solle meine Familie verlassen und ein Mönch im Himalaja werden (mit dem Sherpa aus dem vorstehenden Absatz), und sie sagen, das sei eine schlechte Idee, ich solle zu Hause bleiben, dann gebe ich meine eigene Idee zugunsten der ihren auf. Sehr einfach, aber von unschätzbarem Wert. Es macht keinen Sinn, einen Sherpa zu haben (warum bin ich so besessen von Sherpas? Ich habe nicht vor, bergsteigen zu gehen) und dann quer an ihm vorbeizustürmen, sobald er eine Route auf den Berg vorschlägt.

Zu wissen, dass es Leute gibt, die sich von mir durch dieses Programm führen lassen, hat mehrere Vorteile. Zum einen sind sie alle so selbstverliebt wie ich. Wenn sie also anrufen, um mit mir zu sprechen, werde ich aus meinem engen introspektiven Tunnel herausgerissen und in die geschäftige Metropole ihres Lebens gestoßen. Ich höre anderen Menschen zu, die über die Herausforderungen sprechen, denen sie gegenüberstehen, und vor allem über die verrückten Dinge, die sie tun oder, falls sie gute Mentees sind, in Erwägung ziehen (sie rufen an, bevor sie es tun), um mit dem Zustand fertigzuwerden, der uns gemein ist. Diesem Zustand der Verbindungslosigkeit. Der Rat, den ich ihnen anbiete, wird auch nicht einfach wie ein glotzender Lachs aus dem plätschernden Strom meines verrückten Verstandes geschnappt, oh nein; ich höre genau zu, was sie sagen, und konsultiere gedanklich dieses Programm für einen Weg aus dem Wahnsinn. Wenn du einen Rat von einem anderen Süchtigen bekommst, der nicht aus dem Programm stammt, hörst du einem Junkie zu.

Ich bin genauso verrückt wie sie, genauso verrückt wie du, oft sogar noch verrückter, seien wir ehrlich, aber ich benutze nicht meine eigene verrückte Bibel als Leitfaden, ich beziehe mich auf die hier dargelegten Prinzipien, wie ich sie verstehe. Dadurch wird meine Ichbezogenheit, die ja meinen Zustand im Kern ausmacht, gemildert, denn ich diene einem anderen Menschen, und das ist das dringend benötigte Gegenmittel für meine Art von Wahnsinn; und ich höre mich selbst etwas Vernünftiges sagen und denke wie ein echter Dummkopf: »Hey, das sollte ich auch tun!« Wenn ich mich selbst zu einem Mentee sagen höre: »Nun, wenn du dir Pornos ansiehst, wirst du dich nicht weniger einsam und nicht wertvoller fühlen«, ist es schwierig, das Telefon wegzulegen und meine Hose herunterzuziehen, ohne mich ein bisschen lächerlich zu fühlen. Schau dir die alten Griechen an (oh ja, bitte): Sie sprachen von »Körpersäften« und »Gottheiten« und »Furien«, von denen die Helden ihrer Mythen besessen und gelenkt würden.

Joseph Campbell sagt: Wenn wir wütend sind oder von Eifersucht oder Lust gepackt werden, haben uns diese übernatürlichen Energien im Griff.

Wenn ich meine Aufmerksamkeit von meinem eigenen Leben und meinen Problemen auf das Leben und die Probleme der Person am anderen Ende des Telefons lenke, muss ich – und das muss natürlich eine biochemische Komponente haben – meine Gedanken aus einem Schaltkreis der Psyche herausreißen und auf einen anderen zugreifen. Aufmerksamkeit und Absicht sind das Satellitennavigationssystem und der Treibstoff des Bewusstseins.

Jemanden richtig durch die Schritte zu führen, ist zeitaufwendig, wie du an diesem Buch sehen kannst. Besonders Schritt 5 ist eine Arbeit der Liebe. Da sitzt du, Stunde um Stunde, und hörst jemandem zu, wie er über sich selbst spricht, ohne eine andere Absicht als die, ihm zu helfen.

Nun, haltet euch fest, Leute, aber das ist nicht die Art und Weise, wie der alte Russ früher geredet hat; wenn ich jemandem beim Reden zuhörte, bedeutete das, wir würden bald Sex haben oder diese Person würde mir ein bisschen Geld geben. Wenn ich jetzt hier sitze und einer armen Sau zuhöre, die ihr Leben offenlegt, als wäre sie für eine zufällige Durchsuchung am Flughafen ausgewählt worden, bin ich mit meinem vernachlässigten Mitgefühl, meiner Empathie und meiner Freundlichkeit verbunden. Zu spüren, wie diese Kräfte in mir erwachen, bedeutet für mich eine Wiedergeburt.

Für Menschen da zu sein, die dich wirklich brauchen, da zu sein, »um die Botschaft dem Süchtigen weiterzugeben«, der noch leidet, bedeutet, eine neue Lebensaufgabe gefunden zu haben. Wenn ich mit anderen Süchtigen wie mir zusammen bin, die auf der anderen Seite dieses Programms stehen, am anderen, elenden Ende dieser Krankheit, dann fühle ich Dankbarkeit dafür, dass ich so viel Glück hatte. Ich schaffte es nicht, clean zu werden, mein Leben wurde immer schlimmer, und jetzt bin ich frei von aktiver Sucht, von einem Tag zum nächsten. Was für eine Erleichterung!

Die Literatur, auf die sich diese Bewegungen stützen, beschreibt es nicht als »Heilung«, sondern als »tägliche Gnadenfrist«; die

Krankheit ist immer noch da, du wirst spüren, wie sie sich durch dich hindurchbewegt, ängstlich, wütend und irritiert, und dir zuwinkt, um dich in dein früheres Verhalten zurückzulocken. Dem entkommst du nur, indem du kontinuierlich dieses Programm, in diesem Fall Schritt 12, abarbeitest, »um die Botschaft dem Süchtigen weiterzugeben«, der noch leidet.

Ich möchte behaupten, in meinem egozentrischen Leben, in dieser egozentrischen Welt ist dieses Edikt tatsächlich revolutionär. Wo sonst sind diese Werte verankert? Wo werden sie praktiziert? Nur an den Rändern unserer Gesellschaft. Wenn ich Menschen treffe, die in Obdachlosenunterkünften oder Flüchtlingslagern oder Krankenhäusern arbeiten, habe ich das Gefühl, Heilige zu treffen, und in gewisser Weise ist dem auch so, denn sie haben die Werte unserer Kultur hinter sich gelassen und sich einem anderen Weg verschrieben. Sicher gibt es auch unter den Beschäftigten im Gesundheitswesen egoistische Arschlöcher, ich habe allerdings noch keine kennengelernt. Ob wir nun über das Individuum oder die Gesellschaft als Ganzes sprechen – diese Werte müssen vom Rand in den Mittelpunkt gerückt werden.

»Spirituelles Erwachen« bedeutet, zu erkennen, dass du und deine Gedanken in Wirklichkeit nicht das Zentrum des Universums sind, sie sind nicht einmal wahr, und wenn sie dich nicht glücklich machen, ist es an der Zeit, sie loszulassen, um Platz für »neue Gedanken« zu machen.

»Wir versuchten, diese Botschaft an Süchtige weiterzugeben«, die noch leiden – wir sind jetzt freundlich zu den Menschen und versuchen ihnen zu helfen, anstatt sie als schwerfällige Automaten für den Fleischverkauf zu betrachten, die vielleicht ein Päckchen Vergnügen ausspucken, wenn wir die richtige Münze in den Schlitz stecken. »Und unser tägliches Leben nach diesen Grundsätzen auszurichten« – unsere Familienbeziehungen, Ehen, unsere Jobs, unsere Autos. Wir versuchen nun rücksichtsvoll, mitfühlend und freundlich zu sein.

Sehr einfach zu schreiben, nicht so einfach, danach zu leben. Unmöglich, perfekt danach zu leben, aber wir haben zumindest etwas, das wir jetzt anstreben und für den Rest unseres Lebens versuchen können. Dazu musst du nicht nach Jerusalem reisen, praktiziere es besser dort, wo du jetzt bist. Innerlich. Oder vielleicht in Slough.

Das Obdachlosenzentrum in Slough hat eine breit gefächerte Klientel. Dort herrscht ein überraschendes Gefühl von Gemeinschaft. Mehr als Gemeinschaft. Eine Familie. In Slough leben sie Wange an Wange, streiten, lächeln und schimpfen. Junge Obdachlose sind heutzutage süchtig nach »Spice«, einer sich ständig verändernden und amorphisierenden Packung knisternden Schmerzes. Dem Gesetz einen Schritt voraus wie der Joker, ist dieses leicht erhältliche, legale High so billig wie Chips und genauso schlecht für dich. Die jungen Männer sind spindeldürr und hocken auf einem wippenden Fundament entspannter Gewalt. Zarte Jungs. Mädchen mit lustigen, bonbonfarbenen Haaren, mutmaßliche Sexhändlerinnen, bei denen alle Adern hervorstehen, auch die im Gesicht. Polnische Kerle, kampfbereit und hart unter einer dünnen Lackschicht. Schwer, sie zu erreichen, schwer sogar, sie sympathisch zu finden; ihre Härte und mein Vorurteil prallen aufeinander und lassen mich folgern, dass sie dazu gebaut sind, dem Leiden standzuhalten. Überlebende, entwurzelt und fehl am Platz, unangepasst. Die Läden in der Umgebung spiegeln die Bedürfnisse ihrer Kundschaft wider, so wie es wohl alle Läden tun. Polnisches Lagerbier mit schroffen Namen, die mit Konsonanten gespickt sind, steht in den Regalen der von Sikhs geführten Läden.

Ich und ein paar Freunde aus meiner »Nichttrinker«-Bande gingen an einem Samstag runter, um uns nützlich zu machen. In der Küche macht eine Hindu-Gruppe ihr Ding, das gleiche Ding, nämlich zu helfen, und wir vermeiden sorgfältig einen Moment wie mit der Volksfront von Judäa [aus dem Film *»Das Leben des Brian (Monty Python)«*], indem wir nicht darauf bestehen, dass sie sich verpissen und an einem anderen Tag helfen sollen. Stattdessen konzentrieren wir uns auf Gemeinschaft und Musik, ein Kumpel von mir, Kane, bringt ein paar wohlmeinende Musiker mit, und sie spielen laut in der Ecke der schäbigen städtischen, mit rissigen Linoleumfliesen und kratzenden Schulstühlen ausgestatteten Kantine. Die Hindus tun, was Hindus eben so tun, und servieren den unsympathischen und intensiven Polen, den ätzenden, kandierten Mädchen und den mit einem Waschbrettbauch bestückten Jungs mit dreckigen Fingernägeln Aluminiumschüsseln mit Salat und Curry. Vicky, meine Freundin und Kontaktperson, lockte mich an mit ihrer weich-harten Art, die diese Frauen an sich haben, diese Frauen, die die Straßen und die Niederlagen und die Männer kennengelernt haben und immer noch graue Jogginghosen tragen und das gemächliche Selbstvertrauen von Knastbrüdern auf breiten Gefängnisfluren haben.

Gruffy, von dem man hört, bevor man ihn trifft, ist ein Obdachloser mit hohem Status, unter anderem wegen seiner Langlebigkeit, aber er ist nicht nur wegen seines Alters legendär. Seine Stärke und Konstitution treffen einen genauso hart wie sein Geruch. Es ist ein allgemein vorherrschender Geruch und dennoch einzigartig. Er spritzt Heroin und trinkt »Tennent's Super«-Bier oder was auch immer das polnische Äquivalent von Tennent's Super ist. Obwohl er so britisch ist, wie es nur ausgediente Soldaten sind. Der Patriotismus von Leuten, die für ihr Land gestorben wären und jetzt dafür draußen schlafen. Du bekommst nur das, was sie dir zu geben bereit sind, so ist das mit den Obdachlosen. Gruffy agiert undurchdringlich. Warm brummende Umgangssprache, die, nun ja, ruppig daherkommt. »Okay, Chef«, sagt er; der Würgegriff der Umgangssprache hält einen auf Armeslänge. Er ist auch charismatisch, und die Bonbon-Mädels und die Waschbrett-Männer schwirren herum und steuern Zeilen aus seiner Legende bei.

»Er ist auf Bewährung draußen. Er darf sich im Umkreis von zehn Meilen um Slough nicht hinsetzen. Er hat Bewährung. Wenn sie ihn mit Alkohol erwischen, können sie ihn einlochen, ohne Gerichtsverfahren oder so. Er hat Bewährung.«

»Was heißt das, Bewährung?«

»Bewährung heißt, sie können dich schnappen und ohne Prozess wegen Verstoßes gegen die Auflagen verknacken.«

Gruffy reagiert nicht auf das Erzählen seiner Geschichte, die Neuheit hat sich abgenutzt. Er ist schon lange, lange Zeit obdachlos, zu lange, um das noch in Jahren und Zahlen auszudrücken, obdachlos seit Baumzeiten, gepflanzt direkt nach der Entlassung aus der Armee.

Verzweifelte Menschen reduzieren einen natürlich auf einen Gebrauchsgegenstand. Das tun wir alle auf unsere meist subtilere Art. Was kannst du für mich tun? Für einen Süchtigen mit dem letzten Schliff wie Gruffy ist die Transaktion glasklar: »Gib mir einen Zehner.«

Ich bin dankbar, dass ich zu Diensten sein kann, deshalb bin ich ja da. Als das Ziel erreicht ist und wir beide noch dasitzen, passiert etwas. Ich esse nur den Salat, und Gruffy tut, was auch immer er tut, anstatt zu essen, wahrscheinlich trinkt er oder schiebt ein zu fest eingewickeltes, schweißgetränktes Baguette in einen zu dicken Rucksack. Aber keiner von uns geht irgendwohin. Und ich bin wie berauscht, high von Christus, dem Christus, den man dort findet, wo gelitten wird, die Verbindung, die wir herstellen können, wenn plötzlich das Universum nackt und bloß ist, weil wir dort auf der Bühne des Leidens mit absoluter Sicherheit wissen, dass Zeit und Raum ewig bestehen und genauso sicher wissen, dass der Körper stirbt. Immer noch sitzend, halten wir uns an den Händen. Seine Augen füllen sich mit Tränen, Tränen für uns beide, Tränen für uns alle. Diese Tränen sind destillierter Schmerz.

Wir haben uns in einen Raucherbereich im Freien zurückgezogen, der aus Spalierhölzern besteht, wie man sie in einem Gartencenter findet, und der, soweit wir wissen, von Sozialhilfeempfängern unter Aufsicht im Rahmen eines Programms errichtet wurde. Diese unschöne Oase, bestehend aus einem beengten Büro, einer bescheidenen, mit Kotelettfett beschmierten Küche, einem Wohnzimmer, das zum Warteraum wurde – Obdachlosigkeit ist ständiges Warten –, einem Duschraum und ein paar Klos.

»Gruffy, von dem man hört, bevor man ihn trifft, ist ein Obdachloser mit hohem Status, unter anderem wegen seiner Langlebigkeit, aber er ist nicht nur wegen seines Alters legendär. Seine Stärke und Konstitution treffen einen genauso hart wie sein Geruch. Es ist ein allgemein vorherrschender Geruch und dennoch einzigartig.«

Oben ein paar »Konferenzräume«, keine Ahnung, wer dort konferiert, und ein Lager mit gespendeter Kleidung. Eine Menge Jeans und nicht genug Socken und Hosen. »Unterwäsche wird am dringendsten benötigt«, sagt Vicky und öffnet die Tür zu einer besonders beschissenen Aladin-Höhle voller Schätze aus dritter Hand. Unterhosen zu spenden, ist für die Leute komisch. Warum nur?, frage ich mich. Die Intimität des Kleidungsstücks, eine Hintern und Sack umklammernde Erinnerung an unsere Gemeinsamkeiten, das lächerliche Grauen ihrer Notlage, dem wir nur »durch die Gnade Gottes« entkommen sind.

Draußen unter dem Raucherspalier, wo ein mit Hausverbot belegter Bursche Orang-Utan spielt und wie eine Ranke daran hochklettert, versammeln wir uns. »Er kann bleiben, wenn er sich benimmt«, sagt Vicky, und er grinst sein Lemony-Grinsen in sein schmutziges Oberteil. Seine Freundin erzählt mir, wie verrückt und liebenswürdig er ist, während er sich entlangwindet und sich noch mehr Leute versammeln, die sich Selbstgedrehte und billige Zigaretten anstecken. Keine Marlboro Lights, das kann ich dir sagen. Automatisch und zwangsläufig richtet sich die Aufmerksamkeit auf Gruffys Geschichte. Sein Dienst auf den Falklandinseln, seine unfassbare Zeit als Obdachloser in Slough, seine Gefängnisstrafen, seine ungerechten Bewährungsauflagen, die eine weitere Inhaftierung unausweichlich machen. Eine Wahl zwischen Gehen oder Stehen auf einem Rollband am Flughafen.

»Zeig ihm deine Beine, Gruff«, sagt Lemony, der sich kurz niederlässt, bevor er sich wieder in die Vertikale begibt, und Gruff willigt ein. Man weiß, dass man sich auf wahren Horror einlässt, wenn der am meisten beleidigte Sinn nicht das Sehen, sondern der Geruch ist. Als Gruffy die nikotinfarbenen Bandagen abnimmt, die in ungleichmäßigen Bäuschen und Klumpen um seine Schienbeine gewickelt sind, steigt der Gestank in Schwaden auf wie Schnaps, und die Menge taumelt vor Erstaunen wie Amerikaner, die in den Genuss von David Blaines Zauberkunststücken kommen. Als das zum Vorschein kommt, was einmal Haut war, muss der Verband wie eine unerwünschte Zutat herausgepickt werden, und es enthüllt sich uns schließlich eine wirbelnde und schreckliche Crème brûlée aus Geschwüren und Kratern, von denen jeder mit feuchtem und mildem Eiter überläuft. Ich versuche, nur durch den Mund zu atmen, um den Gestank nicht riechen zu müssen, bin mir aber bewusst, dass ich alle Moleküle, die ich gerochen hätte, von diesem schaurigen Büfett aus totem Fleisch durch den Mund aufnehme. »Die Sucht ist tödlich«, denke ich, »sie frisst seinen Körper auf, noch bevor er ihn verlassen hat.«

Immer noch vage euphorisiert von der Elektrizität des Altruismus, die um mich herumschwirrt, versuche ich, auf die heiligen Signale eingestimmt zu bleiben, von denen ich glaube, dass sie vorhanden sind, wenn ich nicht auf den Nabelschau-Sender eingestellt bin, und beschließe, dass es meine Pflicht ist, Gruffys Wunden zu säubern. Eigentlich war es, glaube ich, die Idee von meinem Kumpel Nik, das zu machen, ja, ich bin mir ziemlich sicher, dass es seine Idee war, aber ich möchte nicht kleinreden, wie heilig ich mich gefühlt habe und wie sehr ich mich in dieses grässliche Leiden hineinversetzt habe, also sagen wir einfach, es war meine Idee.

Ich, Nik und Lemony gehen heldenhaft in die Läden, um Vorräte zu kaufen, die Dinge, die man kaufen würde, um schlimme Beingeschwüre zu reinigen, wenn man nur wenig über die Reinigung schlimmer Beingeschwüre weiß. Frische Verbände, Gaze, eine Art weißen Spiritus, Plastikhandschuhe – wir drei marschieren wie Rächer durch die Gänge in der Boots-Apotheke in Slough.

Wir gehen in einen von Sikhs geführten polnischen Schnapsladen, um Gruffy und den anderen ein paar Dosen zu kaufen. Ich war noch nie jemand, der Enthaltsamkeit predigt, wenn Alkohol und Drogen ganz offensichtlich nottun. Es steht mir nicht zu, darüber zu urteilen, was jemand, der auf der Straße schläft, tut, um mit seinem unverzeihlichen Leid fertigzuwerden.

Ich denke, selbst in dieser zweifelhaften Form spenden Mitgefühl und Verständnis *mehr* Trost und Hoffnung und regen sogar eher zu Veränderungen an als ohnmächtige Frömmigkeit und unreflektierte Urteile. Oder wie Bill Hicks sagt: »Verdammt richtig, das Geld ist für Drogen. Drogen sind ziemlich wichtig für einen Drogensüchtigen.«

Bei der Abfahrt rufe ich Lemony zu, er solle sich beeilen, und er bietet mir an, mich auf der Stelle zu verprügeln: »Es ist mir egal, dass du Russell Brand bist«, sagt er, »ich werde dich verdammt noch mal verdreschen.« Ich sage nichts, aber insgeheim denke ich, dass ich ihn wegen dem ganzen Spice und meiner kürzlichen Jiu-Jitsu-Kurse wahrscheinlich erledigen könnte, obwohl es – im Rückblick – verdammt unangenehm gewesen wäre und dieses Kreuzritter-Element unser Tagewerk dort untergraben hätte. Menschen, die nichts zu verlieren haben, sind meiner Erfahrung nach zudem formidable Gegner, selbst wenn sie ziemlich dünn sind. Damit will ich sagen: Dass wir uns nicht geprügelt haben, ist wahrscheinlich die beste Lösung gewesen.

Diese Süchtigen in Slough führen ein stromlinienförmiges, reduziertes Leben. Verfeinert zu einer Nadelspitze des Schmerzes. Nachdem Lemony und ich unseren Konflikt angesprochen haben, der darauf hinausläuft, dass ich mich dafür entschuldige, ihn über den SHOC-Vorplatz (SHOC, Tageszentrum für Obdachlose) angebrüllt zu haben, während er Klimmzüge in der Tür des Büros macht, gehen wir zurück, eine torkelnde Kavallerie. Dieser junge Mann, der echt anstrengend ist und ein Arschloch sein kann, der auf der Straße schläft und gerne auf eine Schlägerei aus ist, fokussiert sich begeistert auf diese Erste-Hilfe-Mission; sein einziges Motiv ist es, Gruffy zu helfen – ein klares, altruistisches Ziel.

In diesem Moment, als wir von Boots zurückeilen, arbeiten wir alle drei ein Programm ab. Drei Süchtige an unterschiedlichen Punkten auf unserer Reise; durch ein einfaches Ziel haben wir in diesem Moment die Unterschiede zwischen uns hinter uns gelassen. Wir ziehen Gruff von den Kippen auf dem Vorplatz weg und holen uns eine der Aluminium-Salatschalen. Wir begeben uns in einen Konferenzraum im Obergeschoss, ich, Nik, Lemony und Vicky. Gruff lässt sich auf einen Plastikstuhl fallen, und wir schließen die Tür hinter uns. Als wir seine Jeans über das Knie hochziehen und beginnen, die Verbände zu lösen, wird der Geruch noch schlimmer, als wäre der vorherige Geruch Sonnenlicht gewesen und dieser Geruch sei die eigentliche Sonne, eine sengende Quelle von erbarmungslosem Gestank. Ich frage mich, wie es aussehen würde, wenn man das sehen könnte. Riesig.

Vicky ist ein Profi und war selbst obdachlos, Nik musste auch schon im Freien schlafen, Lemony ist nach wie vor ein Außenseiter, also bin ich sozusagen der Kleine Lord in dieser Rettungsaktion und muss mich in den Vordergrund stellen, um nicht wie ein Trottel auszusehen. Kaum haben wir ein Bein aufgewickelt, findet Nik (schon wieder!), dass dieser Job zu viel für uns ist und wir einen Arzt brauchen. Mit Blick auf das Schienbein, das wie ein blubbernder Alien-Sumpf aussieht, ist es schwierig, dagegen zu argumentieren. Gruffy ist natürlich betrunken. Nicht betrunken, wie wenn ein Nichtalkoholiker betrunken ist, was etwas von einem verrückten Conga-Rhythmus an sich hat, nein, pflichtschuldig betrunken, gleichgültig betrunken, betrunken im Sinne einer Waschung, wie gekämmtes Haar, aber trotzdem steckt er hinter einer Mauer aus Alkohol, einst die Mauer aus angeknackstem Stolz, die resignierte Menschen um sich haben. Als ob er weit weg wäre, in einem Brunnen.

Er ist auch nicht sonderlich erpicht darauf, einen Arzt aufzusuchen, vermutlich wegen seines totalen Misstrauens gegenüber Institutionen – und wer kann es ihm verdenken? Wenn ich meine Zwanziger damit verbracht hätte, für Thatcher in der Schlacht von Goose Green auf den Falkland-Inseln Kugeln auszuweichen, dann zurück nach Blighty gekommen und obdachlos in Slough gelandet wäre, würde mein Vertrauen in die Obrigkeit vielleicht auch schwinden. Mehr noch zählt aber, wie ich spüre, der Gedanke, dass der Versuch, dieses Problem zu lösen, sinnlos ist. Es gibt so viele ranzige Schichten, die es zu entwirren und zu durchstöbern gilt, so viel ansteigenden Schmerz, dass Gruffy wahrscheinlich denkt, es wäre einfacher, so weiterzumachen und im Grab zu landen, als sich der Veränderung zu stellen.

Während wir den widerwilligen Gruffy zusammen mit Nik und Bear in meinen schicken Mini verfrachten, ach ja, ich habe meinen zockelnden deutschen Schäferhund dabei, beobachte ich, wie mein Geist auf ungewohnte Reize reagiert. Wie wir wissen, ist der Kern des süchtigen Zustandes die Ichbezogenheit. Ich verstehe diese Diagnose. Ich blase natürliches Eigeninteresse und Selbsterhaltung nahtlos zu einer (für mich) unmerklichen, aber allumfassenden Herrschaft der Selbstbesessenheit auf. Alles, woran ich denke, ist das, was ich will. Ich fange an, die Welt als Dinge zu sehen, die entweder nützlich oder nicht nützlich für mich sind, und reagiere entsprechend darauf.

Während ich das mache, fühlt es sich nicht so egoistisch an, wie es klingt. Als ich zum Beispiel mein Leben durch das ständige Prisma der Sexsucht lebte, die in meinem Fall die Form von heterosexueller Promiskuität annahm, war ich mir nicht bewusst und hätte, wenn ich damit konfrontiert worden wäre, auch abgestritten, dass ich mir keine wirklichen Gedanken über die Auswirkungen meines Verhaltens auf die Frauen, mit denen ich schlief, gemacht habe. Das bedeutet nicht, dass mein Verhalten nicht freundlich oder liebevoll war, und es überschritt, von außen betrachtet, auch nie irgendwelche moralischen Grenzen von Bedeutung, aber in Wirklichkeit konsumierte ich die Erfahrung als Ablenkung und Beruhigungsmittel mit zwanghafter Besessenheit, und dieses Verhalten konnte ich nicht transzendieren oder wie ein Zeuge wahrnehmen, weil es mein Bewusstsein mit Beschlag belegt hatte.

Erst mit der Zeit waren meine Schuldgefühle und die Leere, gepaart mit einer wachsenden Sensibilität für den emotionalen Schaden, der den Menschen zugefügt wurde, mit denen ich Sex hatte, stark genug, um meine bisherige Perspektive infrage zu stellen – eine Perspektive, die von unserer Kultur abgesegnet wird. In einem mechanischen Modell, einem materialistischen Modell, hat »ein Mann, der einvernehmlichen Sex mit einer erwachsenen Person« hat, nur wenige praktische negative Konsequenzen zu fürchten. Ein paar gibt es schon: Krankheiten oder die Auseinandersetzungen, die durch Untreue ausgelöst werden. Erst wenn man eine höhere Perspektive entwickelt, wird das Verhalten nicht nur hinterfragt, sondern völlig enträtselt. Wenn man ein mechanistisches Weltbild hat –»Der Mensch ist eine Art biologischer Roboter und sein Gehirn eine Art Computer« –, ist die Einführung einer Moral, die sich bestenfalls als eine Art sozialer Klebstoff im Stil der *»Sesamstraße«* nach dem Motto »Lasst uns kooperieren« entwickelt hat, ein stumpfes Werkzeug im endlosen Angesicht des unendlichen Raums. Selbst atheistisch betrachtet scheint der humanistische Standard, auf den man sich beruft, wenn man über Begriffe wie »richtig« und »falsch« disputiert, verworren zu sein. In einem dualistischen humanistischen Modell ist das Richtige oder Gute nicht mehr wert als das Falsche oder Schlechte.

Ich beschäftige mich nur noch maßvoll mit materiellen und sinnlichen Dingen und habe dadurch persönlich eine andere Art von Bewusstsein kennengelernt, die dem, was Shakespeare, Augustinus, Mohammed, Siddhartha, Martin Luther King, Gandhi, Rumi, Jesus und ein paar Tausend andere Schwachköpfe und Konformisten als »Gott« bezeichnen, ziemlich nahe zu kommen scheint. Habt Nachsicht mit mir. Dies sind säkulare Zeiten. Ich war gerade mit meiner Freundin bei einem Priester, um zu besprechen, dass wir in seiner Kirche heiraten, und Gott wurde nicht erwähnt, als ob es peinlich sein könnte, und ich fühle beim Schreiben die gleiche Anspannung. Es ist nicht so, als ob bei den Atheisten immer die beste Musik spielt, obwohl einige Menschen, die ich wirklich bewundere, gläubige Atheisten sind, aber es ist die Zeit, in der wir leben, die mechanische Kuppel, die uns vor dem Ewigen beschirmt, die mich konsterniert.

Die mangelnde Bereitschaft, unsere Herzen für das Geheimnis zu öffnen. Sogar ein Satz wie »Öffne unsere Herzen für das Mysterium« jagt mir mit seiner Aufrichtigkeit ein etwas mulmiges Gefühl ein, aber nichts hat mir ein stärkeres Gefühl für das »große Unwissbare« gegeben, als Wissenschaftlern zuzuhören – spirituellen wie auch nicht spirituellen –, die eingestehen, dass der Versuch, das Sein durch materielle Analyse zu verstehen, seine Grenzen hat.

Ich (wie auch die Heiligen, Weisen und Propheten auf meiner vorigen Liste von Schwergewichten, die ich dieses Mal aus Scheu nicht wiederholen möchte, da es den Anschein erweckt, ich würde versuchen, mich in die Liste der Großen einzureihen – was ich auch tue) fühle, dass hier eine andere Macht am Werk ist. Ich fühle auch, dass ich auf meiner Reise in die Freiheit von der aktiven Sucht, die ich im Grunde aus egoistischen Gründen unternommen habe, ungewollt mit dieser Macht verbunden wurde. Ich glaube auch, dass jeder es schaffen kann.

Das macht den Kern dieses Buches aus: Sucht, egal wie schwer oder leicht sie sein mag, ist ein aufrichtiger Versuch, ein echtes Problem anzugehen, den Mangel an Erfüllung, den die materielle Welt nicht befriedigen kann. Deshalb ist die Lösung für dieses Problem eine spirituelle Verbindung.

Das ist nicht meine Idee; womöglich ist es die Idee von Carl Gustav Jung oder Bill Wilson, dem Mitbegründer der Anonymen Alkoholiker. Tatsache ist, dass es keine Rolle spielt, ob du bis zu dem Punkt spielst, an dem es dir schadet, ob du zu viel trinkst, ob du dich in deinem Leben verlierst und sogar Angst davor hast, dir selbst einzugestehen, wie unglücklich du bist, wie viel Angst du vor der Zukunft hast, vor dem Tod, vor anderen Menschen, vor der Armut, davor, nicht gut genug, sexy genug, dünn genug, hart genug, berühmt genug zu sein; wenn du das Gefühl hast, du seist nicht genug und »alles wäre in Ordnung, wenn du nur X, Y, Z ...«, dann stehst du meines Erachtens an einem Punkt auf der Suchtskala, und zwar entsprechend dieser Definition: *»Sucht ist der Versuch, ein inneres Problem mit äußeren Mitteln zu lösen, trotz negativer Konsequenzen.«*

Ich weiß, wovon ich rede, denn wie ein fast unfassbarer Idiot habe ich diesen Trieb, diesen Wunsch, dieses Bedürfnis so viele Male ausgelebt – ich habe versucht, dieses Gefühl der Leere, der Unzufriedenheit, der Wertlosigkeit zu verschiedenen Zeiten in meinem dummen kleinen Leben mit Schokolade zu befriedigen, mit Heroin, Angeberei, Masturbation, Berühmtwerden, Geld, Crack, aufregenden Beziehungen, In-die-Politik-Gehen, Selbstverletzung, Kotzen, Wut; und ehrlich gesagt – Frankly, Mr. Shankly –, es war ein Karussell absoluten Schwachsinns.

Wie in diesen verdammten Analogien, die dich schon mit der ersten Zeile nerven, steckte dieses Wissen von Anfang an in mir drin. Aber hier ist trotzdem eine nervige Analogie, die mir mein hoch entwickelter spiritueller Freund und Rivale in der Selbsthilfeliteratur, Radhanath Swami, erzählt hat, und bei Gott, ich paraphrasiere:

»Es gibt diese Art von Ziege, eine Moschusziege, die ihren Namen dadurch verdient hat, dass sie nach purer, unverfälschter Pracht stinkt. Diese Ziege wird von der Parfümindustrie (den Bastarden) hoch geschätzt, da ein paar Spritzer dieses Moschus, den sie in ihren Drüsen hat, einmal extrahiert, den verdammten Deckel von einer schäbigen Flasche Paco Rabanne oder was auch immer wegsprengen. Die Moschusziege (oder das Reh, ich kann mich nicht mehr daran erinnern) verbringt ihr ganzes Leben damit, auf tückischen Bergpfaden herumzukraxeln und sich in Disteln zu verfangen (und möglicherweise von Calvin Klein mit der Armbrust ins Bein geschossen zu werden), während sie entschlossen und liebeskrank nach der Quelle dieses betörenden Duftes sucht, obwohl sie sich in Wirklichkeit nur die Schnauze in den eigenen Hintern stecken muss. Oder wo auch immer die Moschusdrüse ist. Es ist nämlich so: Die Quelle dieser lang gesuchten Zufriedenheit liegt im Inneren.«

Offensichtlich geht es um mehr als das, sonst wäre dies ein sehr kurzes und nicht lohnenswertes Buch. Letztendlich ist die Zufriedenheit, die Aufregung, die Ablenkung, die du (wie eine Ziege, die sich besser selbst gefilzt hätte) an irgendetwas festgemacht hast – von Drogen über Jobs bis hin zum perfekten Freund –, erreichbar, wenn du dich auf einen anderen Aspekt deines eigenen Bewusstseins einstellst. Ich weiß nicht, ob ich jemals wieder Drogen nehmen oder trinken werde oder promiskuitiv sein oder egoistisch nach Geld und Ansehen streben werde, aber ich weiß, dass ich ein vollständigerer und nützlicherer Mensch bin, wenn ich mein Leben lebe, einen Tag nach dem anderen, und einem einfachen Programm folge.

Ein Teil dieses Programms, ein integraler Teil, ein Teil, gegen den sich mein Bauchgefühl sträubt, wenn ich schräg drauf und aus dem Gleichgewicht bin, besteht darin, anderen Menschen von Nutzen zu sein. In diesem Fall bin ich als »Fahrer« von Nutzen, und Gruffy ist der »andere« Mensch. Nik sitzt auf dem Rücksitz, und ich fahre uns vorsichtig zur Notaufnahme in Wexham und rate dabei, auf welche Musik Gruffy stehen könnte. Wenn ich mich recht erinnere, wurde dieses Fiasko letztendlich zur Musik von »True« von Spandau Ballet unternommen. Es ist ein heißer Tag, und Gruffys Beine kochen schon ganz schön, aber wenigstens kocht er kein Heroin, während wir über die Landstraßen zu einer unterfinanzierten Unfallstation tuckern, auf die er anscheinend keine Lust hat – so viel ist klar.

Trotz oder gerade wegen dieser zunehmenden Unannehmlichkeiten bin ich zu einhundert Prozent im Moment und denke überhaupt nicht an mich. Ich bin engagiert bei dieser kleinen Mission dabei, die darin besteht, einen rüpelhaften Veteranen ins Krankenhaus zu bringen. Es ist, als ob die Verlegung in ein Auto für Gruffys alkoholisiertes Gehirn in eine Art Comic übertragen wurde, und er scheint tatsächlich verdammt gut drauf zu sein, während er in den Refrain von Tony Hadley einstimmt. »This is the sound of my soul.« Das hoffe ich verdammt noch mal, Gruffy.

In den Puppenhäuten voller Privilegien meiner letzten zehn Jahre habe ich selten Krankenhäuser des National Health Service besucht; deshalb bin ich nicht so gut dafür gerüstet, mit den Parkplätzen, Schranken, Regeln und dem »Parken verboten«- sowie »Nur für Krankenwagen«-Gedöns umzugehen, aber ich tue mein Bestes, denn ich weiß, dass wir Gruff in eine Einrichtung bringen müssen, wenn das Spandau Ballet fertig ist, und da beginnt das wahre Ballett.

Nik und ich erledigen nach der obligatorischen Wartezeit die ersten administrativen Aufgaben, und dabei bin ich dankbar für die Dinge in meinem Leben, die zwischen mir und Gruffy stehen: Eltern, die mich lieben, eine Freundin, die mich liebt, Nüchternheit, ein guter Job, ein Zuhause, Gesundheit, saubere Kleidung, Zähne, Schuhe, Haustiere – es ist eine lange Liste, und doch gibt es eine Verbindung. Wenn ich innehalte und ihm in die Augen schaue, wird klar, dass wir uns im Wesentlichen nur geringfügig unterscheiden. Womöglich läuft es darauf hinaus, dass ich Glück habe. Selbstüberschätzung, die nicht auf den Prüfstand gestellt wird, wird leicht nachgegeben.

> »Ich weiß nicht, ob ich jemals wieder Drogen nehmen oder trinken werde oder promiskuitiv sein oder egoistisch nach Geld und Ansehen streben werde, aber ich weiß, dass ich ein vollständigerer und nützlicherer Mensch bin, wenn ich mein Leben lebe, einen Tag nach dem anderen, und einem einfachen Programm folge.«

Ich komme ganz schnell auf den Gedanken, es habe mit meinen Leistungen zu tun, und manchmal denke ich es immer noch: »Habe ich es nicht gut gemacht, gegen alle Widrigkeiten clean zu werden, meine bescheidene Herkunft hinter mir zu lassen, ein berühmter Entertainer zu werden …?!« Dann halte ich inne, um mich daran zu erinnern, wie all das im Einzelnen eigentlich zustande gekommen ist. Wie die Geschichte der Realität, die in meinem Kopf herumschwirrt, meine eigene Realität, tatsächlich ein Konstrukt ist, nicht fiktiv oder betrügerisch auf eine rachsüchtige Art und Weise, es ist eher so, dass ich eine Version der Realität heraufbeschworen habe, die mir in den Kram passt.

Im Plastiksessel der Notaufnahme im Krankenhaus von Wexham ist Gruffy mal bewusstlos und dann wieder bei Bewusstsein – bzw. das, was in seiner Ödnis aus Sucht, Verfall und Schmerz als Bewusstsein durchgeht. Er führt diesen Prozess autonom durch, da er seinen Willen Nik und mir überlassen hat; wir liefern in diesem Fall die nötige Motivation, um die an der Haut zutage tretenden Symptome eines Problems zu bekämpfen, das tief aus der Magma hochsteigt. Hin und wieder rührt er sich und droht zu gehen, und Nik und ich wetteifern darum, wer von uns ihm am eifrigsten zureden kann, sich verbinden zu lassen. Es ist irgendwie elterlich, nehme ich an, und hoffentlich liebevoll. Jede Interaktion mit dem Personal ist eine an den Haaren herbeigezogene Angelegenheit, bei der Nik und ich Gruffy, der wie mit Sprengstoff geladen ist, vorsichtig wie ein Tablett mit schlecht gestapeltem Geschirr tragen. Der erste Kerl nimmt nur ein paar persönliche Daten auf, und Gruff versprüht immer noch ab und zu ein paar Bonmots.

Es ist lustig, die Welt durch seine Augen zu sehen. Er ist ein seltsames Konglomerat aus Leben und Tod. In der Schwere seiner Notlage ist unser aller Leben destilliert. Der Tod kommt, das Leben ist hart, was sollen wir tun? Die am meisten irritierende Interaktion steht an, als wir über einen etwas belehrenden, aber notwendigen und hilfreichen farbcodierten Weg in die lila Zone geführt werden, wo Gruffy Blut abgenommen wird. Die rumänische Krankenschwester (glaube ich zumindest – könnte diese Annahme nur daran liegen, dass sie Blut abnimmt?) ist ein bisschen zu unerfahren, zerbrechlich und dünnhäutig, um mit Gruffy umzugehen. Sooft er den Schleier seiner Bildschirmschoner-Persona lüftet – »Okay, Chef« –, ist er einschüchternd und angsteinflößend. Der Schmerz, den er verbirgt, ist der Schmerz, der Männer dazu bringt, zu morden. Seine Augen verändern sich, sein Kiefer spannt sich an, seine triste Willfährigkeit wird plötzlich abgelegt, Hängebacken ziehen sich nach oben, es kommen scharfe Reißzähne zum Vorschein, und ich frage mich, ob ich dafür wirklich geeignet bin. Ob hier wirklich ein Weltverbesserer gefordert ist. Aber für andere von Nutzen zu sein, ist Teil meines Programms, besonders für diejenigen, die in derselben Verfassung sind wie ich.

Wie gehst du aber dann mit den Komplikationen um, die eine solche Vereinbarung aufwirft? Gruffy ist beängstigend und potenziell gewalttätig. Stehe niemals alleine einem Süchtigen gegenüber – du bist in der Unterzahl, der Süchtige plus seine Krankheit plus deine eigene Krankheit sind deine Gegner. Also machen Nik und ich das zusammen.

Wie hältst du dich selbst davon ab, die Situation nicht dazu auszunutzen, spirituelle Pluspunkte zu sammeln? Natürlich gibt es so etwas wie spirituelle Pluspunkte nicht. Sobald du danach suchst, bist du in der Domäne des Ego. Selbst wenn du darüber schreibst, ist die Reinheit gefährdet, wenn nicht sogar ungeschehen gemacht.

Wie vermeidest du es, dass es um das Ergebnis geht? Du tust einfach dein Bestes und lässt das Ergebnis los.

Es ist leicht, sich in jedem dieser Punkte zu verheddern. Am Ende gibst du einfach dein Bestes.

Die Krankenschwester wühlt ständig mit einer Nadel unter Gruffys Haut herum und versucht eine Vene zu finden. Es ist, als würde man in einem Zeichentrickfilm zusehen, wie ein dahinkriechender Maulwurfshügel einen Rasen ruiniert. Kein Glück am linken Arm. Gruffy flucht, und Nik und ich halten ihn sanft zurück und bieten Smalltalk und phatische Nettigkeiten an. Er hat zu diesem Zeitpunkt seine Jeans ausgezogen. Sie haben eine Art organische Qualität, nass und trocken, als ob der Tod in ihnen verbrauchtes Restleben ist, wie Kompost. Die Krankenschwester geht um die Trage herum, um ihr Glück mit dem anderen Arm zu versuchen, während Gruff, der jetzt voll auf seinem Mürrisch-Trip ist, Schimpfwörter murmelt und sagt: »Ich werde eine verdammte Vene finden«, und die Krankenschwester wirkt ein wenig genervt.

Sie klettert unter der Haut an der Innenseite seines rechten Ellenbogens herum, als ob sie versuchen würde, ein Telefon aus dem flachen Spalt unter dem Sofa zu holen – bis Gruffs Sticheleien schließlich zu ihr durchdringen und sie sagt: »Ich kann das nicht machen«; sie schmeißt das ganze Zeug in eine gelbe Tonne und verlässt den beengten Raum.

Gruff greift nach seiner lebendigen Jeans – das entwickelt sich zu einem abgedroschenen Ausdruck – und sagt, dass er genug hat, und Nik und ich versuchen die Flammen seiner ohnmächtigen Wut zu löschen.

Die Krankenschwester tut mir leid, gleichzeitig bin ich stinksauer auf sie. Mitleid wegen ihres harten, unterbezahlten, stressigen und unterschätzten Jobs und sauer, weil sie Gruffy nicht richtig behandelt hat. Und noch bevor ich akzeptieren kann, dass meine Rolle nicht darin besteht, zu urteilen, sondern zu versuchen, von Nutzen zu sein, kommt die perfekte Mackem-Schwester hereinspaziert [Mackem: Bezeichnung für Leute, die aus Sunderland im Nordosten Englands kommen, und ihr Dialekt (Anm. d. Übers.)]. Sie ist genau richtig für den Job gebaut, stämmig und mit einer Nebelhorn-Stimme.

»Früher war ich Gefängniswärterin«, sagt sie, und Nik und ich staunen. Sie nennt Gruffy unpassenderweise »Kumpel« und behandelt ihn mit Fließband-Eleganz. Ihre Stimme hat ein Timbre, das sein ganzes Auftreten verändert. »Okay, Kumpel, ich möchte, dass du deine Jeans ausziehst und dich auf das Bett setzt.«

Gruff öffnet den Mund, um Feuer zu spucken, aber …

»Ich bin hier, um dir zu helfen, Kumpel, setz dich wieder auf das Bett, Schätzchen.« Die lockere Autorität des Knasts und der Kaserne hat unseren Mann am Haken und setzt ihn zärtlich, aber bestimmt zurück auf das Bett.

Das ist genau das, was wir brauchen, denke ich und erinnere mich an meine eigene erste Begegnung mit harter Liebe. Mein damaliger Agent, mit seiner Liebe, die so hart war, dass sie gar nicht wie Liebe aussah, sondern nur wie intensiver Augenkontakt und ein Schlag auf den Mund. Jemand, der zwischen mir und der

Selbstzerstörung und dem Selbsthass stand, nicht wie eine Mutter oder eine Oma mit Tränen in den Augen, nein, mit einer »No pasa nada«-Autorität, einer »Das reicht, Schätzchen … Setz dich hin, bevor ich dich niederschlage«-Autorität.

Das ist einer der vernachlässigten und schönen Züge der Männlichkeit. Natürlich nicht ausschließlich männlich, aber vielleicht ist in der männlichen Domäne ihre Abwesenheit am meisten zu spüren. Diese Krankenschwester, von der ich mir ziemlich sicher bin, dass sie Sheila hieß, hatte sie. Gruffy beruhigte sich. Sie hatte eine ganze Abteilung zu betreuen, deshalb verließ sie uns schon bald, ließ uns auf dem Fließband mit Gruffs Blut zurück, und wir warteten auf einen Arzt. Es dauerte eine Weile.

Nik und ich wechseln uns bei Gruffy ab. Alleine mit Gruffy, frage ich ihn, wie er auf die falsche Seite der Apokalypse geraten ist. Ein lebendiger Wandteppich, der sich in Echtzeit entfaltet, bestehend aus Verlust, Schmerz und Traurigkeit, einem Leben im Haltezustand. Ich bitte ihn, mich nicht »Chef«, sondern Russell zu nennen. In meinem Kopf hebt das den Vorhang, den er zwischen uns gespannt hat.

Aber so wie das Abnehmen der Verbände ist auch das Abnehmen der Vergangenheit schmerzhaft für ihn. Er hockt auf einem Krankenhausbett, in einem dieser blöden rückenfreien Kittel mit einem sinnlosen verblichenen Blumendruck darauf, seine kleinen Beine baumeln herunter.

Er erzählt mir von einer Frau und Kindern und einem Leben vor siebzehn Jahren. Er erzählt mir vom Leben bei den Streitkräften, irgendwie. Aber seine Kommunikation ist verschleiert. Vielleicht wegen meiner eigenen Unfähigkeit, mit Nähe umzugehen, die in Wirklichkeit nur Wirklichkeit ist, schalte ich die Kamera meines Handys ein und filme ihn. Er registriert das, macht aber weiter, und plötzlich platzt er mit seinem Frust heraus und sagt: »So oft habe ich versucht, es zu beenden. Damit Schluss zu machen«, dabei mimt er, wie er sich aggressiv eine Nadel in den Nacken jagt, sich selbst in den Hals schlägt, eine Selbstzerstörung im wahrsten Sinn des Wortes, die sowohl peinlich als auch schrecklich ist. Dann hustet er so tief, dass es aussieht, als würde er sterben, also höre ich auf zu filmen.

Hier fühle ich die Hoffnungslosigkeit, mit der er lebt, ich nehme es ihm ab. Es ist aussichtslos, es gibt keinen Weg zurück, es hat keinen Sinn, die Wunden zu verbinden. Scheiß drauf, lass ihn verrotten. Was kann ich ihm sagen? »Es wird alles gut, Kumpel!«? Ich denke, das habe ich wahrscheinlich gesagt, aber ich verstehe es nicht. Ich kann es nicht verstehen. Ich nehme an, es ist nicht meine Aufgabe, zu verstehen, meine Aufgabe ist es, mitfühlend und liebevoll zu sein und Hoffnung anzubieten, nicht zu bewerten und zu beurteilen wie ein geistlicher Gutachter oder ein Auschwitz-Wärter, den Wert eines Lebens, die Chancen für ein Leben. Sei freundlich.

Nik kommt an diesem Punkt zurück in den Dienst und schafft es tatsächlich viel besser als ich, mit Gruff zu reden. Als ich durch die Station schlendere und mich bemerkbar zu machen versuche, um einen Arzt oder eine Schwester oder sonst irgendjemanden auf uns aufmerksam zu machen, höre ich Gruffy hinter dem Vorhang lachen. Die beiden sind da drin, abgetrennt, und lachen tatsächlich. Ich bin ein bisschen eifersüchtig, dass Nik ihn zum Lachen gebracht hat, aber vor allem bin ich froh, dass ein Kerl, den ich eben noch als Leiche abschreiben wollte, jetzt mit einem anderen Betrunkenen auf der anderen Seite des Vorhangs Spaß hat.

Als ein Arzt kommt, ist er mehr dem Lager der ersten Krankenschwester als der zweiten zuzurechnen, und unabhängig von den verbrachten Stunden, die ich als Investition und er als Verschwendung ansieht, betrachtet Gruffy die den Arzt umwehende Süße und sein professionelles Auftreten als Auslöser für den Aufbruch.

Ein Freund von Gruff, Chris, sein Partner beim Schlafen auf dem Kirchhof, ist im Warteraum, die ganze Welt ist ein Warteraum für sie, und die beiden geben sich schließlich mit jeweils zwanzig Pfund und einer Fahrt zurück nach Slough zufrieden; mein kleines Auto ist vollgestopft mit erstaunlich gut gelaunten Landstreichern. Als wir sie am Straßenrand absetzen, warten bereits andere Jungs aus der SHOC-Einrichtung auf uns, und trotz der Tatsache, dass es im Grunde eine totale Zeitverschwendung war, sind alle ziemlich fröhlich. Vielleicht, weil sie etwas Geld in der Tasche haben, um zu punkten? Meiner Erfahrung nach hüpfen Drogensüchtige der Art, über die wir hier sprechen, allerdings nicht wie schwindelfreie Debütantinnen zum Dealer, das ist ein zweckmäßiges Geschäft.

In den kommenden Tagen hängt ein Kumpel von uns, der auch im Obdachlosenasyl in Slough war, Kane, ein ehemaliger Marinesoldat (lass dir diesen Satz wie Wein auf der Zunge zergehen, stell dir vor, ein ehemaliger Marinesoldat), mit Gruffy zusammen ab und überprüft über militärische Kanäle Gruffys militärische Vergangenheit. Er arrangiert für Gruffy ein Treffen mit einer Wohltätigkeitsorganisation für Ex-Soldaten, am Montag in London, und für unseren Mann eröffnet sich eine Zukunft: Diese Wohltätigkeitsorganisation bietet Zuschüsse für Lebensunterhalt und Unterkunft: »Alles wird gut!«

Sicher, wir haben Gruffs Wunden an diesem Tag nicht verbunden bekommen, aber siehe da, die Glücksfee hat durch einen engelsgleichen Ex-Marinesoldaten auf Gruffy herabgelächelt, und er hat eine Chance auf ein neues Leben nach siebzehn Jahren der Sklaverei in Slough. Am Montagmorgen taucht Kane im SHOC-Zentrum auf, um Gruffy abzuholen und mit ihm nach London zu fahren, doch leider ist Gruffy nicht in der Lage, in einen Zug zu steigen. Er ist immer noch nicht bereit, die Verbände abzuwickeln und sich die Wunde anzusehen.

Wie ist das dann ein Beweis für die Kraft der Genesung? Es ist eine Geschichte, in der es darum geht, jemandem fast zu helfen. Für mich ist es ein Beispiel für eine Gruppe von Betrunkenen und Drogensüchtigen, die eine Möglichkeit bekommen haben, frei von ihrer Sucht zu leben, auf eine neue Frequenz eingestimmt. Einfache Freundlichkeit, die Bereitschaft, anderen zu helfen, hob mich an diesem Tag aus der vertrauten Grube der Selbstbesessenheit, ich fühlte mich nützlich und wertvoll, ich fühlte mich verbunden.

Ich fühlte mich inspiriert von der Freundlichkeit meiner Mitmenschen und dankbar, dass mir das Leid, das Gruffy ertragen musste, erspart blieb. Ich fühle auch, dass es Hoffnung gibt, dass diese Ressource, diese Kraft, die in Nik und Kane ist, in uns allen ist, und wenn wir bereit sind, alte Vorstellungen davon loszulassen, was das Leben ist und was Glück ist, erwartet uns eine Welt, die schöner ist, als wir es uns vorstellen können.

Übungen zu Schritt 12: Nimm eine weniger selbstsüchtige Sicht auf das Leben ein, sei nett zu allen, hilf anderen Menschen, wenn du kannst.

»Nachdem wir durch diese Schritte ein spirituelles Erwachen erlebt hatten, versuchten wir, diese Botschaft an Süchtige weiterzugeben und unser tägliches Leben nach diesen Grundsätzen auszurichten.«

Nun, es gibt kein Zurück mehr. Wir haben uns darauf eingelassen, zuzugeben, dass wir keine Macht haben und nicht zurechtkommen; wir sind zu der Überzeugung gekommen, dass sich die Dinge verbessern könnten, wenn wir uns mit einer neuen Kraftquelle verbinden; wir geben unseren eigenen Willen auf; wir haben eine Bestandsaufnahme gemacht; wir bekennen; wir sind bereit, tiefe, negative Muster loszulassen und uns in eine echte Veränderung hineinzubegeben; wir haben eine Liste der Menschen erstellt, denen wir geschadet haben, und leisten Wiedergutmachung, wo es angebracht ist; wir halten unsere Augen offen, damit wir nicht zu alten Wegen zurückkehren… Wenn wir mit diesem neuen, erwachenden und kraftvollen Bewusstsein verbunden bleiben, entdecken wir nun endlich, dass wir unser Leben der Hilfe für andere und der Liebe in allen Bereichen unseres Lebens widmen müssen.

Es ist eine lange Reise. Wenn ich beobachte, wie die US-Innenpolitik im Gesundheitswesen umgesetzt wird oder wie Finanzkriminalität in Großbritannien auch noch belohnt wird, werde ich zuweilen an meine eigene Unvollkommenheit erinnert. Auch ich bin egoistisch, auch ich bin gierig. Aber es wäre doch schön, ein Weltregierungssystem nicht auf diesen zerstörerischen Aspekten des menschlichen Geistes aufzubauen, sondern auf Aspekten wie Opferbereitschaft, Freundlichkeit und Altruismus. Das sind die Farbtöne der menschlichen Palette, in denen wir gerne die Welt sehen wollen.

Schritt 12 ist eine Verpflichtung, in Übereinstimmung mit dem höheren Selbst zu leben, das wir im Lauf der vorigen Schritte entdecken. Wir werden vielleicht nie vollkommen sein, aber wir streben nach Vollkommenheit, danach, zur schönsten Version unserer selbst zu werden, die wir überhaupt sein können. Ein Leben, eine Familie, eine Gemeinschaft, eine Welt, auf spirituellen Werten aufzubauen. Das ist weniger grandios, als es klingt. Schritt 10 und Schritt 11 helfen uns, gewahr zu sein und dabeizubleiben. Schritt 12 stellt sicher, dass wir gute Werke tun. Dass wir nicht in die alte Vorstellung vom Leben zurückfallen, die besagt, unser Leben sei eine Grube, die bloß mit Vergnügungen gefüllt werden muss. Dass wir, wenn wir uns entscheiden, diesen Weg zu gehen, keine Angst mehr haben müssen, weil wir unsere persönlichen Ziele aufgegeben haben. Wir leben jetzt, um verbunden, wach und bereit zum Dienen zu sein. Wenn ich aufwache, stimme ich mich darauf ein. Wenn ich hinausgehe, weiß ich, dass ich vor Herausforderungen gestellt werde.

☒ **W**as sind deine Beweggründe in diesem Moment?
Etwas zu erreichen? Prestige? Macht? Ruhm?
Ja, ein bisschen schon. Ich hoffe, dass dieses Buch ein großer Erfolg wird und die Leute sagen: »Wow, dieser Russell Brand, was für ein toller Typ, er hat einen Weg gefunden, spirituelle Prinzipien einer ganz neuen Bevölkerungsgruppe zugänglich zu machen.« Aber ich bin mir dessen bewusst. Ich bitte ständig darum, dass mir gezeigt wird, wie ich mit diesem Buch maximalen Nutzen für die meisten Menschen generieren kann.

☒ **H**ast du heute schon etwas für jemand anderen getan?
Vor allem, ohne dabei »entdeckt« zu werden?
Nun, ein paar Kleinigkeiten, nichts Tolles. Ich werde später zu einer 12-Schritte-Selbsthilfegruppe gehen, und ich verspreche, dass ich meinen Dienst (das heißt einige Verwaltungsaufgaben, die ich freiwillig übernommen habe) liebevoll ausführen werde, und ich werde auf meine Mentees zugehen.

☒ **H**ast du meditiert und dich verbunden?
Ja, allerdings nicht so gut, wie ich es gerne gehabt hätte, weil ich mir wegen der Fertigstellung dieses Buches Sorgen gemacht habe.

☒ **H**ast du jemand anderen um Hilfe gebeten? Hast du gebetet?
Nein, aber das werde ich noch tun.

Dieses Programm ist einfach, und es funktioniert gut mit komplizierten Menschen. Es besteht aus uralten, aber zeitlosen Prinzipien: das Ego überwinden, sich mit einem höheren Selbst und einem höheren Zweck verbinden und anderen dienen.

Schritt 12 ist die Spitze, aber auch ein Ansporn, uns daran zu erinnern, dass unsere Arbeit nie beendet ist; wir sind auf einer Reise der Entdeckung und des Dienens, und jeder von uns hat eine einzigartige Aufgabe zu erfüllen und ein vorgesehenes Selbst, das es wiederherzustellen gilt.

Frage dich:

- ☒ **H**abe ich eine tiefe Veränderung in meinem Denken, Fühlen und Verhalten erfahren?
- ☒ **B**in ich bereit, mein Leben zu teilen, um denen zu helfen, denen ich begegne?
- ☒ **W**ie kann ich anderen besonders helfen?
- ☒ **B**ewahre ich Ausgewogenheit zwischen meiner Hilfe für andere sowie Selbstfürsorge, Beziehungen und Arbeit?
- ☒ **W**ie kann ich mich verbessern?
- ☒ **S**telle ich dieses Programm vor alles andere?
- ☒ **Ü**bermittle ich dieses neue Leben, dieses wiedergefundene Leben – oder aber meine alten Vorstellungen, mein altes egoistisches Programm?
- ☒ **B**itte ich ständig darum, für andere nützlich sein zu können?

13

Wieder:Geburt

Laura war schon so lange schwanger, dass jeder andere Zustand inzwischen unvorstellbar schien. Ich sah zu, wie sich das Haus mit subtilen Zeichen eines Neuankömmlings füllte – ein Kinderwagen, winzige Kleidungsstücke –, ich selbst half beim Streichen des Kinderzimmers, aber es schien alles wie eine abstrakte und feierliche Übung.

Etwas, das wir als blindes Beruhigungsritual durchführten. Ich schaute mir den robusten und lächerlichen Kinderwagen im Flur an und sagte zu Laura: »Aber wohin gehen wir denn damit? Wann brauchen wir so was überhaupt?« Dieser Satz passte ihr nicht, sie ärgerte sich sogar darüber. Ich konnte mir einfach nicht vorstellen, wozu ein Kinderwagen gut sein sollte.

Ich weiß auch nicht, warum die Welt immer noch darauf besteht, dass eine Schwangerschaft neun Monate dauert, wenn sie sich doch ganz offensichtlich über zehn Monate hinzieht und die watschelnde Göttin am Ende des neunten Monats nichts anderes tut, als den Himmel, der in Verzug geraten ist, um die Auslieferung dieser unfassbaren Fracht anzuflehen. Im Stillen sprach ich mein eigenes Gebet, ich bat um Bereitschaft, da ich wusste, dass sich alles ändern würde, ohne dass ich wusste, wie. Die Veränderung vom Nicht-Baby zum Baby ist zu radikal, um sie in einem einzigen, allmächtigen Sprung zu vollziehen. Das sollte in Raten vonstattengehen, wie bei diesen Magazinen, wo jeder Ausgabe ein weiteres Stück der Cutty Sark oder einer Spitfire beiliegt (Ausgabe 1 für 99 Penny – »Ich hoffe, die zweite Ausgabe kostet keinen Fünfer!«). Das Baby sollte einen Fuß nach dem anderen ankommen.

Ein Knöchel wird unabhängig ausgegeben, dann ein Finger oder ein Ohr, der Mund zuletzt. Wenn ich es schaffe, mich um dieses Bein zu kümmern, wie ein Mädchen an einer innerstädtischen Gesamtschule, das eine Tüte mit ausgelaufenem und ramponiertem Zucker herumschleppt, dann kann ich den Rest des Säuglings in ein paar Monaten nehmen. Stattdessen kommt die ganze unglaubliche Fülle in einer einzigen Oper glorreicher Offenbarung an.

3 Uhr nachts, Freitag, der 4. November 2016. »Russell«, sagt eine Stimme durch die Stille und Ruhe, »ich glaube, es geht los.«

Ich weiß natürlich, dass dies ein Startsignal ist, ein Ruf zu den Waffen, der Startschuss ist gefallen, aber als angehender Vater weiß ich nicht, welche Art von Rennen denn nun folgt oder wo die Ziellinie sein könnte.

Als wir auf das Ergebnis der Untersuchung in der siebten Woche warteten, teilte ich einer Freundin meine Sorge mit: »Was ist, wenn etwas nicht stimmt?«

»Selbst wenn alles in Ordnung ist«, sagte sie, »kommt die nächste Untersuchung nach zwölf Wochen und dann nach sechsunddreißig Wochen, dann kommt die Geburt, die Kindheit, die Pubertät. Du bist von jetzt an eine Geisel des Schicksals.«

»Ich bin seit Mitternacht wach, die Wehen oder Schübe kommen im Abstand von acht Minuten.« Wenn wir daran denken, nennen wir das »Schübe«, denn die medizinische Sprache rund um die Geburt ist negativ und nicht sehr hilfreich, wie wir in einem Kurs mit der Bezeichnung »Hypnobirthing« gelernt haben, der genauso gut »Hippie-Birthing« hätte heißen können, denn genau das ist es.

Ich stehe auf und denke, ich sollte jetzt mal den Wasserkocher aufsetzen und ein paar Handtücher hin und her schieben, in halbbewusstem Zustand fällt mir ein, dass das in dieser Situation nötig ist. Was ich jedoch am Rande meines Bewusstseins spüre, ist, dass eine größere Kraft im Begriff ist, sich durchzusetzen, eine Kraft, die all unsere menschlichen Aktivitäten auf dekorative Nebensächlichkeiten reduziert.

Wir benutzen natürlich eine App, um die Wehen im Halbdunkel unseres Schlafzimmers zu messen. Ich nehme das extrem ernst, denn es ist meine einzige Aufgabe. Ich versuche, den Timer genau in dem Moment zu drücken, in dem Laura »Appy« sagt, das etwas unglücklich gewählte Safeword, das wir für den Beginn einer Wehe, sorry, eines Schubs vereinbart haben.

Unsere Katzen bewegen sich auf ihre ganz typische, charakteristische Art. Morrissey, in seinem Smoking, steht teilnahmslos und intensiv da, ein Zenturio unseres winzigen Königreichs. Jericho, ganz bengalischer Exot, hüpft und springt leichtfüßig quer durch diesen seit neuestem heiligen Raum. Unten seufzt Bear, der große braune Schäferhund. Diese Zeit vergeht wie im Flug. Laura sucht sich neue Plätze, um zu stehen und zu atmen und sich hineinfallen zu lassen. Ich schaue zu, denke mir Aufgaben aus und frage mich, welche besonderen Geräusche anzeigen könnten, dass es Zeit ist, aufzubrechen oder irgendetwas zu unternehmen. Sie, die Hebammen, sagen dir, dass es Zeit ist, ins Krankenhaus zu fahren, wenn die Wehen, sorry, verdammt, Schübe eine Minute dauern und drei in einem Zeitraum von zehn Minuten stattfinden. Die App bzw. »Appy« sieht das allerdings anders. Nach jedem Schub, den ich akribisch eintippe, erscheint eine Nachricht auf dem Bildschirm: »Zeit, ins Krankenhaus zu gehen.« Natürlich sind unsere Taschen für die Reise gepackt. Snacks und Decken und laminierte Seiten mit hochgeistigen Anweisungen. Das Problem ist jedoch: Das, was man eingeübt hat, und die Realität sind so unterschiedlich, dass alles außer der besten Vorbereitung nutzlos ist.

Die Taschen schlummern im Gästezimmer wie eine sepiafarbene Postkarte von einem anderen Mann. Der andere Mann – das war ich in der Vergangenheit, ein Ich, das nur hypothetische Herausforderungen hatte, während dieser Mann, ich im Hier und Jetzt, mit der universellen »großen Herausforderung« zu kämpfen hat. Ich lege die Taschen ins Auto, das ich einige Tage zuvor aufgetankt habe. Wie kann uns die Alltäglichkeit der Vorbereitung jemals wirklich für das Drama des eigentlichen Ereignisses stählen? Unsere Rituale müssen eine tiefere Wahrheit in Erinnerung rufen; sie müssen ein Portal zur Zukunft und zur Vergangenheit sein. Eine Verbindung. Ich habe jetzt keine Zeit, über all das nachzudenken, ich muss wieder nach oben und mich um Laura kümmern, die »brüllt und muht«, wie es das Vieh in dem Weihnachtslied »Away in a Manger« tut.

Es ist dieses Eingreifen einer größeren, vorher verborgenen Natur, die jetzt einen Großteil der Gebärarbeit übernimmt. Laura, meine heitere, freundliche und fürsorgliche Lebensgefährtin, die mich mit solcher Anmut unterstützt und versorgt, wird zu einem Säugetier-Hulk. Ein Tier, eine Göttin und ganz eindeutig das Epizentrum dieser Situation, und wenn ich so kühn sein darf, des Lebens selbst. Denn was gibt es schließlich noch?

Ich »rufe die Hebamme an.« Es ist jetzt halb sieben Uhr morgens, sie greift verschlafen nach dem Telefon, und ihre Stimme klingt nach Kissen und Halbdunkel. »Laura hat Wehen«, sage ich.

»Schübe?«, korrigiert sie mich. »Wie weit liegen sie auseinander?«

Sie liegen zwischen vier und sechs Minuten auseinander. Wir werden angewiesen, später noch mal anzurufen.

In unserem Zimmer bleibt die magische Intimität erhalten. Echt etwas Besonderes. Nicht wie die Baftas-Verleihung oder eine John-Lewis-Werbung, sondern ein beängstigendes Gefühl von bevorstehendem Wunder. Es ist die Synthese aus dem Körperlichen und dem Göttlichen, die mich vor Erstaunen erstarren lässt. Hier geht es ganz klar um den Körper, um Schmerz und Muskeln und Stöhnen und Blut und Ausdehnung. Was aber ist dieses sekundäre Element? Dieses Gefühl, gehalten, geführt, getragen zu werden, wenn nicht durch eine metaphysische Gnade, dann durch den Weg, den all unsere Vorfahren bereits gegangen sind. Dies ist die Essenz des Weges vom Unleben zum Leben.

Nach ein paar weiteren, sorgfältig beobachteten und sorgfältig getakteten Stunden des Senkens und Beugens und gelegentlicher sanfter Ausrufe und einem unüberlegten Versuch von mir (offensichtlich), yogisch zu singen, rufen wir die Hebamme an, Karina, eine Südafrikanerin, anscheinend ist das obligatorisch, und sie kommt und ist ziemlich cool. Handtücher scheinen wirklich notwendig zu sein; das ist nicht nur ein Klischee. Sie sind sogar notwendiger als die Anwesenheit eines Mannes, also gehe ich etwas niedergeschlagen mit dem Hund spazieren.

Es geht in der Welt des Gebärens ziemlich viel um Politik, wusstest du das? Es gibt eine plausible feministische Theorie, dass die Geburt übermäßig medizinisiert wurde, um die Macht des Prozesses von den Frauen auf die Männer zu übertragen, von der Natur auf die Technik. Wir haben im Lauf der Schwangerschaft eine Menge darüber gelernt – daher Wörter wie »Schub« statt »Wehe«, Begriffe wie »besondere Umstände« statt »Komplikationen«. Manches davon wirkt ein bisschen hippiemäßig, selbst für mich als Kerl mit tätowierten Hindu-Symbolen auf dem Arm. Andere Aspekte, wie die Geburt auf allen vieren, nicht auf dem Rücken, in der Dunkelheit, nicht unter einem aufdringlichen medizinischen Licht, und in deiner eigenen Zeit, nicht auf Geheiß einer Geburtshelferin, scheinen mir genau richtig zu sein. Die Rolle des Mannes in alldem ist natürlich zweitrangig, und ich, vermutlich aufgrund der Liebe und der transzendenten Tragweite der Situation, finde in mir das Gegenteil von Lauras potentem »Warrior Life Portal«, eine Art sanften Butler-Typ, der flüstert und Salben besorgt.

Schon kurz nachdem ich mit dem Hund losgelaufen bin, checke ich mein Telefon – Laura hat angerufen, ich solle zurückkommen. Es geht schneller voran, und nachdem ich mit atemloser Vorahnung durch die Felder zurückgestapft bin, kehre ich ins Schlafzimmer zurück. Laura ist tatsächlich auf allen vieren, die Fruchtblase ist geplatzt bzw. das Fruchtwasser ist »freigesetzt«, und der ganze Ort hat diese Atmosphäre von überlegter Ruhe, wie nach einem Feueralarm oder einer Bombendrohung. Karina sagt, wir sollten jetzt gehen oder das Baby in unserem Schlafzimmer bekommen, womit ich absolut einverstanden bin, aber Laura ist der Boss, also gehen wir los, sie liegt hinten neben dem derzeit noch leeren Babysitz und muht und kräht und sonst was, auf eine wunderbar selbstvergessene Art.

Ich sitze vorne, chauffiere uns über die Landstraßen, muss manchmal ganz langsam fahren, wenn Laura Schübe hat, und versuche herauszufinden, wie ich mich mit der Hebamme im Auto eigentlich fühle, denn ich bin etwas empfindlich gegenüber Fremden.

Wir erreichen das John-Radcliffe-Hospital in Oxford und nehmen den riesigen Aluminiumaufzug, der mit Postern von lokalen Veranstaltungen und Aktivitäten für das Personal beklebt ist; Laura lehnt sich an und stöhnt, während verschiedene Pfleger und Krankenschwestern und andere Leute, die so etwas jeden Tag sehen, einfach ihrer Arbeit nachgehen. Und ich habe Beschützergefühle, als würde ich Laura mit Mauern umgeben wollen.

Es ist seltsam, sich wie ein Beschützer zu fühlen, wo es doch wahrscheinlich nichts gibt, wovor man jemanden beschützen kann; man ist sozusagen beschützend in einer Blase. Es ist ein evolutionärer Anachronismus. Ich fühle mich wie ein Känguru oder ein Leguan, der eine einst lebenswichtige Bewegung macht, die jetzt in dem geschäftigen, rumpelnden Aufzug überflüssig ist. Wir kommen in unserem Stockwerk an, dem siebenten, und klingeln, um ins Hebammenzentrum zu gelangen, und ich bin verlegen wegen Karina, als hätten wir unseren eigenen kleinbürgerlichen Kfz-Mechaniker in die Autowerkstatt mitgebracht. Die Krankenhaus-Hebammen beäugen unseren Eindringling wie streunende Katzen.

Wir werden in ein Untersuchungszimmer gebracht. Laura, die das gar nicht mehr lustig findet und gereizt ist, fertigt Marie, die Latina-Hebamme, die sie durchchecken soll, kurz und bündig ab. Wir sind von zu Hause losgefahren, weil Karina meinte, Laura sei drei Zentimeter geweitet. Das bestreitet Marie bei der Kontrolle, und es fühlt sich ein bisschen an wie ein Gerichtsdrama, bei dem die streitenden Seiten unabhängige Experten aufrufen, um ihre Positionen zu bestätigen. »Das ist subjektiv«, sagt Marie, »wir haben alle unterschiedlich große Finger.«

Es ist ungefähr 11 Uhr, und sie sagt zu uns im Gehen, dass sie gegen 16.30 Uhr zurückkommen wird, um nach uns zu sehen. Laura und ich sind beide enttäuscht, dass die feierliche und geheimnisvolle Atmosphäre unseres Zimmers nun der sterilen und pragmatischen Nüchternheit des Krankenhauses gewichen ist. Ich leide unter dem Verlust der Intimität und der Verdrängung des Natürlichen durch das Bürokratische, und ich denke, Laura fühlt dasselbe, aber natürlich ist ihr Wortschatz durch das Stöhnen alle paar Minuten und die landwirtschaftliche Trübsal, die sie jetzt an den Tag legt, stark verkümmert.

Karina geht in den Krankenhausladen und lässt Laura und mich gemeinsam zurück. Ich bin, das gebe ich zu, inzwischen ein wenig mürrisch. Ich versuche verzweifelt, meinen Kopf aus der egozentrischen Gereiztheit herauszureißen und mich in meine erforderliche Rolle als Unterstützer und Beschützer hineinzuversetzen, aber ich bin wirklich sauer, dass wir den Garten Eden verlassen haben, nur um in ein Umfeld hineinzugeraten, das sich irgendwie steril und minderwertig anfühlt.

Ich habe das Gefühl, wir hören nicht mehr auf unsere Instinkte, auf unser höheres Selbst, in diesem Fall eine seltene Verschmelzung von Tier und Engel, und haben uns stattdessen dem Ablauf unterworfen, und jetzt werden wir bestraft. Wenn du auf Gott vertraust, wird Gott dich tragen, wenn du Gott verlässt, bist du auf dich allein gestellt. Ich fühle mich allein und unbeteiligt und versuche verzweifelt, mich wieder auf die Frau im Bett zu konzentrieren, die ihre ersten Wehen durchmacht.

Ich greife in die Tasche nach den laminierten Anweisungen. Sie enthalten ein Skript für mich, das Laura in Erwartung dieses Moments geschrieben hat, des Moments, in dem wir uns in der frühen Phase der Wehen befinden und nicht wissen, was zu tun ist, und ich verfalle wieder in mein altes Verhalten – eine Insel, in mich selbst verloren.

Ganz offensichtlich sollte ich Laura durch ihre Atmung leiten, um uns in Verbindung und in der Gegenwart zu halten. Gott sei Dank für diese Skripte!, denke ich und steige in diese Rolle ein.

Meine solipsistischen und neurotischen Ängste konzentrieren sich darauf, dass an dem Baby irgendetwas »falsch« ist, von Totgeburt bis Muttermal, ich mische mich durch das endlose Kartendeck von möglichen Katastrophen, die mir widerfahren könnten. »Ersetze die Angst durch Glauben«, sagte mir ein Freund, als ich ihn darauf ansprach.

Genau das mache ich jetzt und beruhige mich. Durch das Stöhnen hindurch und nach einer improvisierten und wieder sehr tierischen Dusche (wie wenn Greenpeace-Mitarbeiter einen gestrandeten Delfin abspritzen) bittet mich Laura, ihre Freunde und die angehenden Großeltern per WhatsApp zu informieren. Das tue ich. Ich schicke Bilder und prägnante Aphorismen im Social-Media-Stil. Laura ist besessen, nicht von einem Wesen da draußen, sondern von ihrer wahren Natur, sie ist besessen von der Person, die sie werden muss: eine Mutter.

Schließlich dürfen wir uns ein anderes Zimmer aussuchen, in das wir umziehen können. Marie hat aufgrund der Art, der Kadenz oder so etwas, der Geräusche, die Laura von sich gibt, entschieden, dass es Zeit ist umzuziehen, und fragt, in welchem Raum die Wassergeburt stattfinden soll. Laura, auf der Trage auf ihre Hände und Knie gestützt, entscheidet sich für den fensterlosen Raum, und wir watscheln los, durch eine Planenmembran über den Korridor, offensichtlich wird hier gerade umgebaut, und das verstärkt das Gefühl des Übergangs.

Im Kreißsaal mit seinem Becken bzw. einer großen Badewanne, seiner schwankenden lila, rosa und blauen Beleuchtung und der höhlenartigen, intimen Einsamkeit, bessert sich die Lage. Ich habe jetzt ein paar Aufgaben. Ich kann Dinge holen, ja, aber ich überwache auch die Beleuchtung. Ich schalte alles bis auf den psychedelischen Wirbel ab. Laura, ermutigt durch den Szenenwechsel, geht in einen neuen, intensiveren und konzentrierteren Modus über. Karina ist nun eine tröstende und beruhigende Begleiterin, und es gibt weniger Scharmützel zwischen den beiden Hebammenbanden. Eigentlich nur eines, bei dem es darum geht, den Wasserhahn aufzudrehen. Das ist Maries Revier. Das Gebären wird von der Natur bestimmt. Die Natur ist nah. Die Natur ist mit uns allen. Laura ist ihre zentrale Gottheit, stöhnend, brüllend, gebärend, und wir, die Nebenrollen, greifen unbewusst in unser eigenes tieferes Selbst. Die Frauen sind erfahrener und wetteifern um die matriarchalische Vorherrschaft. Ich, der einsame Mann, ein Unschuldiger, schleiche herum und warte und diene. Ich bin von der Selbstzentriertheit der vorangegangenen Stunden im vorigen Zimmer befreit worden und kann nun den Rhythmus des Dramas spüren. Der Takt hinter der Haut und den Stimmen setzt sich durch. Der Puls, das Leben, versucht die Herrschaft zu übernehmen.

Laura begibt sich ins Wasser, beleuchtet wie ein Hendrix-Album. Sie presst wieder auf allen vieren, und ich sehe, wie Wasserrosen aus Blut sanft hinter ihr aufblühen. Das erregt mich, aber Marie prüft Lauras Dilatation und sagt, dass es nur fünf Zentimeter sind und wir zehn Zentimeter brauchen, bevor sie mit dem Pressen loslegen kann, sonst wird es zu Blutungen kommen.

Obwohl das anscheinend eine ernste Sache ist, viel über Lauras Blutgruppe geredet wird und verrückterweise sogar während der Kontraktionen Proben genommen werden, habe ich das Gefühl, dass alles gut gehen wird. Der Schlag ist jetzt lauter. Etwas anderes ist anwesend.

Hier sehe ich die Kraft von Marie, die unerschütterliche Gewissheit einer Veteranin. »Laura, wenn du pressen willst, nimmst du das Gas und die Luft. Du atmest ein, und du atmest in den Schlauch aus. Du darfst nicht pressen. Ganz wichtig, du darfst nicht pressen! Hast du das verstanden?«

Laura, nackt und vollkommen, hat verstanden. Es ist wohl so 16 Uhr, die Kontraktionen kommen in kürzeren Abständen; eine setzt jetzt ein, und ich reiche ihr das Gas und die Luft, und sie lässt sich hineinfallen. Ich beobachte neidisch, wie Laura schwebt. Nach dem ersten Gasstoß wird sie noch heiliger, die Hemmungen fallen, ein Gefühl der Versenkung und Selbsterkenntnis, um das ich sie zusammen mit dem kostenlosen Rausch, den sie einatmet, im Stillen beneide. »Diese Frauen wissen, was sie tun«, denke ich, während ich meinen Job als Pfleger wieder aufnehme.

Besonders Marie ist totemistisch in ihrer Effizienz. Diese Frauen leben ganz nahe am Drama von Leben und Geburt und Tod. Sie hat die Ruhe weg, wie auf einem Schlachtfeld. Ich spüre, wie sich die Irritation löst, die ich immer habe, wenn ich meine Unzulänglichkeit spüre.

»Das Gebären wird von der Natur bestimmt. Die Natur ist nah. Die Natur ist mit uns allen. Laura ist ihre zentrale Gottheit, stöhnend, brüllend, gebärend, und wir, die Nebenrollen, greifen unbewusst in unser eigenes tieferes Selbst. Die Frauen sind erfahrener und wetteifern um die matriarchalische Vorherrschaft. Ich, der einsame Mann, ein Unschuldiger, schleiche herum und warte und diene. Ich bin von der Selbstzentriertheit der vorangegangenen Stunden im vorigen Zimmer befreit worden und kann nun den Rhythmus des Dramas spüren.«

Sie geht ständig ins Zimmer hinein und wieder hinaus, ab und zu hört man Frauen schreien und Babys weinen, und so dramatisch das auch ist, es bleibt nebensächlich im Hinblick auf das, was in unserem privaten und persönlichen Theater an Wichtigem passiert.

Laura wirbelt im Wasser und im Klang, und sie werden alle eins, die Natur ist nur das Eine. Das Göttliche liegt in der Verbundenheit.

Nach ein oder zwei Stunden dieser »Nicht pressen«-Angelegenheit fragt Laura Marie: »Wann kann ich denn pressen?«

»Erst wenn es nicht mehr aufzuhalten ist. Wenn du nicht mehr anders kannst.«

»Ich denke, es ist jetzt nicht mehr aufzuhalten.«

Ich beobachte dies am Beckenrand sitzend, halte das Gas und die Luft, gieße gelegentlich Wasser auf Lauras glitzernde Gestalt.

»Kannst du in dich hineinfühlen?«, sagt Marie. »Steck einen Finger in dich rein und sag mir, was du fühlen kannst.«

»Ich komme nicht sehr weit«, sagt sie. »Da ist etwas.«

Dann Marie, mit einem sanften, perfekten, gerade noch wahrnehmbaren Lächeln: »Etwas Festes, mit Haaren?«

Seltsam, dass Laura in diesem Zusammenhang diese Präsenz nicht sofort mit dem auftauchenden Kopf gleichzusetzen scheint.

»Ja«, sagt sie. »Ich kann mit meinem Finger nur bis hierher reichen«, und sie deutet auf den ersten Knöchel gleich nach dem Nagel ihres Zeigefingers.

»Laura«, sagt Marie leise, aber mit einer Art ganz neuer und doch irgendwie vertrauter Weisheit, »jetzt kannst du pressen.«

Die Kontraktion setzt ein, Laura presst und brüllt. Schreit und verzieht ihr Gesicht. Erstaunlicherweise flucht sie nicht, sondern benutzt Enid-Blyton-Schimpfwörter wie »Kreuzdonnerwetter« und »Meine Güte!«, und sie heult melodisch und wunderschön, es ist wie Sirenengesang, und da ist sie, im Wasser, schreit ihren Urschmerz in Harmonie hinaus, Harmonie mit sich selbst, mit dem Klang, mit der Geburt.

Marie und Karina haben nun ihre kleinen Stammesdifferenzen beiseitegelegt und schließen sich der Harmonie an. Sie bewegen sich um Laura herum, unterstützen ihre Position, beraten sie. Ich befinde mich in einer Art spirituellem Urfußballspiel.

Ich halte mich sprachlich nicht so zurück wie Laura, schwanke zwischen »VERDAMMTE SCHEISSE! Mach weiter, Laura!« und langen und tief aus dem Bauch kommenden »OM«s.

Laura möchte eine andere Position einnehmen. Die Wehen, Schübe, verdammt, also die Schübe kommen jetzt fast ständig, sie schwirrt im Becken herum, auf allen vieren, auf dem Rücken, dann schließlich hockend, wie ein Frosch auf den Zehen, Fersen hoch, Knie nach außen, und wir blicken uns in die Augen und fassen uns an den Unterarmen.

Laura taucht ganz in sich selbst ein, so deutlich, als ob sie in körperliche Tiefen abtauchen würde, sie geht bewusst nach innen. Das Becken wird angehoben, sodass ich einen perfekten Blick auf Lauras Vagina habe, und meine Augen huschen zwischen ihr und dem wahren Brennpunkt des Geschehens hin und her, und in diesem Moment wirken die Hebammen wie die Betreuerinnen in einem Preiskampf, die sich zurückhalten, wissend, dass hier Anleiten und Strategie nichts mehr zu suchen haben und es nur noch um die Natur geht.

Ich kann den Hügel des Köpfchens sehen, der rund hinter der noch ungeöffneten Scheide zum Vorschein kommt. Laura schafft es irgendwie, gleichzeitig völlig Urfrau und wohlerzogen zu sein, eine Stimme zu finden, die ich noch nie gehört habe, und trotzdem nicht zu fluchen. Es gibt nur einen Moment des Zweifels inmitten dieses schwindelerregenden Höhepunkts.

»Ich schaffe es nicht«, sagt sie zu Marie, die wiederum mit dem kaum wahrnehmbaren Lächeln antwortet: »Laura, niemand in der Geschichte der Menschheit hat es geschafft, an diesem Punkt KEIN Kind auf die Welt zu bringen.«

Nach diesem gnostischen Versprechen brüllt Laura weiter. Es ist intensiv, und eine Öffnung tut sich auf, angekündigt durch eine sich entfaltende Blutspur, wie ein stummer Fanfarenruf, und ich sehe den Kopf. Ein kleiner Umfang, eine münzgroße Enthüllung vom Kopf des Babys. Wie kann das alles so überraschend sein? Wie kann es so erstaunlich sein? Ich meine, dafür sind wir doch hier, warum ist es dann etwas so Erstaunliches?

Mehr Schübe, mehr Gebrüll, mehr Gefluche. Die Vagina öffnet sich, und ich kann jetzt mehr vom Kopf sehen, ich fiebere mit, wie bei einem sehr späten Elfmeter in der neunundachtzigsten Minute im Upton Park, als ob Leben und Tod wirklich vom Fußball abhingen. Dann, unsere Arme verschränkt, ein weiterer Schub, und fünfzig Prozent eines menschlichen Kopfes erscheinen. Es ist mehr als spektakulär, so oft ist Spektakel ja ohne Substanz. Ein weiterer Schub, mehr Gebrüll, wir beide jetzt, ich fluchend und »OM«end, Laura schreiend, ein lebensbejahender, tierischer Schrei.

Ein Instrument zum Pulsmessen wird hervorgeholt, der Kopf ist fast draußen, das Herz des Babys schlägt langsamer, ein paar huschende Blicke, aber wir werden beruhigt. »Das ist normal«, sagt Marie, dann ein weiterer Schub, und der ganze Kopf ist draußen, einen Moment lang nur der Kopf. Natur. Dieser außergewöhnliche und lebendige Anblick, diese Fremdheit, ein Kopf, der sich unter der Oberfläche räkelt, so eigenartig, aber eben Natur, und dann der letzte Stoß, ein Schrei, eingefrorene Uhren und Stille.

Der Körper taucht auf und bewegt sich nicht eigenständig, sondern durch die Liebkosung des Wassers. Ich kippte einmal einen toten Goldfisch in die Toilette und war traurig über die Wiederauferstehung, die das Wasser gewährte. Im Wasser kräuselte sich der Fisch in eleganter Perfektion, eine momentane Wasserauferstehung.

Das Baby bewegt sich nur durch die Kraft des Wassers. Das Baby sieht aus wie ein Abbild eines Babys, eine Puppe, ein Baby mit Spezialeffekten, ein Modell, die Bewegung wird nur durch das Wasser erzeugt. Alles ist so ruhig und still. Laura und ich greifen beide hinunter, und sie hebt sie empor.

»Es ist ein Mädchen«, die Nabelschnur zieht sich hinterher und verheddert sich. Dann, in den Armen ihrer Mutter, mit sengender und plötzlicher Gewissheit, wie vom Finger der Schöpfung berührt, blitzen ihre Augen auf, und das Leben nimmt sie in Besitz und strömt aus ihr heraus. Es ist, als würde sie hinter den Vorhang schauen, während sie sich vom Schatten des Lebens zum Leben bewegt. Wie anders ist lebloses Fleisch im Vergleich zu einem lebendigen Wesen.

Ich beobachtete, wie das Leben in sie hineinströmte, und in diesem Moment, als sie sozusagen online ging, als sich ihr Bewusstsein entzündete, fühlte ich, wie ich mit neuem Leben erfüllt wurde.

Ich habe neue Väter sagen hören: »Mir war nie klar, dass in mir eine solche Liebe ist«, aber ich wusste das immer, ich wusste nur nicht, was ich damit tun sollte. Als ich sie sah, wusste ich es. Ich kannte sie und wusste, was zu tun war.

Ich kletterte in das Becken. Laura spricht zu ihrer Tochter: »Hallo, ich bin deine Mama. Ich bin deine Mama, und du hast das so gut gemacht.«

Sie weint nicht, aber wir schon. Nicht schluchzend oder heulend, die Tränen laufen, als würde eine neu gewonnene Höhe sie aus unseren Gesichtern wringen.

Zum Abschluss

Die Versprechen in der 12-Schritte-Literatur erschienen mir absurd, beinahe sarkastisch. Zu kitschig, zu süßlich. Verzeih mir meinen missionarischen Eifer, aber ich fühle, dass ich gerettet wurde und dass auch du gerettet werden kannst. Meine geistige Verarmung war größer als meine äußere Mittellosigkeit.

Außerdem – und viele, die mich gut kennen, werden das bestätigen – bin und war ich eine Art Über-Individualist, entschlossen, meinen eigenen Weg zu gehen und mit meinen Zehen tippelnd meine eigene Religion zu schreiben. Meine Abneigung gegen Autoritäten und Institutionen war so tief verwurzelt, dass ich sogar liebevolle Führung ablehnte. Als ich mich auf dieses Programm einließ, war ich völlig in der brüchigen Weisheit begraben, die ich mir selbst zusammengereimt hatte. Ich konnte weder im Moment sein noch kannte ich Frieden. Ich war unbewusst gläubig, und mein Glaube besagte, dass ich frei, erhaben und erlöst sein würde, wenn ich ein Filmstar und ein erfolgreicher Liebhaber werden würde. Wie ich inzwischen erkannt habe, hing ich an diesem Glauben, weil ich dachte, ich wäre ein anderer Mensch, wenn ich ein Filmstar und ein Schürzenjäger wäre; ich wäre dann nicht mehr ich. Trotz meines Narzissmus mit seiner überhöhten und ungesunden Selbsteinschätzung mochte ich mich überhaupt nicht.

Was anfangs eine Chance war, mich von meinem offensichtlichsten äußeren Problem, der Abhängigkeit von Drogen, zu befreien, entwickelte sich – mit sehr wenig Kompetenz meinerseits – zu einer totalen Freilegung dessen, wer ich bin und was es für mich bedeutet, ein Mensch in der Welt zu sein. Ich betreue viele Männer, ich höre mir ihre verrückten Ausschweifungen und ihr verrücktes Verhalten an. Meistens denke ich aber: »Wow, du bist nicht so verrückt wie ich.« Ich versuche nicht, mich perverserweise auf ein Podest bei Olympischen Spielen für Idioten zu stellen; ich habe vielmehr wirklich und wahrhaftig Ehrfurcht vor der Wirksamkeit dieses Programms. Ich bin wie ein ehemaliger Dicker in seiner riesigen alten Hose, Daumen hoch in Siegerpose und gelenkig, unfähig, die Veränderung zu glauben. Und ich bin nicht der Architekt der persönlichen Kathedrale, in der ich nun dankbar ruhe. Sie war schon da, ich schlummerte davor, fröstelnd und in der Überzeugung, ich selbst wäre der Retter meiner Welt. Nun, so ist es nicht gelaufen. Mir wurde großzügig eine Technik an die Hand gegeben, die eine psychische Veränderung bewirkte, eine Technik, die funktionierte und auch weiterhin funktioniert. Zuerst befreite sie mich irgendwie von Drogen und Alkohol, dann vermittelte sie mir einen Weg und eine Möglichkeit, ein besserer Mensch zu sein.

Besteht dein Ziel darin, vollkommenen Frieden zu finden? Das, so denke ich, wird wohl erst erreicht, wenn die Lichter ausgehen. Vielleicht gibt es im Tod die Freiheit. Ist das, was du willst, aber eher eine Möglichkeit, in dieser Welt mit deinen Trieben und den Anforderungen unserer Kultur zu leben, wird dir dieses Programm dabei helfen, dein Leben zunächst in den Griff zu bekommen und es dann schön zu machen.

Heute bin ich aufgewacht und habe nicht auf mein Telefon geschaut; als meine aufsässigen Gedanken auf mich einstürmten, habe ich sie gleich am Tor mit Hingabe abgefangen: »Ich übergebe diesen Tag, zeige mir, wie ich dienen kann.« Ich bin im Lake District im Haus eines Freundes. Es ist wunderschön hier. Es ist intensiv, und der Himmel ist tief, und der Regen bewegt sich seitwärts über das Gesicht des Tages. Ich habe eine Lebensgefährtin, mit der ich gemeinsam Frieden und einfache Kommunikation genieße. Im Zimmer ist unsere kleine Tochter, die lachend aufwacht. Ich meditiere und fasse Intentionen für den Tag.

Es sollte mich wohl nicht überraschen, wenn du jetzt denkst: »Na ja, manche haben's eben gut«, und nicht: »Wie konnte das passieren?«, denn du warst auf deiner eigenen Reise und kennst die meine nicht; und von dieser meiner Reise deutete nicht ein einziger Schritt darauf hin, dass dieser Ort das Ziel sein würde.

Als ich in Crackhäusern höfliche Unterhaltungen führte, tat ich das aus der Angst heraus, nie die Freiheit erfahren zu können. Als ich mich immer wieder Fremden zu Füßen warf, als könnten sie irgendwie ein Altar sein, wusste ich nicht, dass mein wirres Gebet eines Tages erhört und ich befreit werden würde. Und wenn das für mich funktioniert hat, warum sollte es dann nicht auch für dich funktionieren?

Wir verließen das Haus mit unserem galoppierenden Hund, wie der Hund, den mein Vater hatte, als ich ein Junge war, wie der Hund meiner Exfreundin, ein deutscher Schäferhund, aber ich bin frei, diesen Hund zu lieben in dem Wissen, dass er uns gehört, obwohl er sterblich ist; er wird uns nicht weggenommen werden, solange ich treu bleibe.

Das Bild der häuslichen Gelassenheit und Heiterkeit ist auf diesem Programm aufgebaut, es gibt keine geheime Furcht, die nur darauf wartet, dieses Bild zu stürzen. Ich führe ein normales Leben. Ich spiele nicht heimlich und habe auch keine Affäre. Ich bin das, wonach ich auf diesem Spaziergang aussehe: ein Mitglied einer Familie. Bear, der so ist, wie er ist, Widerspenstigkeit in braunem Fell, macht sich schon bald davon, um die Schafe zu ärgern, und jetzt bin ich ein Mann auf einem Feld, der einen Hund jagt, darauf bedacht, nicht ohnmächtig seinen Namen zu rufen, um nicht zu viel Aufmerksamkeit auf diese Tollpatschigkeit zu lenken. Die Schafe sind zum Glück unversehrt. Bear wird angebunden, und wir wandern hinunter zu einem Café am Lake Coniston, The Bluebird Café. Ich habe natürlich kein Geld dabei und frage, ob wir das nächste Mal für unsere Kaffees bezahlen können, und sie sagen, das sei in Ordnung. Wir sitzen draußen in ganz gewöhnlicher Glückseligkeit, und als es Zeit ist zu gehen, nimmt der Wind zu, und wir, als zaghafte, frischgebackene Eltern, fühlen uns unwohl, als sich eine Gruppe von Wanderinnen an einen Nachbartisch setzt. »Nach dir«, »Nein, nach dir«, und so weiter.

Ich bin insgeheim für eine Sekunde lang frustriert, da ich aufs Klo will, bevor wir gehen, und nicht weiß, wie ich das schaffen soll: Wenn ich den Hund mitnehme, wird er wahrscheinlich jemandes Frühstück fressen oder einen Feueralarm auslösen; wenn ich ihn bei meiner Familie lasse, wird er diese Wanderinnen verunsichern. Doch bevor ich meine Angst überhaupt richtig formulieren kann, bietet eine der Damen fröhlich an, den Hund zu halten, und sie übernimmt die Leine so voller Freundlichkeit, dass ich sowohl ermahnt als auch daran erinnert werde, dass die Welt voller Liebe ist, die nur auf uns wartet.

Zehn Minuten und eine halbe Meile später lehnen Laura und ich uns in den Regen, das Baby in seinem Gurtwerk wird nass, und wieder sind wir dabei, sowohl die Welt als auch uns selbst anzuklagen, weil wir das zulassen, als die Frau aus dem Café, die in den Fünfzigern sein muss, angerannt kommt und uns hinterherruft, die wasserdichte Abdeckung von ihrem Rucksack schwenkt und darauf besteht, dass wir sie nehmen, um das Baby zuzudecken. Sie steht im Regen und zieht diese behelfsmäßige Baby-Regenjacke über unsere Tochter. Irene ist ihr Name; sie konnte den Gedanken nicht ertragen, dass wir durch den Regen laufen, sagt sie.

Ein paar Hundert Meter weiter, das Wetter ist immer noch tückisch, halten wir an einem Souvenirladen und fragen nach einer Telefonnummer für ein Taxi. Der Mann im Laden stellt sich als Brian vor und sagt, er kenne das Haus, in dem wir wohnen, er kenne es, weil seine Frau dort putzt und er sie anrufen wird, damit sie uns nach Hause fährt. Was ist das für eine Welt voller Freundlichkeit? Wo ist die Welt aus den feierlichen Fernsehnachrichten? War die Welt auch schon so gütig, als ich am Herumfluchen und Schimpfen war? Waren damals Engel um mich herum, die mich in meiner Streitlust in den Armen hielten?

Hannah kommt an und packt uns alle fröhlich in ihr Auto, unseren Sumpf von einem Hund und alles, und setzt uns mit der gleichen leichten und menschlichen Grazie zu Hause ab, mit der mich dieses Programm aus meinem Elend geholt und in dieses Leben gestellt hat. »Das Himmelreich ist über die Erde verteilt, und die Menschen sehen es nicht.«

»Na ja, manche haben's eben gut«, magst du wieder denken, und ich würde es dir nicht verdenken. Ich hab's gut, aber es war nicht immer so, zumindest habe ich es nicht gesehen. Ich fühlte mich in Beschlag genommen und hoffnungslos; aber das änderte sich, und mein Leben wurde zu diesem Leben, als wäre es schon immer so vorgesehen gewesen. Als ob eine Kraft darauf wartete, dass ich sie in mein Leben einlud, wenn ich bereit war, bereit, all meine Illusionen von Elend und Macht, Potenz und Scham loszulassen.

Mein altes Leben ist immer noch bei mir wie eine abgenutzte Münze in meiner Tasche, mit der ich von Zeit zu Zeit spiele. Wie ein Verrückter ziehe ich es manchmal in Betracht, zurückzugehen, zurück in die brennende Vergangenheit, um nach einem versengten Vergnügen zu schnappen. Das Programm muss voll und ganz gelebt werden, ich muss es zu Rate ziehen, wann immer meine Gedanken abschweifen. Wie bin ich zu dieser Person geworden, auf der anderen Seite meines Elends? Auf der anderen Seite meines Lebens?

Ich weiß, dass dieses alte Leben immer noch da ist und auf mich wartet, wenn ich mich jemals dafür entscheide, zurückzugehen, wenn ich jemals denke, dass in der Asche noch etwas übrig sei. Selbst die Vaterschaft würde nicht ausreichen, um mich hier in der glückseligen Gegenwart zu halten, wenn ich mein Programm aufgebe. Selbst nach der Offenbarung der Geburt meiner Tochter.

Wenn in der Chemie zwei Stoffe zusammengebracht werden und einer der beiden reagiert, dann sind beide für immer verändert. Dieses Programm hilft uns, es frühzeitig zu erkennen, wenn wir von unserem »rechten Verstand«, der Vernunft einer ausgeglichenen und verbundenen Perspektive, in die verzerrte Wahrnehmung unserer Krankheit übergehen.

Sobald wir das erkennen, können wir Maßnahmen ergreifen: Selbsthilfegruppen besuchen, einen Mentor kontaktieren, die 12-Schritte-Arbeit machen, anderen helfen. Wir haben die Wahl, wir müssen nicht warten, bis die Qualen kommen, bevor wir etwas unternehmen. Wenn wir den ersten Schritt gut gemacht haben, haben wir akzeptiert, dass wir ein Problem haben und dass wir uns ohne ein Programm ständig unwohl fühlen und zu krankhaftem Denken neigen werden. Wenn wir akzeptieren, dass wir ein Programm durcharbeiten müssen, anstatt innerlich darauf zu beharren, dass »es nicht fair ist« und »das Leben einfacher sein sollte«, werden wir durch dieses fehlerbehaftete Denken ständig daran erinnert, dass wir unser Programm aktiv praktizieren müssen, sonst werden wir uns wieder aktiv unserer Krankheit zuwenden.

Diesem Aspekt der Krankheit gebe ich viele Namen: »Ego plus«, »der Dämon«, »das zusätzliche bisschen Wahnsinn«, »Magie«, »der Rand« – diese zusätzliche und destruktive Komponente, die Süchtigen oft zu eigen ist, scheint genau neben dem Ego ihren Sitz zu haben, und das Ego begehrt sie. Die Probleme, auf die ich stoße, werden oft durch meine egozentrische Inanspruchnahme dieser »dämonischen« magischen Energie hervorgerufen. Meine Erfahrungen in Hollywood wurden schlechter und schmerzhafter, als ich egozentrisch wurde. Auch wenn es oberflächlich betrachtet die Erfüllung eines Traums war. Meine Erfahrung mit Politik und Aktivismus wurde vergiftet, als der Sinn für Ziele, der mich ursprünglich inspirierte, unbemerkt von meinem Egoismus, meinem egozentrischen Antrieb, vereinnahmt wurde. Diese quecksilbrige, unpersönliche Energie hat Macht, und ich fühle sie in »meinem« Körper, ich erlebe sie mit »meinem« Verstand, es ist also leicht, sie zu individualisieren, individuelle Anerkennung dafür zu bekommen.

Aber gibt es eigentlich irgendetwas, wofür ich legitimerweise Anerkennung bekommen kann? Ich habe mir nicht selbst beigebracht, zu sprechen oder zu schreiben. Ich habe nicht die englische Sprache erfunden oder die Druckerpresse oder die Kamera oder irgendetwas von all diesen Dingen, auf denen mein Erfolg aufbaut. Deshalb muss ich dankbar für den Erfolg sein, niemals stolz darauf, denn kurz gesagt, ich habe nichts getan. Es war alles einfach da. Wenn ich mich stolz statt dankbar fühle, gesalbt statt gesegnet, ist das ein sicheres Zeichen, dass mein Geist bald in Gefahr gerät.

Diese Energie, diese quecksilbrige und unpersönliche Kraft, verschwört sich in Verbindung mit dem persönlichen Ego irgendwie, um ein zerstörerisches Ventil zu finden. Vielleicht, weil das »Schattenselbst«, der unbewusste und vorsprachliche Geist, erkennt, dass das Ego eine Barriere zwischen dem individuellen Selbst und dieser größeren, unpersönlichen Kraft ist und die Barriere opfern muss, sie verbrennen, verabschieden muss. Vielleicht weiß dieser destruktive Trieb im Kern, den wir Sucht oder eine selbstmörderische Tendenz nennen, dass das »Ich« nicht das »Selbst« ist; dass in der Tat das Selbst gehen muss, das Selbst zerstört werden muss, damit das *höhere Selbst* verwirklicht werden kann, und wenn es keine spirituellen Vorgaben gibt, durch die das erreicht werden kann, dann müssen wir eine andere Methode finden, auf Verhaltens- oder chemischer Ebene, um das Selbst zu verbessern, um uns Verbindung zu verschaffen, um uns Befreiung zu schenken.

Die »Krankheit« an sich ist nichts Schlechtes. Sie versucht irgendwohin zu gelangen; sie versucht dich irgendwohin zu bringen; sie versucht dich von der Illusion des individualisierten, vom Ego definierten Lebens zu befreien.

Ich bin mir bewusst, dass ich das Leben, das ich jetzt lebe, nur aufgrund der Prinzipien dieses Programms habe und aufgrund meiner Verbindung zu einer höheren Macht, so wie ich diese Macht verstehe. Das ist der Rahmen, durch den ich die Realität erfahre. Das hat mir einen Sinn gegeben, mich von Trauma und Scham befreit. Das hat mir die Zuflucht gegeben, die ich bei jedem falschen Propheten suchte, der mein Leben kurz beleuchtete und dann befleckte. Das hat mir gezeigt, dass Sex, Drogen, Ruhm und Geld die Sehnsucht, die ich immer gespürt habe, genauso wenig auflösen bzw. stillen können wie Pornos oder Kekse.

Wenn du diese Sehnsucht spürst und das Gefühl hast, du hättest nie ganz in diese Welt gepasst, dann solltest du dir selbst und diesem Programm eine Chance geben, denn die Sehnsucht selbst ist wirklich und echt, sie versucht dich nach Hause zu führen.

DAS 12-SCHRITTE-PROGRAMM

Hier sind noch einmal die Fragen aus den Übungen zusammengestellt, diesmal ohne meine Antworten, damit du über deine eigenen Antworten nachdenken kannst.

Schritt 1: Geht es dir beschissen?

1. Was möchte ich verändern?
2. Welchen Schmerz bzw. welche Angst assoziiere ich mit Veränderungen in diesem Bereich?
3. Welchen Lustgewinn habe ich, wenn ich mich nicht verändere?
4. Was kostet es mich, wenn sich das nicht ändert?
5. Wie könnte ich davon profitieren, wenn sich das ändert?
6. Wie hat dieses Problem meine wichtigen Beziehungen gefährdet?
7. Habe ich aufgrund dieses Problems meinen guten Ruf bzw. den Respekt anderer Menschen verloren?
8. Habe ich wegen dieses Problems ein unglückliches Privatleben?
9. Hat dieses Problem zu irgendeiner Krankheit geführt?
10. Wende ich mich an die Art von Leuten oder an Kumpel, die es mir ermöglichen, dieses Verhalten zu praktizieren?
11. Welchen Teil des Problems lehnen die Menschen, denen ich wichtig bin, am meisten ab?

12 Welche Art von Missbrauch habe ich oder haben andere dadurch erlitten?

13 Was habe ich in der Vergangenheit unternommen, um diesen Bereich meines Lebens in Ordnung zu bringen, in den Griff zu bekommen oder zu verändern?

14 Welche Gefühle, Emotionen und Verfassungen habe ich mit diesem Problem zu verändern bzw. unter Kontrolle zu halten versucht?

15 Wenn das gerade in meinem Leben so wichtig ist, warum habe ich mich dann nicht verändert?

16 Bin ich bereit, alles Notwendige zu unternehmen, um das zu verändern, zu heilen bzw. zu transformieren?

Schritt 2: Könnte es dir auch nicht beschissen gehen?

1 Glaube ich, dass ich mich ändern muss?

2 Akzeptiere ich, dass Veränderung bedeutet, ich muss anders denken, fühlen, handeln?

3 Kenne ich Menschen, die ähnlich radikal erscheinende Veränderungen vorgenommen haben?

4 Wird diese Veränderung einfach sein und durch die Vorstellungen, die ich bereits habe, die Techniken, die ich bereits benutze, und die Unterstützungssysteme, zu denen ich bereits Zugang habe, vorangetrieben?

5 Wie sieht meine Vorstellung von einer Macht aus, die größer ist als ich? Ist es die Natur? Ist es das Bewusstsein jenseits des Individuums? Ist es die Macht von Menschen, die zusammenkommen, um ein hehres Ziel zu verfolgen?

Beschreibe dein persönliches Verständnis von einer Macht, die größer ist als du selbst.

6 Habe ich Zweifel und Vorurteile gegenüber Spiritualität und der Macht einer neuen Perspektive zur Lösung meines Problems? Wie sehen diese Zweifel und Vorurteile aus?

Mantra
»Grenzenloses Bewusstsein, Quelle allen Lichts und aller Liebe, bitte zerstreue meine Zweifel und Vorurteile und gib mir die Bereitschaft, zu glauben, dass du auch dieses Problem lösen kannst, so wie du andere Probleme gelöst hast.«

1 Wie stelle ich mir eine persönliche höhere Macht vor? Beschreibe sie an dieser Stelle.

2 Kann ich jetzt akzeptieren, dass in diesem Kosmos eine größere Macht als ich am Werk ist?

3 Kenne ich Menschen, die ihr Leben verändert haben und nach spirituellen Prinzipien leben und die in Verbindung, glücklich und real sind?

4 Möchte ich so sein wie sie?

5 Kenne ich Menschen, die sich auf eine neue Macht eingelassen haben, mit diesen Techniken eine revolutionäre Veränderung in ihrer Lebens- und Denkweise herbeigeführt und einen neuen Frieden und eine neue Richtung gefunden haben?

6 Ist es das, was ich will?

7 Und noch einmal: Ist mein derzeitiges Leben so? Oder kämpfe ich mit Beziehungen? Mit meinen Gefühlen?

8 Fehlt es mir an Zielen und Antrieb?

9 Erzeuge ich Konflikte und Chaos?

10 Ist mein Leben schwierig, auch über mein primäres Suchtverhalten hinaus (Trinken/Drogen/Essen/Technologie/finanzielle Ausgaben/Sex)?

11 Werde ich depressiv?

12 Habe ich Angst?

13 Helfe ich anderen?

14 Habe ich in anderen Bereichen meines Lebens Verhaltensweisen an den Tag gelegt, die mir jetzt dienen könnten, indem ich sie umfunktioniere? Wie zum Beispiel mein Glaube, dass ich mich mit Drogen oder Sex oder Technik oder der richtigen Beziehung oder dem richtigen Job oder etwas Schokolade besser fühlen kann?

15 Habe ich Drogen oder meinem Smartphone oder Sex oder Shopping eine Art Verehrung entgegengebracht?

16 Kann ich erkennen, dass dieser Impuls, angewandt auf etwas weniger Alltägliches, Materialistisches und Seichtes, zur Veränderung motivieren kann?

17 In der Tat könnte dieses Problem, das ich habe, als die Fehlleitung eines positiven Impulses gesehen werden, wenn ich es anders betrachte, nicht wahr?

18 Kann ich mich mit dieser Liebe in mir verbinden, die ich manchmal fehlgeleitet habe?

19 Kann ich mich mit der Liebe außerhalb von mir verbinden, die ich in anderen sehe?

20 Kann ich mich mit dieser Macht verbinden, die ich anderswo in meinem Leben sehe?

Mantra (formuliere dies in deinen eigenen Worten)
»Göttliche Kraft, höchste Wahrheit, Liebe im Inneren und Äußeren, führe mich zu einem neuen Weg des Seins. Hilf mir, alle bisherigen Gedanken und Vorurteile auszuräumen, damit ich offen für einen ›Neuen Weg‹ sein kann. Ich bitte die schöpferische Kraft tief in mir, mich zu dem Menschen zu führen, der ich eigentlich schon immer sein sollte, sodass ich Beziehungen und Erfahrungen suche, die mich dieser Wahrheit näher bringen.«

Schritt 3: Kannst du selbst dafür sorgen, dass es dir nicht mehr beschissen geht?

1 Fühle ich mich in meinen Beziehungen unzufrieden, eingeschränkt, leer oder ängstlich?

2 Führen meine Gefühle dazu, dass ich Entscheidungen treffe (oder nicht treffe), Maßnahmen ergreife (oder nicht ergreife) oder Dinge sage (oder nicht sage), die ich dann bereue?

3 Bin ich bekümmert, depressiv, unglücklich oder leide ich unter einem geringen Selbstwertgefühl?

4 Leide ich unter Ängsten, Zweifeln oder Perfektionismus? Projiziere ich imaginäre Zukunftsszenarien und mache mir dann deswegen Sorgen?

5 Wird mir allmählich klar, dass mein Plan nicht funktioniert?

6 Ist mir klar, dass ich einen neuen Plan brauche, der nicht von meinem eigenen Kopf und meinen Trieben ausgeht, wenn ich Erfüllung finden will?

7 Dieser mein Plan ist wie ein Virus der Selbstbesessenheit im Kopf. Kann ich ihn aufgeben? Bin ich offen für einen anderen Plan? Bin ich offen dafür, geführt zu werden?

Wir sind gefangen in einer Art des »Seins«, die nicht funktioniert. Hier sind einige Kategorien, die uns helfen werden, eine andere Perspektive einzunehmen. Normalerweise können wir die Wurzel des Schmerzes und des spirituellen Unbehagens in einem dieser Bereiche finden:

1 **Stolz**
(was du, *wie ich denke,* über mich denkst)

2 **Selbstwertgefühl**
(was ich über mich selbst denke)

3 **Persönliche Beziehungen**
(das Drehbuch, das ich anderen an die Hand gebe)

4 **Sexuelle Beziehungen**
(wie oben, in Bezug auf Sex)

5 **Ambitionen**
(was ich im Leben will, meine allgemeine Vision von meinem »perfekten« Selbst)

6 **Sicherheit**
(was ich zum Überleben brauche)

7 **Finanzen**
(Geld und wie es meine Gefühle beeinflusst)

Es ist gut, sich an diese Kategorien zu erinnern, wenn wir Schritt 4 angehen.

Schritt 4:
Schreib alles auf, durch was es dir beschissen geht oder jemals beschissen gegangen ist, und lass nichts weg.

Verwende dazu die Tabelle auf den nächsten Seiten.

1 Wo habe ich einen Fehler gemacht?

2 Wo war ich ichbezogen?

3 Wo war ich unehrlich?

4 Wo war ich selbstsüchtig?

5 Wo war ich ängstlich?

6 Wo bin ich schuld?

7 Wo weise ich einen Mangel auf?

8 Wo war ich im Unrecht? Wo habe ich Unrecht getan?

Ich hege Groll gegen	Weil	Das wirkt sich negativ aus auf

Mein Anteil

Wähle aus, welche davon für die 3. Spalte relevant sind:

Stolz
Selbstwertgefühl
Persönliche Beziehungen
Sexuelle Beziehungen
Ambitionen
Sicherheit
Finanzen

Wähle aus, welche davon für die 4. Spalte relevant sind:

Fehler
Ichbezogenheit
Unehrlichkeit
Selbstsucht
Angst
Schuld
Mangel *
Unrecht

* Liste von Mängeln siehe Kapitel 4, Punkt 7: »Wo weise ich einen Mangel auf?« (Seite 80)

Schritt 5:
Erzähle einer vertrauenswürdigen Person ganz ehrlich, wie beschissen es dir geht.

Frage dich vor diesem Schritt:

1 War ich bei dieser Bestandsaufnahme vollkommen ehrlich?

2 Bin ich mir über die Motive hinter meinem Verhalten im Klaren?

3 Bin ich wirklich ganz nach innen gegangen und habe darum gebeten, dass die Wahrheit ans Licht kommen möge?

4 Bin ich offen für eine neue Wahrheit?

5 Bin ich bereit, die volle Verantwortung für meine Gefühle, Wahrnehmungen und Verhaltensweisen zu übernehmen?

6 Bin ich bereit, das innerste und bisher verborgene Wesen meiner selbst einem anderen Menschen vollständig zu offenbaren?

Die von uns gewählte Person sollte selbst diesen Prozess durchlaufen haben und an unserem Leben kein anderes Interesse haben als den Wunsch, uns zu helfen.

Frage dich:

1 Warum unternehme ich Schritt 5?

2 Warum führe ich das mit der von mir gewählten Person aus?

3 Was ist die Aufgabe bzw. Funktion von Schritt 5?

Schritt 6: Gut, das hat eine ganze Menge beschissener Muster offengelegt. Möchtest du damit aufhören? Ganz im Ernst?

Bei jeder identifizierten Schwäche fragen wir uns:

1. Warum tue ich das? Wie hilft es mir?
   (Was will ich bzw. was will ich vermeiden?)

2. Was wird passieren, wenn ich mich nicht verändere?

3. Inwiefern könnte mein Leben besser werden, wenn ich bereit bin, mich zu ändern?

4. Möchte ich diese Mängel beseitigen? Bin ich bereit, loszulassen?

5. Lautet die Antwort »Nein«, frage dich:
   Inwiefern ist mein Leben unkontrollierbar aufgrund meiner Machtlosigkeit, diese Einstellung bzw. dieses Gedanken-/Verhaltensmuster zu ändern?

Frage dich:

1 Bin ich bereit, mein egozentrisches, ichbezogenes Weltbild aufzugeben?

2 Bin ich bereit, meinen Plan zu zerreißen?

3 Bin ich bereit, anderen nicht mehr die Schuld zu geben, sondern Grollgefühle loszulassen?

4 Bin ich bereit, dieses Programm als den neuen Plan für mein Leben zu nutzen?

5 Bin ich bereit, zu akzeptieren, dass es im Universum mächtigere Kräfte als mich gibt und dass meine Motive und Vorstellungen in diesem Zusammenhang lächerlich sind?

Schritt 7:
Bist du bereit, ein neues Leben zu führen, bei dem es nicht nur um dich und deine frühere Scheiße geht? Das musst du sein.

Frage dich:

1 Was möchte ich verändern?

2 Werde ich es ändern?

3 Lasse ich mich auf den Wandel ein?

Schritt 8:
Mach dich bereit, dich bei allen für alles zu entschuldigen, was du mit deiner Scheiße angerichtet hast.

Durchlaufe noch einmal deinen Schritt 4 und füge alle Menschen bzw. alle Institutionen, denen du geschadet hast, einer Liste hinzu. Die vierte Spalte, dort der Abschnitt »Unrecht«, wird von besonderem Nutzen sein.

Dann notiere für jeden Punkt bzw. wohl eher für jede Person auf der Liste den Namen und außerdem …

1 den Schaden, den du zugefügt hast;

2 was du stattdessen hättest machen sollen;

3 wer dadurch Leid davongetragen hat und wie.

Wenn du die Liste und die obigen Fragen abgearbeitet hast, musst du dich in jedem Fall fragen:

Bin ich bereit, dieser Person gegenüber Wiedergutmachung zu leisten?

Schritt 9:
Nun entschuldige dich – außer wenn dadurch alles noch schlimmer würde.

Frage dich:

1 Bin ich bereit, mich zu verändern?

2 Bin ich bereit, mich auf eine Weise zu verändern, die mir vielleicht nicht bewusst ist oder die ich nicht kontrollieren kann?

3 Bin ich bereit, jeden Schaden anzusprechen, dessen ich mir bewusst bin?

4 Bin ich gegenüber meinem Mentor bzw. meiner Mentorin vollkommen ehrlich hinsichtlich der Art des Schadens?

5 Habe ich jede Wiedergutmachung mit meinem Mentor oder meiner Mentorin gründlich vorbereitet?

6 Bin ich bereit, alle für mich anstehenden Wiedergutmachungen zu leisten und für Personen, die ich nicht treffen kann, kreative Lösungen zu finden?

7 Ist das Abschließen meiner Wiedergutmachungen eine Top-Priorität in meinem Leben?

8 Habe ich alle meine Wiedergutmachungen abgeschlossen?
Umgehe ich vielleicht welche?

Schritt 10: Achte auf beschissene Gedanken und Verhaltensweisen und sei ehrlich, wenn so etwas passiert.

Für die schriftliche Beantwortung der Fragen aus Schritt 10 kannst du täglich die Tabelle aus Schritt 4 als Vorlage verwenden.

Hier sind einige Überlegungen:

1. Engagiere ich mich für tägliches Wachstum? Wie zeige ich das?
2. Bin ich bereit, ein wirklich erwachtes Leben zu führen und auf die unvermeidlichen Verirrungen zu achten, die kommen werden?
3. Bin ich bereit, vor einem anderen Menschen Rechenschaft abzulegen, wenn ich durcheinander bin?
4. Kann ich Mitgefühl mit mir selbst haben und auf mein Konzept einer höheren Macht vertrauen?
5. Bin ich bereit, Wiedergutmachung zu leisten, wenn ich Schaden anrichte?
6. Versuche ich bewusst, ein Leben zu führen, das den fehlerhaften Impulsen, die mein Leben bisher bestimmt haben, entgegensteht?

Schritt 11: Bleib in Verbindung mit deiner neuen Sichtweise.

Frage dich:

1 Akzeptiere ich, dass die materielle und mechanische Welt, wie ich sie sehe, keine objektive Realität ist? (Gibt es Dinge, die ich nicht weiß, die niemand weiß?)

2 Akzeptiere ich, dass es einen Aspekt meines Bewusstseins gibt, der nicht durch biochemische Urtriebe und biografische, soziale und familiäre Prägung bestimmt wird? (Gibt es mehr in meinem Bewusstsein als das, was mir durch eine Gehirnwäsche eingebläut wurde und was der tierische Instinkt will?)

3 Bin ich bereit, im Dienst dieses höheren Selbst, dieses höheren Reiches zu leben? (Will ich mehr sein als ein Knäuel aus Gier, Bedürfnis und Angst?)

Erschaffe deine eigene Beschwörungsformel, deinen eigenen »Einstimmungscode« und benutze ihn täglich.

Beispiel: *»Ich weiß, dass ich nicht glücklich sein kann, wenn ich Instinkt und Wille hinterherlaufe. Ich widme mich dem Kanalisieren von Liebe, dem Dienst für die Schönheit.«*

Schritt 12:
Nimm eine weniger selbstsüchtige Sicht auf das Leben ein, sei nett zu allen, hilf anderen Menschen, wenn du kannst.

1 Was sind deine Beweggründe in diesem Moment?
Etwas zu erreichen? Prestige? Macht? Ruhm?

2 Hast du heute schon etwas für jemand anderen getan?
Vor allem, ohne dabei »entdeckt« zu werden?

3 Hast du meditiert und dich verbunden?

4 Hast du jemand anderen um Hilfe gebeten?
Hast du gebetet?

Frage dich:

1 Habe ich eine tiefe Veränderung in meinem Denken, Fühlen und Verhalten erfahren?

2 Bin ich bereit, mein Leben zu teilen, um denen zu helfen, denen ich begegne?

3 Wie kann ich anderen besonders helfen?

4 Bewahre ich Ausgewogenheit zwischen meiner Hilfe für andere sowie Selbstfürsorge, Beziehungen und Arbeit?

5 Wie kann ich mich verbessern?

6 Stelle ich dieses Programm vor alles andere?

7 Übermittle ich dieses neue Leben, dieses wiedergefundene Leben – oder aber meine alten Vorstellungen, mein altes, egoistisches Programm?

8 Bitte ich ständig darum, für andere nützlich sein zu können?

Danksagung

Mein erster Dank gebührt Bill W., dem Gründer der 12-Schritte-Gemeinschaften, ein Trinker, ein Verrückter und ein Prophet, der die Weitsicht und die Demut hatte, dieses Programm zu einem »anonymen« Programm zu machen. Irgendwie schafften er und seine Mitgründer es, ihre leviathanischen Egos zu zügeln, damit diese phänomenale Vorlage perfekt aufgesetzt werden konnte.

Ich bedanke mich bei all den Drogensüchtigen und Alkoholikern, die mir bei meiner eigenen Genesung geholfen haben – es sind zu viele, um sie namentlich zu nennen bzw. um sich überhaupt an ihre Namen zu erinnern, aber ich stehe auf ewig in ihrer Schuld und bin ihnen für immer verbunden.

Angefangen mit dem einzigartigen und großartigen Chip Somers bis hin zu einigen Riesenseelen, fehlerhaften Brandstiftern, sanften Wilden und wilden Weisen. Alfie, James, Sadie, Sandy B., um nur einige zu nennen, Raum für Raum lässige, heilige Beredsamkeit. Noreen Oliver, eine in Chanel gehüllte Heilige mit einem Schnappmesser in der Tasche. Peggy, die achtzigjährige Gangsterin, die Liebe wie Mondschein versprüht, Monica, ihre Handlangerin – alle im Friendly House.

Meine Mittwochsfreunde Deano, Onkel Rod, Richard, Mark, Simon, Brian, Will, Steve, Rick, Sam, Leon, Vernon, Jeff, Jake, Damo und natürlich Nik.

Meine Kumpels, die den Weg mit mir gehen: Sy der schmollende Siddhu, Jeff, James, Perry.

Jason, mein lieber Freund und Bruder, aber »nur auf der Welt ...«.

Mein stiller Partner, danke, dass du als Beifahrer mitfährst und nicht zu oft schießt. Danke für die Flanken von rechts, die Andy Carroll mit Bällen versorgte, an denen er sich festhalten konnte.

Bobby Roth, mein lieber Bruder weiter unten auf dem transzendenten Pfad, danke.

Radhanath Swami, weil er mich aus dem Sumpf geführt hat. Hare Krishna.

Vielen Dank an Jimmy M., Mentor, klassische Weisheit via Goodison Park. Intensive Gnade, »erleuchteter Eigennutz«, ständig zitiert und geschätzt.
Meredith und Wainwright, die Churchills: »Ich verehre euch beide, Roshis, Weisheit auf der Spitze einer Stecknadel.«
Tim M., mitfühlender Attentäter, Komponist und Verfasser eines Großteils des Materials in diesem Buch, besonders der »Arbeitsblätter« und der Formeln für die Schritte 4 bis 10.
Herb K. für sein Buch *»Twelve Steps to Spiritual Awakening«*.
Patrick Carnes.
All die Perversen und Unzufriedenen, mit denen ich in Behandlung war.
Die Berater und psychiatrischen Fachkräfte. Jackie. Sam. Tony. Travis.
All die verschiedenen Redakteure und Mitarbeiter, die mir als Autor geholfen haben. Ben Dunn, Byngo, Fran, Martino Sclavi, John Rogers.
Gareth Roy, ein Tiger hinter der Linse, der mich sanft führt.
Jengo.
Nicola Schuller, Sharon Smith, meine lieben Schwestern.
Karl Theobald für die fortlaufenden Beiträge zu meinem Weltbild. Held … der … Arbeiterklasse …
Matt Morgan für das Stacheln und Anstacheln.
Gee für die Jedi-Nächte.
Adam Venit, ein großer Hollywood-Agent mit einem Nicht-Hollywood-Herz; er ist ein hundertprozentiger Echter für seine zehn Prozent.
Simon, Jessica und alle bei WME.
Mein neues Management-Team: Hannah Chambers, die »den Finger« und »Fuck you« als gedankenlose Verhandlungswerkzeuge benutzt. Charlie, Katy, Sophie und George. Danke!
Bev James, die hingebungsvoll und stark und authentisch ist; die an diesem Buch allein auf Vertrauen hin gearbeitet hat. Danke.
Allen bei Pan Macmillan, Jodie und Hockley, und Gillian in der Zitadelle von Flat Iron.
Und die liebe CarolA, die als »Strohmann«, vielmehr Strohfrau anfing, um die Verhandlungen mit einem anderen Verlag voranzutreiben, aber mit eleganter Hartnäckigkeit, mit fließender und weiblicher Leidenschaft meine Partnerin bei diesem Buch wurde. Sanfte Stärke, genau das, was die Welt braucht. Ich danke dir.

Weitere Informationen

Eine Anmerkung zu schweren Suchtproblemen

Ich, Russell Brand, kann persönlich bezeugen, dass die 12 Schritte bei schweren Suchtproblemen funktionieren; bist du davon betroffen, solltest du dich mit der entsprechenden Selbsthilfegruppe in Verbindung setzen. Es gibt mittlerweile eine große Anzahl von 12-Schritte-Gruppen, die sich auf unwissentliche Fetischisierung spezialisiert haben: Alkohol, Drogen, Glücksspiel, Essen, Sex, Horten.

Eine Online-Suche wird dir helfen, die richtige Selbsthilfegruppe in deiner Gegend zu finden. Hier schon einmal ein paar Kontaktinformationen. Auf den betreffenden Webseiten sind oft auch lokale Kontaktadressen, Telefonnummern oder Infomaterial zu finden.

Angaben ohne Gewähr. Für die Qualität der Beratung sowie für die Anwendung der dort erhaltenen Empfehlungen kann weder der Verfasser dieses Buches noch der Verlag oder seine Beauftragten eine Garantie bzw. eine Haftung bei Schäden übernehmen (siehe auch Disclaimer im Impressum dieses Buches).

Anonyme Alkoholiker
Anonyme Alkoholiker Interessengemeinschaft e.V.
Waldweg 6, 84177 Gottfrieding-Unterweilnbach
https://www.anonyme-alkoholiker.de/
Telefon: 0049 (0) 8731 32573 12

- Österreich und Südtirol: https://www.anonyme-alkoholiker.at
- Schweiz: https://www.anonyme-alkoholiker.ch

Bundeszentrale für gesundheitliche Aufklärung (BZgA)
Maarweg 149–161, 50825 Köln
https://www.bzga.de
Telefon: 0049 (0) 221 8992-0
E-Mail: poststelle@bzga.de

Deutsche Hauptstelle für Suchtfragen e.V. (DHS)
Westenwall 4, 59065 Hamm
https://www.dhs.de, https://www.dhs.de/service/suchthilfeverzeichnis
Telefon: 0049 (0) 2381 9015-0

Narcotics Anonymous (bei Drogenproblemen)
– Deutschland:
Narcotics Anonymous deutschsprachige Region
Postfach 11 10 10, 64225 Darmstadt
https://narcotics-anonymous.de/
Hotline: 0800 444533 62

– Österreich: siehe bei »– Deutschland«
sowie https://www.navienna.com/de/
– Schweiz: https://www.beta.narcotics-anonymous.ch/

Spielsucht
Bundeszentrale für gesundheitliche Aufklärung (BZgA)
(Adresse siehe oben)
https://www.bzga.de/service/infotelefone/gluecksspielsucht/
https://www.check-dein-spiel.de/hilfe/telefon-beratung/
Telefon: 0800 1 372700

Anonyme Schuldner/DA
https://www.anonyme-schuldner.org/wp/

Overeaters Anonymous Interessengemeinschaft e.V. (Esssüchtige)
Heckenrosenweg 33, 47804 Krefeld
https://www.overeatersanonymous.de/
Telefon: 0049 (0) 15115145704

– Österreich: https://overeatersanonymous.at/
– Schweiz: https://www.overeatersanonymous.ch/

Anonyme Sexaholiker (Sexsüchtige)
Deutschsprachige AS
Postfach 1262, 76002 Karlsruhe
https://anonyme-sexsuechtige.de/
Telefon: 0049 (0) 175 7925113

– Österreich: http://www.anonyme-sexsuechtige.at/

Co-Dependents Anonymous
(Co-Abhängigkeit; destruktive Beziehungen)
CoDA Deutschland e.V.
Mehring 53, 83317 Teisendorf
Telefon: 0049 (0) 8666 3389907
E-Mail: info@coda-deutschland.de

Weitere Selbsthilfeverbände in Deutschland bei Suchtproblemen, unter vielen anderen Einrichtungen:

Blaues Kreuz in Deutschland e.V. (BKD)
www.blaues-kreuz.de

Deutsches Rotes Kreuz
www.drk.de

Fachverband Glücksspielsucht
www.gluecksspielsucht.de

Zum Thema »**Suchthilfe**« **in Österreich** siehe z.B.:
https://www.bundesverband-selbsthilfe.at
https://www.gesundheit.gv.at/service/gesundheitssuche/suchtpraevention-koordination

Zum Thema »**Suchthilfe**« **in der Schweiz** siehe z.B.:
https://www.suchtschweiz.ch bzw.
https://www.suchtschweiz.ch/rat-und-hilfe/unterstuetzung-finden/

Literatur

Eine Buchhandels-Recherche zum Thema »Sucht« im Allgemeinen und zu speziellen Suchtformen ergibt auf den geeigneten Portalen eine große Anzahl von Treffern, deshalb halten wir uns mit Empfehlungen zurück.

Literaturhinweise der Anonymen Alkoholiker siehe unter
https://www.anonyme-alkoholiker.de/publikationen/literatur/
bzw. im AA-Shop unter *https://shop-aa.de/*
Dort ist unter zahlreichen Büchern und Broschüren das Standardwerk der AA aufgeführt:

Anonyme Alkoholiker, Das Blaue Buch

Weitere Einführungen in die »12 Schritte«:

Das kleine Rote Buch: Leitfaden für Anfänger und Fortgeschrittene im 12-Schritte-Programm. ISBN 978-3-930657-04-9

Der Muntermacher: Tägliche Kurzmeditation für Menschen im Zwölf-Schritte-Programm. ISBN 978-3-930657-15-5

Hocker und Flaschen: Eine Hilfe für die ersten Schritte im Zwölf-Schritte-Genesungsprogramm sowie 31 tägliche Meditationen.
ISBN 978-3-930657-39-1

Kommentare zum Buch

»Ich habe dieses mutige und nützliche Buch in einem einzigen Tag gelesen. Es bietet echte Einblicke in das Thema ›Sucht‹ und das, wodurch solche Süchte getrieben werden. Russell hat das klassische 12-Schritte-Programm auf eine sehr unterhaltsame Weise, ohne die übliche Ehrfurcht, in Angriff genommen, die vielen Menschen helfen wird; damit hat er uns einen großen Dienst erwiesen. Angesichts des Themas fühlt es sich nicht richtig an, zu sagen, man werde nach diesem Buch süchtig, aber genauso ist es. Russell will nicht nur unsere Seelen retten – er will uns dabei auch gut unterhalten.«

Matt Haig

»Die ganze Welt sollte *›Die 12 Schritte aus der Sucht‹* lesen.«

Ruby Wax

»*›Die 12 Schritte aus der Sucht‹* ist wunderbar geschrieben und überbringt eine Botschaft über die *conditio humana,* die in vielen, wenn nicht in allen Menschen, eine Saite zum Klingen bringt.«

Express

»Diese Erklärung des 12-Schritte-Programms regt zum Nachdenken an.«

New York Times

»Ich persönlich fand es immer ein bisschen unfair, dass nur harte Alkoholiker und hoffnungslose Drogensüchtige die 12 Schritte praktizieren durften, wo sie doch ein so unschätzbares emotionales Instrumentarium darstellen – jetzt sind sie dank der Vision (oder wie seine Kritiker vielleicht sagen würden: dem Ego) von Russell Brand für alle zugänglich.«

Irish Examiner

»Die Erkenntnisse sind zwar nichts wirklich Neues, aber die Erfahrungen, die damit gemacht wurden, sind einzigartig; es ist Brands ganz persönliche Geschichte, und das verleiht diesem Buch seine Energie.«

Observer

»Am besten kann man etwas von jemandem lernen, der die Lektion selbst gelebt hat. So betrachtet ist Russell Brand ein Mann, dem man zuhören sollte. Und zwar ganz genau. Denn unter der Oberfläche seines Auftretens ergibt das, was er sagt, einen Sinn. Und zwar jede Menge.«

Stylist

»Russell Brand bringt ein umfassendes und tiefes Verständnis dafür mit, was es bedeutet, von der Sucht niedergestreckt zu werden, und wie man wieder aufsteht. Das steckt potenziell in jedem von uns.«

Men's Health

»Brands Buch weitet diese Botschaft auf alle Formen der Sucht aus – auch darauf, zu viel fernzusehen, zu viel zu essen oder am Smartphone zu kleben.«

i News

»Das Buch geht auf eine ganze Reihe von Süchten ein – alles von Alkohol, Drogen, Pornos, Sex und Essen bis hin zu sozialen Medien –; damit enthält es für die meisten von uns etwas, womit wir uns identifizieren können. *›Die 12 Schritte aus der Sucht‹* ist ein Pass zur Genesung für alle, die sich von selbstschädigenden Verhaltensmustern und Süchten befreien wollen.«

Attitude

»Eine seiner liebenswertesten Eigenschaften ist seine emotionale Ehrlichkeit – er ist offen in Bezug auf seine Fehler und seine Ignoranz und hat trotzdem Selbstvertrauen.«

CALMzine (Campaign Against Living Miserably)

»Ganz offensichtlich hofft er aufrichtig, anderen dabei helfen zu können, einen Weg zur Genesung zu finden.«

NME

»Wirklich toll! Russell zeigt beispielhaft auf, wie der Weg hin zur Genesung sowie der spirituelle Weg ein und dasselbe sein können – ein Weg hin zu innerer Liebe und Freiheit von Anhaftung.«

Ram Dass

»›*Die 12 Schritte aus der Sucht*‹ vermittelt die Art von pointierter Weisheit, die normalerweise aus der Erkenntnis unseres Leidens kommt und daher real ist. Unverblümt, unverschämt und mutig zugleich, wird die Lektüre dich wahrscheinlich dazu aufrütteln, die Dinge auf eine neue Art zu sehen. Und du wirst feststellen, dass mit diesem neuen Weg auch ein ganz natürlicher, ungeheuchelter Wunsch einhergeht, anderen zu dienen.«

Sharon Salzberg, Autorin von »*Real Love*«
und »*Real Happiness*«

»Lass dich nicht davon abhalten, dieses Buch zu lesen, falls du dich selbst nicht als süchtig im traditionellen Sinn betrachtest. Durch das Prisma seiner eigenen Erfahrungen mit Sucht, Essstörungen und Missbrauch hat Russell wesentliche, universelle Wahrheiten über die moderne Gesellschaft und die *conditio humana* eingefangen. Es ist für jeden etwas dabei. Er schöpft aus den Weisheiten aller Zeiten und zeigt ihre Relevanz im Zeitalter der sozialen Medien auf. ›*Die 12 Schritte aus der Sucht*‹ ist sowohl schön geschrieben als auch eingängig. Meiner Meinung nach ist dies Russells bislang bestes Werk.«

Natasha Devon, MBE, Aktivistin für
psychische Gesundheit und Autorin des Buches
»*A Beginner's Guide to Being Mental*«

Über den Autor

Russell Brands Karriere begann 2003, und schnell wurde er zu einem der berühmtesten Stand-up-Comedians. Auch als Schauspieler, Sänger und Moderator feierte er große Erfolge.

Doch auf der Schattenseite des Erfolgs rutschte er immer tiefer in eine Abhängigkeitsspirale aus Drogen, Sex, Ruhm, Geld und Macht – bis er vor mehr als eineinhalb Jahrzehnten sein Leben komplett umkrempelte.

Noch immer ist der smarte Brite ein begnadeter Entertainer, aber heute ist er auch Mentalcoach, politischer Aktivist, liebevoller Vater und begeisterter Veganer.

Heute lebt Russell Brand mit zwei Katzen, einem Hund, einer Frau, einem Kind, zehn Hühnern und 60.000 Bienen ein Leben frei von Abhängigkeiten.

NXT
LVL
VERLAG

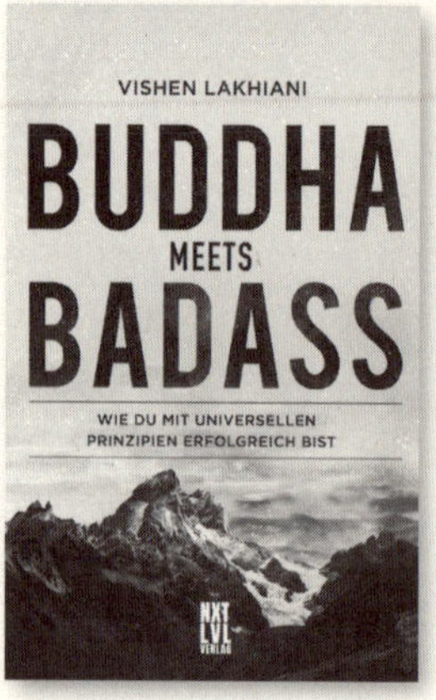

Vishen Lakhiani

Buddha meets Badass
Wie du mit spirituellen Prinzipien erfolgreich wirst

Hardcover, ISBN 978-3-949458-00-2

Warum scheint der Erfolg manchen Arbeitskollegen nur so zuzufliegen? Sie haben spontan die tollsten Ideen. Wie magnetisch ziehen sie andere Menschen an. Mit einem Lächeln auf dem Gesicht meistern sie alle Situationen und angeln sich problemlos jedes Projekt. Fast spielend bekommen sie Gehaltserhöhungen und begehrte Posten.
Was ist ihr Geheimnis? Sie gehen mit Konzentration und Kreativität ins Rennen. Sie sind meisterhaft darin, Beziehungen aufzubauen und enge Bindungen zu schmieden. Wenn sie Geschäfte machen, ist es immer eine Win-win-Situation. Und bei allem, was sie tun, scheinen sie einen großen Vorteil zu haben: unglaubliches Glück. Das Universum ist ihnen zugetan, und damit gelingt ihnen einfach alles.
Alle wollen so werden wie sie – und genau dabei hilft Bestsellerautor Vishen Lakhiani. Er zeigt, wie sich zwei scheinbar gegensätzliche Kräfte vereinen lassen: die Kraft des Buddha und die Kraft des Badass. Der eine ist der spirituelle Meister, der andere der Macher. Beide Prinzipien hat jeder bereits in sich. Wie man sie erweckt und in die eigene Arbeit und das Leben integriert, zeigt dieses Buch.

Vishen Lakhiani ist der Gründer von Mindvalley – ein Unternehmen, das die besten Lehrer und Autoren der Welt zusammenbringt, um die Bildung weltweit zu revolutionieren. Der studierte Informatiker und preisgekrönte Unternehmer ist zudem Bestsellerautor: Sein Buch »The Code of the Extraordinary Mind« (dt. »Definiere dich neu«) war die Nummer 1 der Bestsellerlisten von »New York Times« und Amazon.

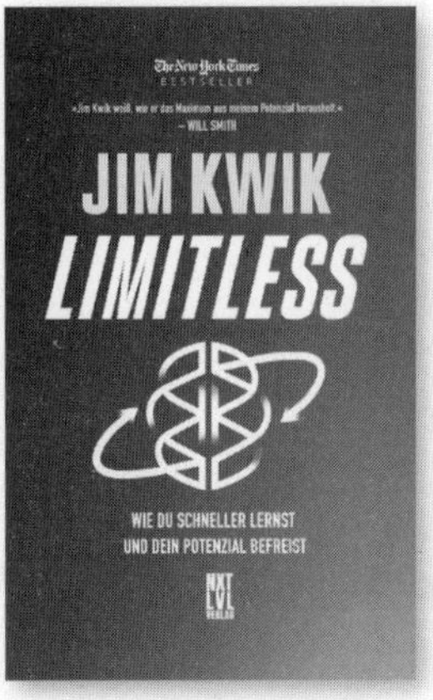

Jim Kwik

Limitless
Wie du schneller lernst und dein Potenzial befreist

Hardcover, ISBN 978-3-949458-01-9

Unser Gehirn ist das mächtigste Werkzeug der Welt, aber niemand hat uns eine Bedienungsanleitung dafür gegeben. Bis jetzt!
Es gibt keine Grenzen für mentales Potenzial – wenn man nur weiß, wie man das Gehirn richtig nutzt.
Seit über 25 Jahren trainiert Mentalcoach Jim Kwik Schauspieler, Sportler, Geschäftsführer und viele weitere Menschen in allen Lebenslagen, um ihre wahre Mentalkraft zu entwickeln. In diesem bahnbrechenden Buch weiht er in die wissenschaftlich belegten Strategien und praktisch erprobten Techniken ein, die die weltweit klügsten Köpfe benutzen, um ihre Gehirnleistung zu steigern und dadurch noch erfolgreicher zu werden. Kwik zeigt, wie sich Gewohnheiten verbessern und gleichzeitig negative Wege verlassen und mühelos neue, erfolgreiche Routinen in deinen Alltag integrieren lassen. Er legt dar, wie sich Leistungsfähigkeit steigern, Motivation spüren und der mentale Nebel lichten lässt, um die schier unendlichen Kraftreserven zu aktivieren und dadurch selbst hohe und weit entfernt liegende Ziele zu erreichen.
Diesem Buch liegt ein lebensveränderndes Geheimnis zugrunde: Wer weiß, wie er richtig lernt, kann alle Grenzen des Denkens überwinden, auf neue Erfolgslevels gelangen und ein wirklich ausgefülltes Leben führen. Diese Erkenntnisse sind keine bloße Theorie – sie dienen als eine praktische, verständlich erklärte Bedienungsanleitung, wie jeder sein grenzenloses Potenzial freisetzen kann. Von den besten Techniken und Tricks der absoluten Experten, vom besten Brainfood über Schlafoptimierung bis hin zur inneren Ausgeglichenheit – egal, was es ist, es lässt sich alles erreichen, in jedem Alter.

Jim Kwik ist ein weltweit gefragter Experte für mentale Performance und Gründer von Kwik Learning. Nach einer Hirnschädigung in seiner Kindheit eignete er sich die verschiedensten Strategien an, um seine Gehirnleistung nicht nur wiederherzustellen, sondern immer weiter zu optimieren. Dieses Wissen gibt er weiter, damit Menschen ihre volle Gehirnleistung und ihr wahres Potenzial ausschöpfen können.

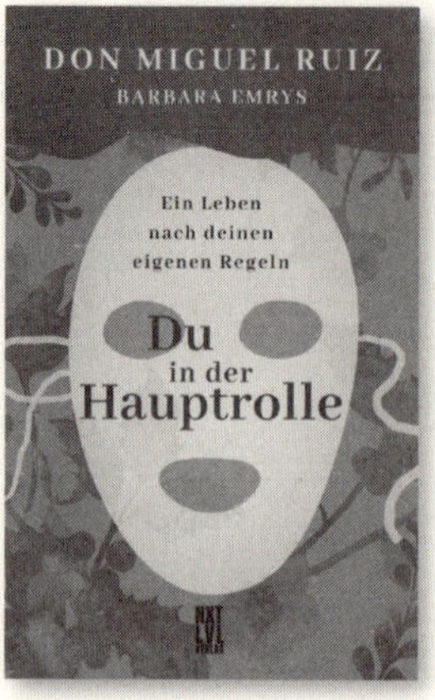

Don Miguel Ruiz / Barbara Emrys

Du in der Hauptrolle
Ein Leben nach deinen eigenen Regeln

Hardcover, ISBN 978-3-949458-02-6

Wer die Kunst des Lebens lernen will, muss drei Dinge wissen: Wir sind zeitlebens Schauspieler. Wir glauben an unsere Rolle. Wir glauben den anderen ihre Rolle.
Noch bevor wir sprechen oder laufen können, lernen wir zu schauspielern. Wir beginnen unser Leben damit, andere zu imitieren. Wir beobachten, wir hören zu, und wir ahmen nach. Als geborene Schauspieler perfektionieren wir diese Kunst ein Leben lang. In diesem faszinierenden Buch gibt Don Miguel Ruiz Einblicke in das menschliche Schauspiel und in unsere Rolle darin.
Wir wählen aus, welche Rolle wir in diversen Situationen und bei verschiedenen Menschen spielen. Wir können aber auch bestimmte Rollen ablegen und damit unser wahres, authentisches Selbst wiedererlangen. Dann sind wir in der Hauptrolle unseres Lebens und haben das Spiel in der Hand.

Don Miguel Ruiz ist einer der renommiertesten spirituellen Lehrer und ein internationaler Bestsellerautor. Seine Bücher wurden allein in den USA mehr als 12 Millionen Mal verkauft und in 46 Sprachen übersetzt. Er studierte Medizin und wurde Neurochirurg. Eine Nahtod-Erfahrung nach einem Autounfall veränderte sein Leben und er widmete sich von nun an der Suche nach dem Sinn des Lebens.

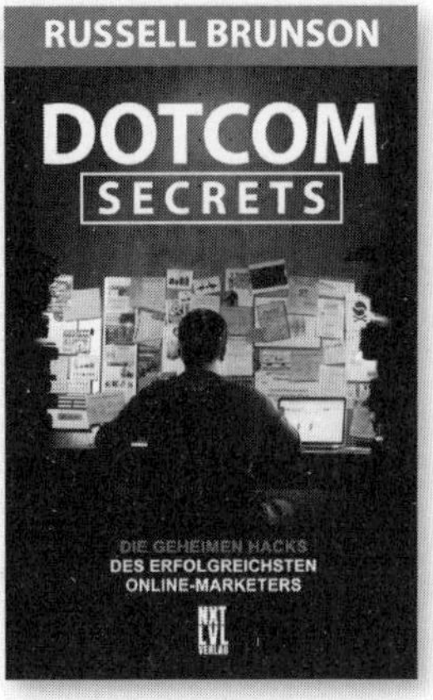

Russell Brunson

Dotcom Secrets
Die geheimen Hacks
des erfolgreichsten Online-Marketers

Hardcover, ISBN 978-3-949458-03-3

Von wem könnte man die Kunst gelungener Sales-Funnels am besten lernen als vom erfolgreichsten Online-Marketer der Welt?

Dieses Buch stellt kein weiteres »How-to« des Internetmarketings dar. Es geht nicht einfach darum, mehr Traffic auf eine Website zu leiten oder eine bessere Konversionsrate zu erzielen. Stattdessen widmet es sich dem größeren Zusammenhang. Denn geringer Traffic und schwache Konversionszahlen sind meist nur die Symptome eines viel gewichtigeren Problems, nämlich der Funnels. Durch Funnels wird erst Interesse und dann ein Verlangen beim Kunden erzeugt, das dann zu einer Handlung wie beispielsweise dem Kauf führt. Durch diesen Onlineprozess werden Interessenten erst zu wirklichen Kunden. Und dabei gilt: Ein guter Funnel bringt Kunden, ein schlechter Funnel vertreibt Interessenten.

In diesem Buch gibt der Mitbegründer des Multimillionen-Unternehmens ClickFunnels die Erfolgsstrategie preis, wie man qualifizierte Leads generiert, Produkte verkauft und Kunden gewinnt. So wird der Funnel zum profitabelsten Mitarbeiter des ganzen Unternehmens, und die Umsätze werden signifikant und konstant steigen.

Russell Brunson ist einer der erfolgreichsten Online-Marketer der Welt. Der Mitbegründer der Software-Firma ClickFunnels startete sein erstes Unternehmen als Student, und bereits ein Jahr nach dem Abschluss hatte er die erste Million verdient. Auch 10 Jahre später ist er höchst erfolgreich und zeigt als gefragter Speaker und Bestsellerautor, wie man durch gutes Online-Marketing an die Spitze kommt.